艾灸疗法

程功文　程爵棠　编著

化学工业出版社

·北 京·

内容简介

本书系统阐述中医药适宜技术——艾灸疗法。上篇介绍艾灸疗法的原理、适应证与禁忌证、选穴与施灸手法操作，下篇介绍150余种病证的灸疗方案与保健方法。作者根据各专科辨病特点，撰写了多样化、详尽的配穴施灸方案，是家传验方与多年临证经验的集萃，内容丰富、实用、操作性强，图文并茂。本书适合中医从业者、爱好者及关注养生保健的读者阅读，也可作为中医馆开业医师和社区卫生服务中心（乡镇卫生院）常备的工具书。

图书在版编目（CIP）数据

艾灸疗法 / 程功文，程爵棠编著. -- 北京 : 化学工业出版社，2025. 12. -- ISBN 978-7-122-49257-9

Ⅰ. R245.81

中国国家版本馆CIP数据核字第20255R5Q16号

责任编辑：郭伟疆　高　霞　　　　装帧设计：关　飞

责任校对：杜杏然

出版发行：化学工业出版社

（北京市东城区青年湖南街13号　邮政编码100011）

印　　装：大厂回族自治县聚鑫印刷有限责任公司

710mm×1000mm　1/16　印张14¼　字数261千字

2026年2月北京第1版第1次印刷

购书咨询：010-64518888　　　　售后服务：010-64518899

网　　址：http://www.cip.com.cn

凡购买本书，如有缺损质量问题，本社销售中心负责调换。

定　　价：59.90元

前言

中医药适宜技术通常是指安全有效、成本低廉、简便易学的中医药技术，主要包括针法、灸法、中药、推拿、拔罐、刮痧、食疗等。

艾灸疗法为中医药适宜技术灸法之精华，素为历代医家和民间中医广泛应用，为人类健康事业做出了重要贡献，深受广大群众欢迎。

艾灸疗法操作简便、易学易懂、少花钱能治好病，而且见效快、疗效高、安全可靠，因此它能够在民间广泛流传和应用，并越来越受到国内外同仁的关注和重视，笔者父辈自幼受家传影响，特别是于 20 世纪 60 年代在农村工作多年，面对条件艰苦、缺医少药的情况，运用民间疗法收效颇著，并积累了许多经验。其中艾灸疗法备受欢迎，在临床中常单用或配用其他民间疗法治疗疾病，不仅方便了患者就诊，也减轻了患者的经济负担，并取得了明显的临床效果。目前，有关艾灸疗法的实用专著不多，且多散见于针灸著作中，为了发展、提高、推广应用艾灸治疗疾病，笔者根据近 50 年的临床经验，广泛收集古今有关文献资料，总结五代家传秘本和临床心得，几经易稿，编著成书。

全书分上、下两篇，上篇主要介绍艾灸疗法的作用原理与功效、适应证、施灸部位、施灸材料与制作、灸法的种类和操作方法、灸疮的处理及注意事项，下篇着重介绍内科、妇科、儿科、男科、骨伤科等各科常见病的多种灸疗穴位配方临床经验和灸疗保健术，每种穴位配方包括取穴、灸法、主治、附记等内容，附记中主要是配用疗法、注意事项等。实际应用时需根据辨证灵活运用，融会贯通，方可收到预期的效果。

在本书编著中，承蒙程铭、文力、程昱皓等协助做了大量的资料收集整理工作，谨表谢意。由于笔者学识浅薄、经验不足，虽经努力，仍难免有疏漏之处，敬希同仁不吝赐教。

程功文

2026 年 1 月写于瓷都

目录

上篇

概论

艾灸疗法，简称“灸法”或称“灸疗”，是一种用艾绒为主要材料，或掺入其他药物制成艾炷与艾条，点燃后对准或放置在人体特定部位或穴位上烧灼、熏烤，借艾火的温热刺激和药物的作用透入肌肤，通过经络的传导作用，深入脏腑，起到温通经络、调和气血、扶正祛邪的作用，以调整生理功能，增强身体免疫力，达到治病防病、保健强身的目的。艾灸疗法是一种简便而有效的外治方法，又因施灸材料的不同而有艾灸疗法与非艾灸疗法之分，临床尤以艾绒作材料者居多，故统称为艾灸疗法。

灸法是中医学的重要组成部分，也是民间传统疗法之精华。“灸”字，《说文解字》作“灼”字解释，指通过火力对人体进行治疗。灸法与针法一样，也是以脏腑、经络学说为指导，故常统称针灸疗法。《医学入门》云：“凡病药之不及，针之不到，必须灸之。”说明灸法可补药疗和针疗之不足，是一种常用而重要的外治方法。长期以来，灸法在民间广泛流传和使用，是一种值得深入研究和大力推广的防治疾病、强身健体的外治方法。

一、艾灸疗法的作用原理与功用

灸法与针术一样，亦是以脏腑学说为指导，以经络学说为依据的，故灸法与针术的治疗原理相同，但不同的是针术刺入皮下，灸法置艾于皮上。

（一）作用原理

《灵枢·经脉》云：“陷下则灸之。”又《灵枢·禁服》云：“陷下者，脉血结于中，中有著血、血寒，故宜灸之。”《针灸大成》云：“若要安，三里常不干。”说明在不同穴位上施灸，不但能治疗疾病，还有预防疾病和保健强身作用，且可弥补药疗与针疗之不足。灸法是利用艾燃烧的温和热力刺激体表腧穴，通过经络传导，激发人体脏腑经络的功能，调整机体阴阳气血运行（调气）的治疗方法。现代科学实验和临床实践证明，艾灸的作用机制在于艾灸能够激发和调整人体神经系统功能，促进体内新陈代谢，增加红细胞、白细胞的数量，增强吞噬细胞的吞噬功能，从而调整和提高机体的免疫功能，增强机体的抗病能力。这与传统中医理论的认识是一致的。艾灸时，人体能够产生一种温热的感觉，这种热力透入人体肌肤所产生的刺激，能促进血液循环而收治病和保健之效。此外，艾叶性温，有温经散寒作用；艾叶气味芳香，有开毛窍、透肌肤作用，能“温通十二经脉”，加之点燃熏灸，作用尤著。因此，艾灸能达到治病、预防、保健的目的。

（二）功用

临床实践证明，灸疗的治疗作用是多方面的，而且功效显著。因所用灸法、灸材和施灸穴位不同，其功用主要有以下几个方面。

⑴ 调和阴阳　人体阴阳的偏盛偏衰是疾病发生发展的根本原因。而运用灸法的补泻作用，泻其有余，补其不足，以达调和阴阳之效。

⑵ 温通经脉，驱散寒邪　《素问·调经论》云:“血气者，喜温而恶寒，寒则泣而不能流，温则消而去之。”艾叶性温，加之点燃熏灸，可使热力深达肌层，温气行血。因此，灸法具有良好的温通经络、散寒除湿、调理气血、宣痹止痛之功。

⑶ 行气活血，消瘀散结　气见热则行，见寒则凝，气温则血滑。灸法为温热刺激，可使气血协调、营卫和畅、血脉和利而收行气活血、消瘀散结之功。

⑷ 温阳补虚，补中益气　《灵枢·官能》云:“上气不足，推而扬之。”灸法对气血运行能起“推而上之”的引导作用。如灸百会穴即有补中益气、升阳举陷之功。

⑸ 回阳救逆　《本草从新》云:“艾叶苦辛……纯阳之性，能回垂绝之元阳。”《伤寒论》中“下利，手足厥冷，无脉者，灸之不温，若脉不还，反微喘者，死”“少阴病，吐利，手足不逆冷，反发热者，不死；脉不至者，灸少阴七壮”等条文均为热性病过程中阳气虚脱的危重证候用灸法治疗的论述。临床上对阴寒内盛、阳气衰微的证候，用灸法疗之，能达回阳救逆之功。

⑹ 防病保健，强身益寿　人以阳气为本，得其所则体强而寿彰，失其所则体弱而寿夭。灸能温阳，无病自灸，如常灸足三里、关元、大椎等穴，能激发人体正气，提高抗病能力，起到治病保健、延缓衰老、强身益寿之功。

灸疗的功用是多方面的，而且较为复杂。因所取部位或穴位、灸法种类、刺激强度及施灸材料不同，其功效也不尽相同，临床应用时应当视具体病情，选择不同的穴位和操作方法。

二、艾灸疗法的适应证与禁忌证

艾灸疗法不是万能的，与其他疗法一样有它的适应证和禁忌证。若不加区别，盲目应用，不仅达不到预期治疗效果，反而适得其反，这是首先必须加以说明的。

（一）适应证

艾灸疗法的适应范围广泛，能治疾病甚多，临床各科大多数的急性和慢性病症、常见病、多发病、疑难危重病，不论阴阳、表里、寒热、虚实，都有灸法的适应证。

本法既可单独使用，也可与其他疗法或药物配合治疗。若单独使用，尤以寒证、阴证、阳虚证及慢性疾病等病为主。若配合其他疗法，则可疗之疾尤多。

（二）禁忌证和禁灸穴位

灸法是借火治病，灸之不当，则火邪内攻，灼耗阴血，引起不良后果，不可不慎。

1. 禁忌证

凡实热证、阴虚发热者一般不适宜灸治，如阴虚劳瘵、咯血吐血、心悸怔忡、高热神昏、中风闭证、肝阳头痛、多梦遗精等一切阴虚阳亢、邪热内炽的病症，均应禁灸。此外，不论外感或阴虚内热病症，凡脉象数疾者，或极度衰竭者亦不宜灸治。《中国针灸学》列出了不适宜灸治的病症，包括：伤寒、赤痢、麻疹、鼠疫、天花、白喉、脑脊髓炎 / 脑膜炎（惊风刚痉之类）、猩红热（喉痧）、丹毒、恶性肿瘤、急性阑尾炎、心瓣膜炎（心痛寒热）、急性大叶性肺炎（肺风痰喘）、急性腹膜炎、传染性皮肤病（疥疮之类）、肺结核之末期（肺痨）、高血压病、重度贫血症（失血症）。

2. 禁灸部位和穴位

凡血管表浅部位、头面五官部位及关节筋腱部位不宜施化脓灸；重要器官附近、肌肉浅薄处、乳头、睾丸、眼部附近、阴部、妇女月经期和妊娠期的腹部及腰骶部均不宜施灸。如遇急重病症，必须施灸者，有些部位可改用艾条灸、间接灸等变通灸法。

至于禁灸穴位，古法禁灸之穴包括如哑门、风府、天柱、承光、头临泣、头维、攒竹、睛明、素髎、口禾髎、迎香、颧髎、下关、人迎、天牖、天府、周荣、渊腋、乳中、鸠尾、腹哀、肩贞、阳池、中冲、少商、鱼际、经渠、阳关、脊中、隐白、漏谷、条口、犊鼻、阴市、伏兔、髀关、申脉、委中、殷门、心俞、承泣、承扶、瘈脉、耳门、石门、脑户、丝竹空、地五会、白环俞等穴，现代中医除睛明、素髎、人迎、委中严格禁灸外，部分穴位禁灸范围已放宽。但患者酒醉之后、身心极度衰疲时，须绝对禁忌。

三、施灸材料与制作

（一）施灸材料

1. 艾叶

灸必用艾，所以艾叶是施灸的主要材料。艾属菊科植物，为多年生草本。全国各地均普遍野生，尤以湖北蕲州产者为佳，叶厚，绒多，称蕲艾。艾叶气味芳香，味苦、辛，性温，入脾、肝、肾经。古谓艾叶能通经络，治百病，闻之可清心醒脑。据古文献记载，艾叶的作用非常广泛，如《本草从新》云："(艾叶)苦辛，生温熟热，纯阳之性，能回垂绝之元阳，通十二经，走三阴，理气血，逐寒湿，暖子宫……以之灸火，能透诸经而除百病。"又《神灸经纶》云："夫灸取于火，以火性热而至速，体柔而用刚，能消阴翳，走而不守，善入脏腑，取艾之辛香作炷，能通十二经，入三阴，理气血，以治百病，效如反掌。"说明取艾叶作施灸材料，有通经活络、祛除阴寒、回阳救逆等作用。艾既有易点燃的特点，火力温而不烈，烟气香而宜人，且又有治病引经的功能，所以艾叶是灸疗用的理想材料，故前人有"灸必用艾"之说。

(1) 艾绒的制作　《本草纲目》云："凡用艾叶，须用陈久者，治令细软谓之熟艾。若生艾灸火则伤人肌脉。"说明艾叶时间越长越好，以陈久者佳。蕲艾功力最大，为灸之上品。每年3～5月份，采集新鲜肥厚的艾叶，放置阳光下暴晒干燥，然后进行研压，筛去灰尘、粗梗及杂质，反复多次，即成柔软如棉的艾绒。艾绒依加工程度不同，分粗细等级，直接灸用细艾绒，间接灸用粗艾绒。《中国针灸学》云："于5月中旬采其艾而晒之，充分干燥，于石臼中反复筛捣，去其粗杂、尘屑，存其灰白色之纤维如棉花者用之，称为艾绒，亦称熟绒。""艾绒愈陈愈佳。因艾叶中含有一种黄绿色之挥发性油，新制艾绒，其油质尚存，灸时因火力强而经燃，病者较为痛苦；若久经日晒，油质已经挥发，艾质更为柔软，灸之则火力柔和，不仅痛苦较少，而反有快感，精神亦为之振奋。"

(2) 艾绒的保存　艾绒以陈久者为佳，故有"七年之病，求三年之艾"之说。所以艾绒制成后，要存放一定时间方能应用。但由于艾绒易吸水，容易受潮、虫蛀霉变，因此，应将制成的艾绒晾晒后放在干燥密闭的容器内，置干燥处储藏，勿使透气。梅雨季节尤应防潮，晴天宜常晾晒，晒过复密闭存放。

日常应用者，取出一部分，置于紧密之小匣中，用完再取，则大部分不致受潮。

艾绒若发生霉烂，应弃之不用。

(3) 艾绒的选择　用时应选择存放陈久的优质艾绒为佳。其艾绒燃烧时火力温和耐燃，不易散裂，使热力能穿透皮肤，直达深部。而劣质艾绒，一是新艾绒含油质多；二是混有杂质、粗糙成块；三是生硬潮湿、黑褐色者，若误取用之，既增加了患者灼痛难忍之感，又会影响治疗效果，因此应避免使用。

2. 其他材料

(1) 灯心草、桑枝、桃枝、竹茹、麻叶、硫黄、黄蜡等容易点燃生热，可任选一味用作灸料或制炷施灸。

(2) 生姜片、蒜片、附子片、食盐等可单独或制成复方药饼，作为隔物施灸中的隔垫物。

(3) 毛茛、墨旱莲、白芥子、斑蝥等直接贴敷皮肤可以发疱，也可用作天灸中的灸料。其他尚有麝香、木香、豆豉、葱白、吴茱萸、胡椒等亦可作灸料。

（二）艾炷、艾条、药条的制作

1. 艾炷的制作

将纯净的艾绒取出适量放在平板上，用拇、示、中三指边捏边旋转，把艾绒捏成规格大小不同的圆锥形艾炷，捏得越紧越好。艾炷规格有大、中、小三种，且习惯以植物种子比喻：大艾炷如半截橄榄大；中艾炷如半截枣核大；小艾炷如麦粒大（图 1）。

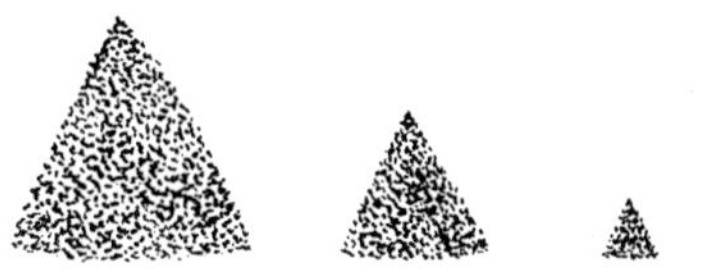

图1　不同规格的艾炷

2. 艾条的制作

艾条的制作并不困难，既可用手卷，也可用卷烟器简单卷制，当然有条件的可用专业机器卷制。制作时，取 12g 艾绒，平铺在 20cm 长、3.5cm 宽的棉纸上，留出 0.3cm 作为黏合处，卷成艾卷的横断面直径为 1.2cm。用时将每卷划分为 6 个节段，每个节段可燃烧约 10 分钟。艾卷上有了这种划分，掌握时间较为方便（图 2）。

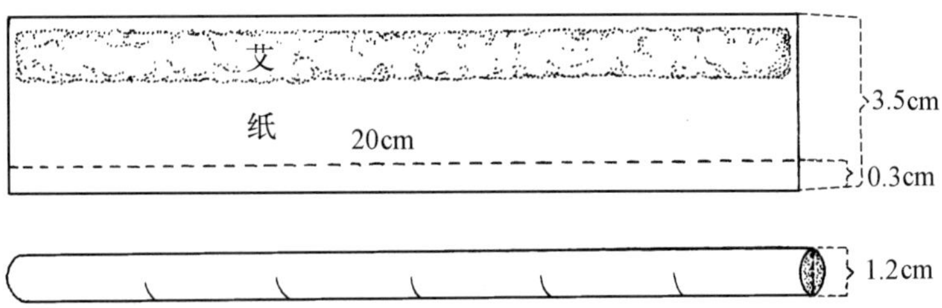

图2　艾卷（艾条）

还有一种规格的艾条，需取 24g 艾绒，平铺在长 26cm、宽 20cm 的桑皮纸上，将其卷成直径为 1.5cm 的圆柱形，卷得越紧越好，用糨糊封口黏固，两头余纸拧成结，即成 20cm 长的艾条。余同上。

3. 药物艾条的制作

在艾绒中掺入药物而制成的艾条，就称药物艾条。药物艾条所用药物处方很多，可根据临床需要而定。一般药物处方有以下几种。

处方 1：肉桂、干姜、丁香、木香、独活、细辛、白芷、雄黄、苍术、乳香、没药、川椒各等份，共研细末，每支艾条掺入药末 6g。

处方 2：麝香、沉香、松香、硫黄、细辛、桂枝、川芎、羌活、杜仲、枳壳、白芷、茵陈、巴豆、川乌、斑蝥、全蝎、皂角刺、穿山甲（代）、桃树皮各等份，共研细末，每支艾条掺入药末 6g。

处方 3：在 500g 艾绒中加入金粉（或铝粉）40g，甘松 30g，羌活、白芷、细辛各 6g，制成无烟或微烟艾条，施灸时不出现烟雾。

因药物艾条临床疗效较好，故应用较普遍。

四、灸法的种类和操作方法

（一）灸法的种类

《中国针灸学》云："以艾灼肉体，为达疗病或防病之目的，是谓灸法。后人以其灼肤伤肌，痛苦难堪，改变其法，下垫姜、蒜、附子、盐、泥，冀以减少痛楚，名曰隔姜灸法，或隔蒜灸法。"自古人发明艾炷直接灸后，发展到明清时，灸法达 40 余种。现将目前常用而易行的灸法归纳如下。

（1）艾炷灸　可分直接灸和间接灸（又称隔物灸）两大类。直接灸包括非化脓灸（无瘢痕灸）、化脓灸（瘢痕灸）、发疱灸三种。间接灸（隔物灸）包括隔姜灸、隔蒜灸、隔盐灸、隔葱灸、隔附子灸、隔胡椒饼灸、隔豆豉饼灸、隔巴豆饼灸、隔鸡子灸、隔药饼灸、蒸脐灸、隔黄土灸、隔蛴螬灸、隔甘遂灸等。

（2）艾条灸　包括温和灸、雀啄灸、回旋灸三种。

（3）温针灸　又名传热灸、烧针尾，热度借针体而传入皮肤深部。

（4）温灸器灸　包括温灸筒、温灸盒、温灸管三种。

（5）触按灸　又名药条灸，包括雷火针灸、太乙神针灸、艾火针衬垫灸（衬垫灸）、神灯照灸、百发神针灸、消癖神针灸、阴证消毒针灸七种。

（6）隔核桃皮壳眼镜灸。

（7）艾饼灸　包括熨灸和日光灸两种。

（8）艾熏灸　包括烟熏灸、蒸汽灸。

（9）非艾灸法　可分热源灸法和非热源灸法两大类。而热源灸法包括灯草灸、桑枝灸、桃枝灸、火柴灸、烟草灸、竹茹灸、线香灸、硫黄灸、黄蜡灸、药锭灸、药捻灸、穴位熏灸法、铝灸、电热灸、电子针灸等；无热源灸法，包括毛茛叶灸、斑蝥灸、白芥子灸、墨旱莲灸、蒜泥灸、天南星灸、威灵仙灸、蓖麻子灸、细辛灸、吴茱萸灸、甘遂灸、马钱子灸、半夏灸、荆芥穗灸等。此外，尚有葱白灸、巴豆霜灸、小茴香灸、芫花灸、鸦胆子灸、生附子灸、生姜灸、乌梅灸、五倍子灸、桃仁灸、川芎灸、透骨草灸、山楂灸、薄荷叶灸、蓖倍饼灸、椒豉膏灸、白胡椒丸灸、车桂散灸、桂术散灸、鹅透膏灸、复方公丁香灸等，临床可随证选用。

（10）熨法　包括药熨、盐熨、砖土熨、水熨、酒熨、烙铁熨、热罨熨等。

（二）灸法的选择

施灸之前，必须以疾病之病情与症状进行辨证而定施灸之方，再随证而定施灸之法。因此，灸法之选择，应以施灸的目的为依据。直接灸者，于病变局部直接施灸。诱导灸者，对患部充血或瘀血而起之炎症疼痛等疾病，从其有关系之远隔部位施灸。当病变属于内脏器官在深层时，非直接刺激所能达其目的时，乃择神经干或神经支之相当要穴进行反射灸，利用生理反射功能，为间接之刺激，以达治疗之目的。

（三）灸法的应用

灸法之应用，《中国针灸学》云：“不论何种灸法，当应用于临床时，医者必须先有一番详细诊察，如性别、年龄、体质、疾病轻重及受灸之有无经验等，然后定灸炷之大小、软硬、壮数，予以适度之刺激，则不使太过，亦不致不及。若太过失度，不但不能奏效，疾病抑或恶化。”说明施灸艾炷的大小、壮数的多少，可根据疾病的性质、病情的轻重、体质的强弱、年龄的大小及施灸部位的不同，全面考虑。

（四）灸刺激强度与补泻手法

病有轻重，体有强弱，人有大小，故灸刺激之强度应视病者具体情况而定，大致可分强、中、弱三种。

强刺激：其艾炷为大炷，捻成硬丸，12～15壮。

中刺激：其艾炷为中炷，捻成中等硬丸，7～10壮。

弱刺激：其艾炷为小炷，宜松软而不紧结，3～5壮。

施灸时采用何种施灸手法，需根据辨证而定。虚证宜补，用弱刺激；实证宜泻，用强刺激；虚实夹杂证宜平补平泻，用中刺激。因此，施灸手法很重要，是达到治病宜补宜泻之关键。

艾灸施补：于点燃艾炷后，不吹其艾火，待其慢慢燃尽自灭，火力微缓而温和，且时间较长，壮数较多，灸毕要用手按其施灸部位，使灸气聚而不散。如用艾条灸，可取用雀啄灸弱刺激，每穴灸 0.5～2 分钟，或温和灸、回旋灸 3～5 分钟，以促进机体生理功能，解除过度抑制，引起正常兴奋。

艾灸施泻：于点燃艾炷后，连吹旺火，促其快燃，火力较猛，快燃快灭，当患者感觉灼烫时即迅速更换艾炷再灸，灸治时间较短，壮数较少。灸毕不按其穴，以开其穴使邪气易散。若用艾条灸，可选用温和灸或回旋灸，每穴每次灸 10 分钟以上的强刺激，以达镇静，促进正常抑制。

（五）施灸的体位和顺序

1. 施灸的体位

临床施灸应选择合适的体位，以方便医生施灸操作，有利于准确选穴和安放艾炷施灸。同时病人感觉自然舒适，并能坚持施灸的全过程，或根据施灸操作要求，适当变换体位。常用体位有仰卧位［图 3（A）］、俯卧位［图 3（B）］、侧卧位［图 3（C）］、仰靠坐位［图 3（D）］、侧伏坐位［图 3（E）］、屈肘拱手位、屈肘俯掌位、屈肘仰掌位［图 3（F）］、俯伏坐位［图 3（G）］、站立位、正坐位。总之要求体位自然，腧穴暴露，艾炷放稳，方便操作。

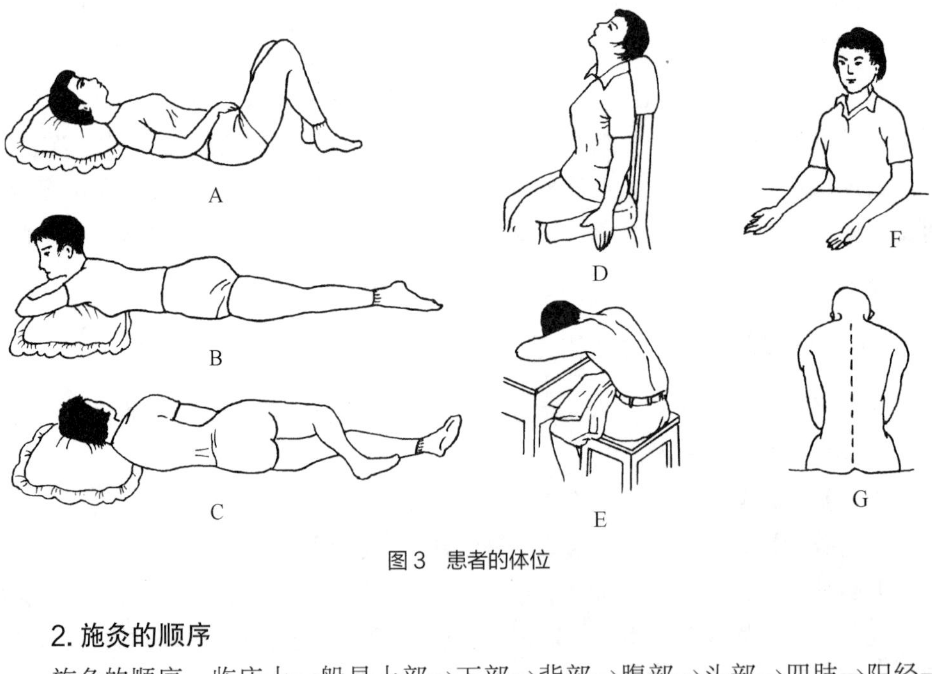

图 3　患者的体位

2. 施灸的顺序

施灸的顺序，临床上一般是上部→下部→背部→腹部→头部→四肢→阳经→阴经。

施灸壮数先少后多，施灸艾炷先小后大。

这种施灸顺序遵循了“从阳引阴”的原理而无亢盛之弊。如不按顺序施灸，先灸下部，后灸头部，患者可能会出现头面烘热、口干咽燥等不适感。

当然临床施灸，应结合病人病情，因病制宜，灵活应用。如脱肛施灸，就可先灸长强穴以收肠，再灸百会穴以举陷。

（六）常用灸法的操作方法

1. 无瘢痕灸（又称非化脓灸）

本法是直接灸的一种，但以不烧伤皮肤为度。施灸时多选用中、小艾炷。操作时，先在选好穴位的皮肤上涂些凡士林或液状石蜡、甘油，使艾炷易于黏附固定，然后选用中或小艾炷直接放在穴位上黏固［图 4（A）］，再从上端点燃施灸。当艾炷燃烧至患者有灼热感时，即将艾炷压灭或用钳子取下，再更换新艾炷施灸，一般灸 3～7 壮，以局部皮肤出现红晕、无烧伤、患者自觉舒适为度。灸治完毕后，可用油剂涂抹，以保护皮肤。此法适用于哮喘、眩晕、慢性泄泻等虚寒病证轻者和癣、湿疹、痣、疣及皮肤溃疡不愈。因不起疱，不溃烂化脓，不遗留瘢痕，易为患者接受，但疗效不如瘢痕灸。

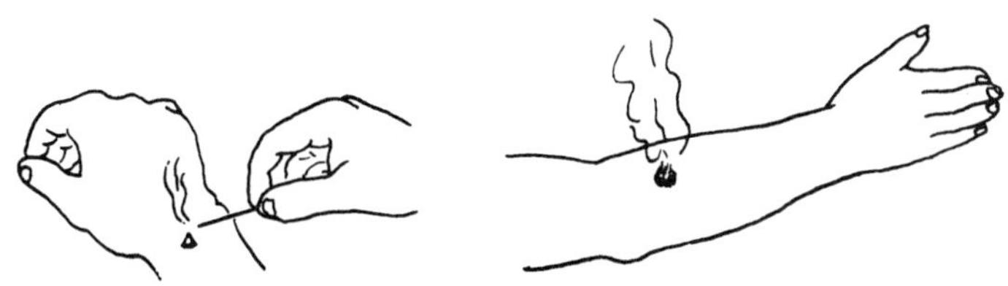

A　　　　B

图 4　直接灸

2. 瘢痕灸（又称化脓灸）

本法也是直接灸的一种，施灸时多选用小艾炷，可在施灸穴位的皮肤上涂少许液状石蜡或蒜汁或其他油剂，使艾炷易于固定，同时选择平整而舒适的体位，将艾炷直接放在穴位上黏固［图 4（B）］，用火点燃艾炷尖端使之均匀向下燃烧施灸，需待艾炷燃至底部，除去艾灰，更换新炷再灸。每次换新炷时，需重新涂油质 1 次，一般灸 7～9 壮。在施灸过程中，当燃艾烧近皮肤，患者感到灼热痛时，术者可轻轻拍打施灸部位四周，以减轻疼痛。待灸至预定壮数后，可在施灸部位敷贴灸疮膏（淡膏药）或一般膏药，用消毒纱布盖好，然后用胶布固定，以防感染。通常灸后局部起一小水疱，3～5 天后在灸处开始化脓，1 周左右形成灸疮。化脓期每天换药 1 次，经 5～6 周后灸疮结痂脱落，局部留有瘢痕。此法施灸前须征得患者同意，方可使用。此法多用于背部及四肢穴位，禁用于面部。灸后一旦继发感染，应予治疗。

瘢痕灸是良性刺激，能改善体质，增强抗病能力，从而达到防病治病的作用。灸疮化脓属于无菌性，无须顾虑，这和一般疮疖或创伤性炎症不同，只要化脓而不弥散扩大，可以连续施灸。此法适用于哮喘、慢性肠胃炎、肺结核、瘰疬、痞块、癫痫、发育障碍（发育不良）、慢性支气管炎等慢性疾病，以及疣、鸡眼和局限难治的皮肤病。对高血压、中风的防病保健也有较好作用。

临床实践证明，本法确有良好疗效。但因其灼痛而留有瘢痕，不易被患者接受，因而影响了它的使用范围。为了使患者易于接受，除在施灸部位四周拍打外，还可采用下列方法以减轻患者的灼痛感。

① 注射麻醉：用 0.2% 普鲁卡因 1～2ml 做施灸处皮下注射局麻，可减轻灼痛。

② 涂药麻醉：药用川乌、细辛、花椒各 30g，蟾酥 1.8g，用 75% 乙醇 300ml 浸泡 24 小时，取棕红色上清液备用。用时取中药液外涂施灸处局麻。

本法禁忌：身体虚弱、糖尿病及头面部不宜用此法。

3. 发疱灸

用小艾炷，此法也是直接灸的一种。施灸前先在施灸穴位皮肤上涂以少量蒜汁，然后将艾炷置其上黏固，用火从艾炷的顶尖轻轻接触点燃，使之均匀向下燃烧，待病人感到发烫后再继续灸 3～5 秒。此时施灸部位皮肤可出现比艾炷略大一点的黄斑，隔 1～2 小时后局部发疱，不需要挑破，3～4 日后可自然吸收，短期内留有色素沉着，无瘢痕。此法适用于哮喘、肺结核、瘰疬、肝硬化腹水及疖肿、皮炎、癣、白癜风等一般慢性虚寒性疾病。

4. 隔姜灸

就是用姜片作隔物灸。生姜辛温无毒，能开发通散，调和营卫，散寒发表，祛痰下气，消水化食，调中畅胃，开宣肺气。施灸时，取一片鲜生姜（切成 0.2～0.3cm 的薄片），在中心处用针穿刺数孔，放在施灸穴位上，上置艾炷点燃施灸（图 5）。艾炷燃尽，更换新炷，一般连灸 5～7 壮。灸中如病人感到灼烫不能忍受时，可用钳子将姜片向上提起或缓慢移动姜片，或在姜片下方衬一些纸片或干棉花，待灼烫感消失后放下再灸。灸至局部皮肤潮红为度。此法简便，易于掌握，一般不会引起烫伤，可以根据病情反复施灸。如不知火热之轻重，任其灸燃，可能发生水疱。处理水疱的方法，可以用毫针从水疱边刺入贯透之，压去水液，以脱脂棉

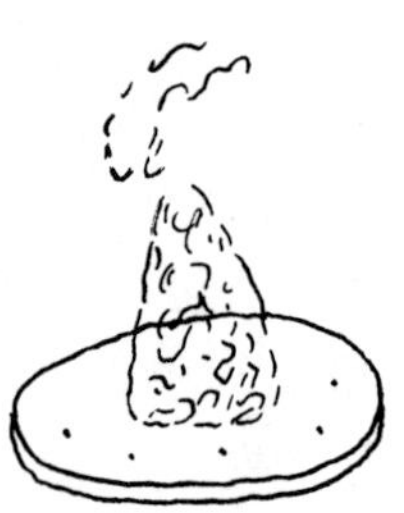

图 5　隔姜灸

球拭干，外以消炎油膏敷贴，上盖纱布，外衬棉花，胶布固定，每日更换，至愈为止。

此法适用于一切虚寒证。对寒性呕吐、腹痛、泄泻、早泄、阳痿、不孕症、痛经、面瘫及风寒湿痹疗效较好，也可用于皮肤冷痛、冻疮、各种皮炎、癣等皮肤疾病。

5. 隔盐灸

就是用食盐填脐作隔物灸，故又称神阙灸。施灸时，取纯净食盐研细，填平脐孔（脐窝突起者，可用湿面条围脐如井口，然后再填盐），在盐上置大艾炷，或在盐上放置姜片、药饼等隔物，其上置大艾炷，点燃施灸（图6），一般施灸3～7壮。灸中如患者稍感灼痛，即更换新炷再灸。此法适用于中寒、腹痛、吐泻、淋证、阳痿、滑泄、中风脱证、不孕症等。此法还有强壮保健、美容、抗衰老作用。用大艾炷连续施灸，有回阳救逆固脱作用，用治大汗亡阳、肢冷脉伏的虚脱证有效。施灸时不计壮数，灸至汗止脉复、四肢复温为止。

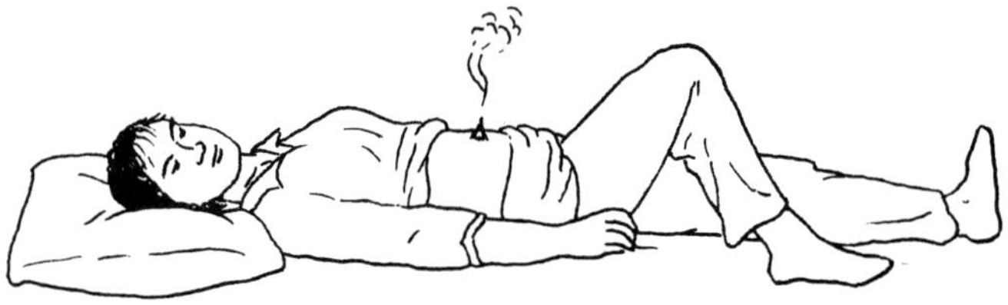

图6　隔盐灸

6. 隔蒜灸

就是用蒜片作隔物灸。大蒜辛温，能祛寒湿，破冷气，健脾开胃，消谷化食，消肿化结，止痛。临床上以独头紫皮大蒜为良。施灸时，取一片独头大蒜（剥去蒜衣，切成厚0.2～0.3cm薄片），用针穿刺数孔或捣成蒜泥，制成蒜饼，中间用针扎数孔，放在施灸穴位皮肤上或肿块上（如未溃破化脓的脓头处），上置艾炷，点燃施灸4～5壮后换去蒜片，每穴1次须灸5～7壮。因蒜汁对皮肤有刺激性，灸后容易起疱，如不使起疱，可将蒜片向上提起或缓慢移动。若灸后起水疱，以无菌操作刺破，涂以碘伏，可适当贴敷保护，以防感染。灸中如蒜片（饼）烧焦，应更换新片（饼）。若灸疮痈之症，可置疮头上灸之；若疮大有十余头者，以蒜泥摊患处，铺艾绒灸之；若痛灸至不痛，不痛灸至痛。若疮色白而不红，不作脓，不问日期，最宜多灸。

此法有发散拔毒、消肿止痛之功，多用于肺结核、瘰疬、腹中积块、未溃疮疡、皮肤红肿、瘙痒、蛇蝎毒虫所伤等。若在蒜片下涂以麝香少许，如法施灸，对类风湿病的康复有良效。有人主张用来治疗癌肿、流注等。

另有一种名为铺灸或长蛇灸，属隔蒜灸范围。其方法为取大蒜500g，去皮捣成泥状。令患者俯卧，在脊柱正中，从大椎至腰俞穴，铺蒜泥一层，厚约0.3cm，宽约2cm，周围用棉皮纸封固，勿令泄气，用中艾炷置大椎至腰俞之间的每一脊椎凹陷处点燃施灸，不计壮数，直到患者自觉口鼻中有蒜味时为止，移去蒜泥。因大蒜和灸火对皮肤有刺激，灸后脊部正中多起水疱，需休息一段时间。民间常用此法治疗虚劳、顽痹等证。

7. 隔葱灸

就是用葱作隔物灸。葱白辛温，有散寒解表、温中止痛、活血理伤、解毒医疮、杀虫消积之作用。施灸时，取葱白切成0.2～0.3cm厚数片或捣成葱泥，平敷在脐中及周围，或者敷于患处，上面置大艾炷点燃施灸5～10壮，以局部温热舒适，不感灼痛为度。此法用于治疗虚脱、腹痛、癃闭、疝气、乳痈等疾病，还可用于减肥、保健美容和抗衰老。

8. 隔附子片（饼）灸

就是用附子片或研细制成饼作隔物灸。附子，味辛甘，性大热，有毒，通行十二经，具有助阳回厥、祛寒止痛、温脾止泻、温肾逐水之功，为助阳回厥之要品。施灸时，选大熟附子浸润后切成0.5cm厚片或将其研为细末，用黄酒适量调和做饼，制成0.5cm厚、直径2.5cm（5分硬币大小）的药饼，用针在中心扎数孔，放在穴位皮肤上，上置艾炷点燃施灸，药饼干后换新。

现临床有用附子3份、肉桂2份、丁香1份，共研细末，用炼蜜调制成饼作隔垫物而施灸的，效果很好。或取附子、白芷、藁本、丁香各等份，共研细末，如上法调制成饼。用法同上。

施灸中，如附子片或饼被烧焦，可更换新片（饼）再灸。每日1次，灸至病愈。

本法有温阳补火、温肾壮阳的功效，故适用于治疗遗精、早泄、阳痿等各种阳虚证；对痈疽肿毒初起，阴性流注，日久不消及疮毒瘘管久不愈合等疾病，或既不化脓又不消散的阴性、虚性外证，也可在患处如法施灸，灸至出现红润有利于疮毒的好转。同时本法还有祛腐生新、促进疮口愈合的功效。此外，还可用来治疗身肿、面黑有光的皮肤色素沉着。

施灸时，若使用潮湿的附子片（饼）施灸，效果会更好。

9. 隔胡椒饼灸

就是用胡椒饼作隔物灸。胡椒辛温，有温中散寒之功。施灸时，取白胡椒末加适量白面粉，用水调和，制成直径约2.5cm，厚约0.3cm的圆饼，中间按出凹陷，再取丁香、肉桂、麝香各等份，共研细末，用药末填平凹陷，放在施灸穴位皮肤上，然后上置艾炷点燃灸之。每次用艾炷5～7壮，以觉局部温热舒适为度。

此法用于治疗风寒湿痹及局部麻木不仁、胃寒呕吐、腹痛、湿疹、顽癣等有效。

10. 隔豆豉饼灸

就是用豆豉饼作隔物灸。施灸时，取豆豉（或加花椒、生姜、青黛、葱白各等份）适量捣烂，用黄酒调和，制成直径2cm、厚约0.3cm的圆药饼，中间用针扎数孔，放在施灸穴位皮肤上，上置艾炷点燃施灸3～5壮。灸中如豆豉饼被烧焦，可更换新饼再灸。因豆豉有发汗解表（加味又能散寒消肿）的作用，故可用于疮疡初起（将豆豉饼置疮面上，如疮已溃破，则置疮口周围施灸），灸至皮肤湿润汗出。此法适用于治疗痈疽发背、顽疮恶疮、肿硬不溃或溃后不收口、疮面黑暗等。

11. 隔巴豆饼灸

就是用巴豆饼作隔物灸。巴豆辛热有毒，有温肠通便、化滞破癥、逐水消肿、攻痰除癖、解毒医疮之功，善攻寒积。施灸时，取不去油的巴豆10粒（或加黄连末适量，或加其他药物）研细末加面粉少量，混匀，用水调和，制成药饼放脐上，上置艾炷点燃施灸。也可与隔蒜灸合用。可灸至觉温热舒适为度。灸毕以温湿纱布擦净施灸处皮肤，避免因药物刺激起疱。此法适用于食积、泄泻、腹痛、胸痛、小便不通、水肿及肥胖等。

12. 隔鸡子灸

就是用鸡蛋作隔物灸。施灸时取煮熟鸡蛋1枚，对半切开，取一半去蛋黄，覆盖于患处，于蛋壳上置中艾炷点燃施灸，至患者感觉局部热痒为度。此法适用于发背、痈疽初起诸证。

13. 蒸脐灸

又名封脐灸、熏脐灸、炼脐灸。根据不同疾病而选用配方，研末填平脐窝（脐窝突出者，可用湿面条围脐如井口，然后再填药末），上置艾炷施灸。本法有温阳祛邪、健身防病的作用。可治疗多种疾病，所用配方因病而异，具体如下。

① 取生五灵脂2.4g，生青盐15g，炒地鼠粪、木通各9g，炒夜明砂6g，乳香、没药、干葱头各3g，麝香少许，共研细末，填脐中，上盖槐树皮，置艾炷点燃施灸，每岁1壮，用以预防疾病。有防病健体之功。

② 取人参、附子、胡椒各21g，五灵脂、龙骨、蛇骨、没药、朱砂、夜明砂、白附子各15g，小茴香、青盐各12g，乳香、丁香、木香、雄黄各9g，共研细末，先取麝香1.5g纳脐中，再将其余药末填平围脐，用槐树皮覆盖，上置艾炷点燃施灸至遍身大汗。以治虚劳有效。

③ 取五灵脂、白芷、青盐各6g，麝香0.3g，共研细末，用荞麦粉水调围脐，将药末填平脐中，上置艾炷，点燃施灸，灸至脐中温暖为度。有温脐散寒之功，可用于治疗脐腹结冷、下元虚冷、宫寒不孕、气虚崩漏、血寒闭经等。

④ 取白附子、白芷、白及、白蔹、川芎、柴胡、枳实、紫草、红花各等份，共研细末，纳脐中，胶布覆盖，上置艾炷点燃施灸，灸至脐中温暖舒适为度。本方具有温通活血、祛风消斑之功，用治面部黄褐斑、色素沉着等皮肤病有效。

14. 其他隔物灸

此外，因病不同，还可采用下列隔物灸法，效果亦佳。

（1）隔黄土灸　可治疗背痈、局限性湿疹、白癣及因湿毒而致的其他皮肤病。

（2）隔蛴螬灸　可治疗破伤风（宜用大艾炷灸）、疮疡诸证。

（3）隔麦面硫黄蒜灸　可治疗各种疮疡痈疖等外证。

（4）隔面灸　可治疗恶疮与腹中冷痛。

（5）隔甘遂灸　可治疗癃闭（小便不通）。

（6）隔蟾灸　可治疗瘰疬、疖肿等外证。

（7）隔麻黄灸　可治疗风寒感冒、鼻窦炎与气喘诸证。

（8）隔木香灸　可治疗闪挫仆损、气滞血瘀等证。

（9）隔川椒灸　可治疗一切肿毒疼痛、跌仆扭伤所致的伤筋积血、腹胀痞满等证。

（10）隔陈皮灸　可治疗腹胀满、食欲缺乏、呕吐呃逆等证。

（11）隔葶苈灸　可治疗痔疮、瘰疬。

（12）隔厚朴灸　可治疗胸腹胀满，脘腹胀痛、咳嗽与咳痰不畅等证。

（13）隔蓖麻子灸　可治疗内脏下垂（灸百会）、面瘫（灸印堂、下关、颊车、阳白等穴）。

（14）隔香附灸　可治疗瘰疬、痰核、痹病等。

（15）隔白附子灸　可治疗疝气。

（16）隔徐长卿灸　可治疗风湿痹痛、跌打损伤、荨麻疹及鼻窦炎等。

（17）隔苍术灸　可治疗耳鸣、耳聋。

（18）隔商陆灸　可治疗瘰疬、瘘管久治不愈等。

（19）隔矾灸　可治疗外痔和肛瘘。

（20）隔桃叶灸　可治疗疟疾。

（21）隔皂角灸　可治疗蜂螫、蚊叮、虫咬等。

（22）隔藕节灸　可治疗高血压、脑出血、鼻出血、肺炎及急性支气管炎等证。

（23）隔芒硝灸　可治疗慢性阑尾炎、肠胀气、肠梗阻、急性胃扭转及术后腹胀等证。

（24）隔赤小豆灸　可治疗风寒湿痹和各种原因引起的下肢水肿及癃闭等证。

（25）隔黄豆灸　可治疗口腔炎、牙龈炎、脓疱病（黄水疱）及下肢溃疡等证。

（26）隔莱菔根灸　可治疗腹胀、干脚气、冻疮、足癣及神经性皮炎等。

（27）隔山药灸　可治疗急慢性肾盂肾炎、肾小球肾炎、老年性腰椎骨质增生及进行性肌萎缩等。

（28）隔生铁粉灸　可治疗顽固性风寒湿痹、急性腰扭伤、创伤性关节炎、外伤引起的局部血肿及腰椎间盘突出症等病。

（29）隔牛奶灸　可治疗痤疮、头面疖肿、脱发、肛裂及便秘等证。

（30）隔蜂房灸　可治疗类风湿关节炎、银屑病（牛皮癣）、疖肿、末梢神经炎及三叉神经痛等。

（31）隔王不留行灸　可治疗胆结石、泌尿系结石、乳腺炎、肋间神经痛及脂肪肝等。

（32）隔芹菜根灸　可治疗阴虚引起的手足烦热、肺痨（肺结核）引起的骨蒸潮热、心肾不交引起的失眠、眩晕、高血压及高脂血症等。

隔物灸方还有很多，如隔钱灸、隔蚯蚓灸、隔韭菜灸、隔苦瓠灸、隔桃树皮灸、隔莨菪根灸、隔蚯蚓泥灸、隔土瓜根灸、隔槟榔灸等，可根据疾病与病情不同，选择相应药物（中草药）作间隔物灸。

15. 温和灸

温和灸是用艾条熏灸的一种。就是将已点燃之艾条用一手的拇、示、中三指夹住，对准施灸部位，距皮肤 3～5cm 进行熏灸（图 7）。施灸者手臂应固定于应灸之处上方，不要移动，一般每穴 5 分钟左右，使患者局部有温热感而无灼痛感，至皮肤稍呈红润为度。灸时患者自觉有一股温热暖流直透肌肤深部，有温热舒适感觉。对于昏厥或局部知觉减退者和小儿，施灸者可将另一手的示、中两指置于施灸部位两侧，以测知患者局部受热程度，便于随时调节施灸距离，控制灸

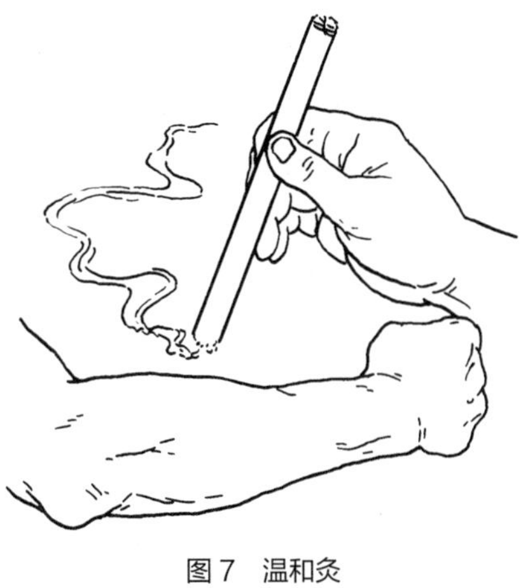

图 7　温和灸

温，掌握施灸时间，防止烫伤。此法具有温通经脉、散寒祛邪的作用，适用于一切虚寒证如风寒湿痹及慢性病。此法为艾条灸之补法，临床应用广泛。

16. 雀啄灸

将艾条的一端点燃，对准施灸部位，类似麻雀啄食一样，一起一落、忽近忽远地进行施灸（图 8）。每次起落艾条与皮肤的距离为 2～3cm，时间一般为 5～20 分钟，以局部皮肤呈红润为度。此法具有温阳举陷和兴奋作用，适用于急性病、昏厥急救及小儿疾病。此法为艾条灸之泻法，为临床所常用。

施灸时应避免烫伤皮肤。

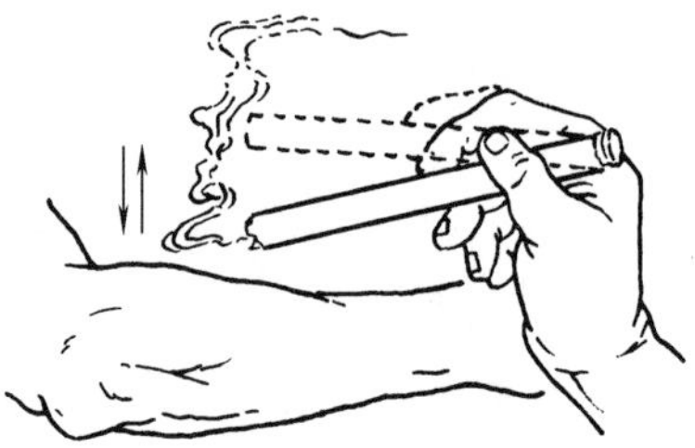

图 8　雀啄灸

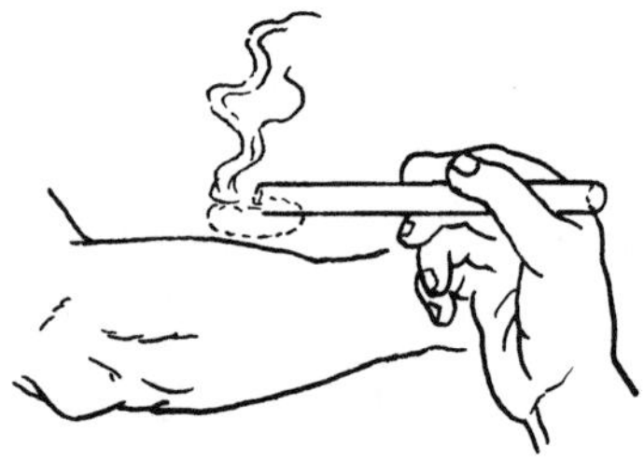

图 9　回旋灸

17. 回旋灸

又称熨热灸。将艾条一端点燃，如上法用三指夹住艾条，点燃端朝下，悬于施灸部位皮肤上方 1 寸（1 寸≈ 3.33cm）左右，平行往复（类似熨衣服）进行回旋施灸（图 9），时间为 20～30 分钟，使皮肤有温热感而不觉灼痛。适用于面积较大的风寒湿痹、软组织劳损、神经性麻痹和多种皮肤病等。此法为艾条灸之泻法，为临床所常用。

18. 温针灸

是针刺与艾灸相结合的一种治病方法（图 10）。此法适用于既需要针刺留针，又需施灸的疾病。操作时在针刺得气后，将针保留一定深度，于针柄顶端捻裹艾绒（如枣核大）或套艾段 2cm，艾团距皮肤约 3cm，然后点燃艾团（艾条）下端施灸，直到艾绒燃尽为止，使热力通过辐射和针身的传导经穴位透入体内，以达到治疗目的。待艾团烧尽，除去残灰，再换上新艾团施灸，一般可更换 1～3 次，使针下有温热感即可。捻裹艾团要紧实，表面要光洁，避免艾团在燃烧过程中散落和火星脱落，烧伤皮肤和衣物。为了预防艾灰脱落烧伤皮肤，可在穴位周围垫上一张硬纸片。如使用银针，因其导热性

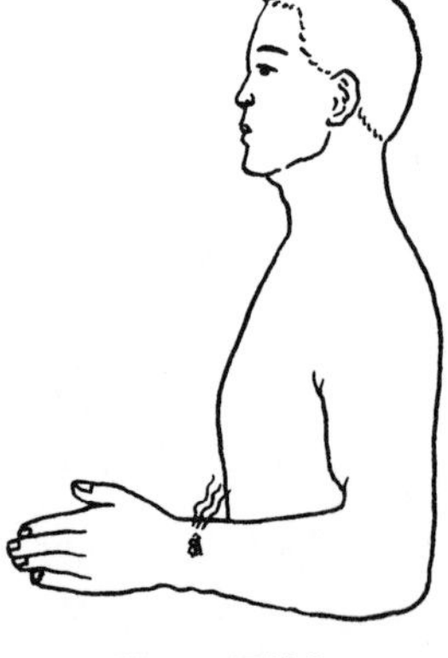

图 10　温针灸

能强，捻裹艾团宜小些。此法具有温通经脉、宣畅气血的作用，适用于寒凝气滞、经脉闭阻的以寒湿痹痛、关节酸痛、冷麻不仁等为主的疾病，以及形体虚寒、便溏腹胀等病症，也可用于保健灸。

19. 温灸器灸

本法是在艾熏灸的基础上改制而成的专门器具施灸的一种方法。此法可以较长时间地连续给患者以舒适的温热刺激，使局部红润发热，从而起到温行气血的作用。

温灸器的式样很多，而且还不断有新产品推出。目前临床常用的有以下4种。

（1）平面式温灸筒　又称“灸疗器”，是一种特制的金属灸具（图11）。温灸器底部有数十个小孔，内有一个小筒，可以放置艾绒和药物。操作时，先将艾绒和药末放入小筒内燃着，然后对准施灸穴位或部位上来回熨烫，以局部发热红润、患者自觉舒适为度。一般每穴灸15～30分钟。此型适用于大面积灸治。

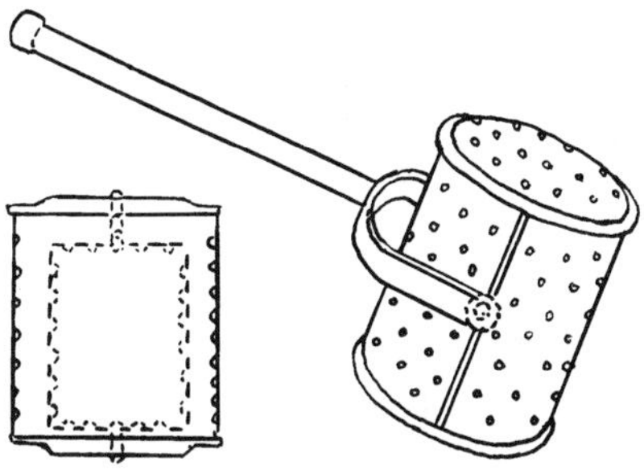

图11　平面式温灸筒

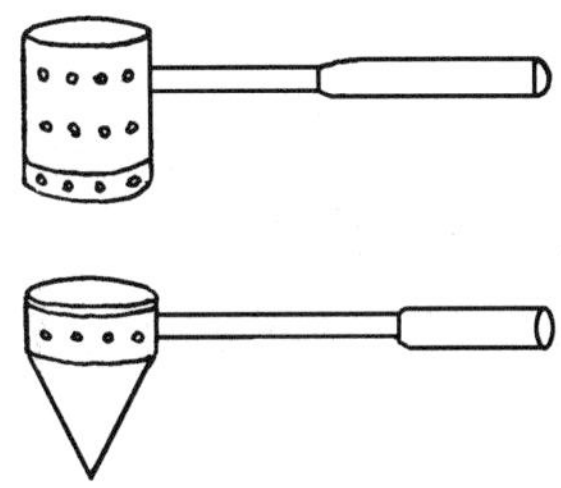

图12　圆锥式温灸筒

（2）圆锥式温灸筒　也是一种特制的金属灸具（图12）。内装艾绒或在艾绒中掺入适量药末，燃着后对准施灸部位反复温灸，至局部发热红润、患者自觉舒适为度。一般可灸15～30分钟。此型适用于小面积灸治。

（3）温灸盒　是一种特制的盒形木制灸具。内装艾条，固定在一个部位施灸。按规格可分为大（长20cm，宽14cm，高8cm）、中（长15cm，宽10cm，高8cm）、小（长11cm，宽9cm，高8cm）三种。以规格不同的木板（厚约0.5cm）制成长方形木盒，下面不装底，上面制作一个可以取下的盒盖，在盒内距底边3～4cm处安装铁纱窗一块（图13）。施灸时，把温灸盒放在施灸部位的中央，把点燃的艾条放在铁纱窗上，对准穴位，盖上盒盖灸15～30分钟。灸温可用盒盖进行调节。

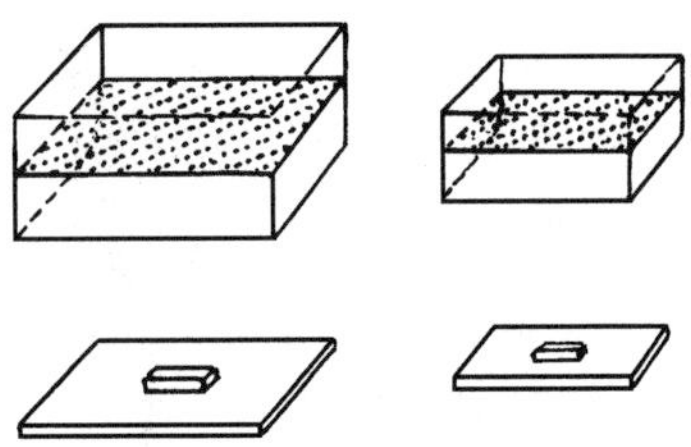

图13　温灸盒

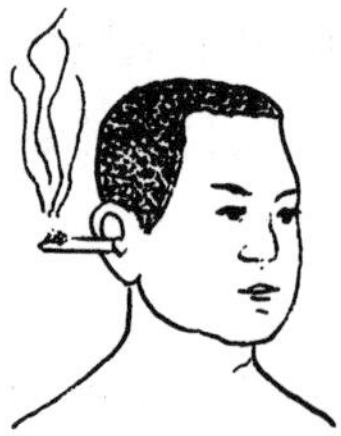

图14　温灸管

适应证与艾条灸同。

(4) 温灸管　是用一种特制的温灸管（古代用苇管或竹管等）插入耳道内施灸。常用的温灸管有两种：一种是一节管状灸器，另一种是两节管状灸器。施灸时取大艾炷放在管灸器半个鸭嘴形处，点燃后用胶布封闭管灸器内端，插入耳道内施灸（图 14），每次灸 3～9 壮，每日 1 次，10 次为 1 个疗程。施灸时耳内有温热感，适用于面瘫治疗。

20. 雷火针灸

是触按灸的一种，称其为“针”是因为施灸时将药条实按在穴位上，很像针。

药条用药处方有多种，一般可因病而定。目前临床上使用较多的是取艾绒 60g，沉香、乳香、木香、茵陈、羌活、干姜、穿山甲（代）各 9g，麝香少许，制成药条。先在施灸部位覆盖棉布 5～7 层或绵纸 10 层，然后将药条一端点燃，对准穴位紧按在棉布或绵纸上；亦可将点燃的药条用 7 层棉布包好直接按在穴位上，停留 1～2 秒，使药气温热透入深部。若药条熄灭，可点燃再触按灸之。如患者觉得太烫，可将药条稍提起，待热减再灸。每穴可灸 5～7 次。此法可用于风寒湿痹、痿证、腹痛、腹泻及挫伤肿痛等。

21. 太乙神针灸

本法是在雷火针的基础上改变药物处方发展而来的。通用处方：艾绒 90g，硫黄 6g，麝香、乳香、没药、松香、桂枝、杜仲、枳壳、皂角、细辛、川芎、独活、雄黄、白芷、全蝎、穿山甲（代）各 3g。制法和施灸的方法同雷火针，其适应证更广泛，尤其是治疗风寒湿痹、顽麻、痿证、痿软无力、半身不遂等效果更好。

目前临床上多用改良特制的黄（紫）铜管作为套管，内装太乙神针施灸，较为简便易行。

22. 艾火针衬垫灸

简称衬垫灸，是仿雷火针、太乙神针与隔姜灸改进而成。衬垫制法：先将生姜片 15g 水煎，取汁 300ml，加面粉调成稀糊状，涂在白棉布上，制成 5～6 层硬衬，晒干后剪成 10cm 方块备用。施灸时，取衬垫放置施灸穴位或患处，然后将药条点燃紧按在衬垫上 5 秒左右，待局部感到灼热时即提起药条。每穴可反复灸 5 次，以施灸处局部皮肤出现红润为度。此法适用于关节痹痛、哮喘、慢性胃肠病、阳痿、遗尿等。

23. 神灯照灸

将精制药条用麻油浸透后晒干，点燃明火，徐徐烘照施灸穴位以治病，谓之神灯照灸。通用处方：雄黄、朱砂、血竭、没药各6g，麝香1.5g。上药共研细末，每次取药末1g，用桑皮纸卷成20cm长条，再用麻油渗透晾干，点燃一端后在距施灸部位3cm左右徐徐烘照，至皮肤温热为度。此法有消肿、溃坚、止痛作用，可用于治疗外科疮疡之证。

24. 百发神针灸

处方：乳香、没药、川乌、草乌、血竭、麝香、降香、贝母、生附子各9g，母丁香49枚，蕲艾绒60g。共研细末，药条的制法及施灸方法同雷火针。可用于治疗偏正头风痛、漏肩风、鹤膝风、半身不遂、痞块、腰痛、小肠疝气及痈疽等。

25. 消癖神针灸

处方：麝香9g，硫黄、猪牙皂、穿山甲（代）、闹羊花各6g，五灵脂、乳香、没药、三棱、莪术、雄黄、阿魏、木鳖、皮硝、甘草各3g，甘遂1.5g，蜈蚣1条，艾绒60g。共研细末，药条的制法及施灸方法同雷火针。可用于治疗偏食消瘦、积聚痞块等。

26. 阴证消毒针灸

处方：乳香、没药、羌活、川乌、草乌、白芷、细辛、雄黄、硫黄、贝母、猪牙皂、肉桂、五灵脂、穿山甲（代）各3g，蟾酥、麝香各1g，艾绒30g。共研细末，药条的制法及施灸的方法同雷火针。可用于治疗痈疽阴证。

27. 隔核桃皮壳眼镜灸

取眼镜框架1副（亦可用细铁丝仿制），沿框架周边缠上胶布隔热，以防烫伤皮肤，框架两侧用铁丝向内弯成一个钩形，以便插艾卷施灸。然后取核桃1枚，从正中劈开，去仁取壳（有裂纹者不用），置菊花液（取菊花、蝉蜕、薄荷、石斛各10g，用纱布包好，浸于250ml温水中15分钟即成）中浸泡15分钟，取出套在镜框上，插上艾条（约3cm长），距核桃壳2cm，点燃艾条两端后让患者戴上眼镜施灸，每次15～20分钟，每日1次，10次为1个疗程。施灸时，如属眼肌疾病，可闭目受灸；如属眼球疾病，可睁眼受灸，但应掌握灸温，避免烫伤眼睛。此法适用于老年性白内障、青光眼、结膜炎、近视、中心性视网膜炎、视神经萎缩及眼肌麻痹等。

28. 艾饼灸

包括熨灸和日光灸两种。熨灸就是将艾绒平铺在腹部、穴位上或患处，上面覆盖几层棉布，用熨斗或热水袋在布上面往复温熨。可以发挥艾和热熨双重作用。多用于风寒湿痹、痿证、寒性腹痛、腹泻等。

日光灸就是将艾绒平铺在患处或穴位上，在日光下暴晒，每次10～20分钟。此法既有日光浴又有艾的作用，但应预防中暑，夏天应慎用。亦可借助聚光镜聚焦施灸，但应掌握好温度，以患者有温热感为度。多用于风寒湿痹、小儿五迟、皮肤色素变性及虚弱性疾病。

29. 艾熏灸

包括烟熏灸和蒸汽灸两种。

(1) 烟熏灸 是把艾绒放在容器内燃烧，用艾烟对准患处或穴位上熏灸，又称温杯灸。多用于风寒湿痹及痿证。

(2) 蒸汽灸 是把艾叶或艾绒放在容器内加清水煎沸，用蒸汽熏患处或穴位。可边煮边熏或将沸艾水倒入盆中再熏，故又叫熏洗疗法。适用于风寒湿痹。

30. 其他非艾热源灸法

(1) 灯草灸 又名灯火灸、油捻灸。为非艾灸法的一种。它是将灯心草蘸油（麻油、苏子油均可）点燃后，快速对准穴位点灸，即可听到“啪”的爆响声，然后迅速离开，如无响声，应重复施灸 1 次。其具体操作是先根据病情选定穴位后，并做一标记，然后取长 3～4cm 的灯心草，将一端浸入油中约 1cm。用软棉纸吸出灯心草上的落油，用右手拇、示两指捏住灯心草，将火点燃，将燃火一端慢慢向穴位移动，并稍停片刻，待火焰稍一变大，立即垂直触点所标穴位，迅速移开，随即发出一声“啪”的爆响声。施灸完毕（图 15）。一般每穴每次灸 1 次（1 壮）即可。灸后应保持施灸部位皮肤的清洁以防感染。如有水疱，小的可不必处理，待自行吸收。大的可用消毒针头刺破，排出液体，涂碘伏即可。此法适用于小儿惊风、流行性腮腺炎、腹泻、扁桃体炎、痧胀、脐风等急性病症，也可用于胃脘痛、腹痛。

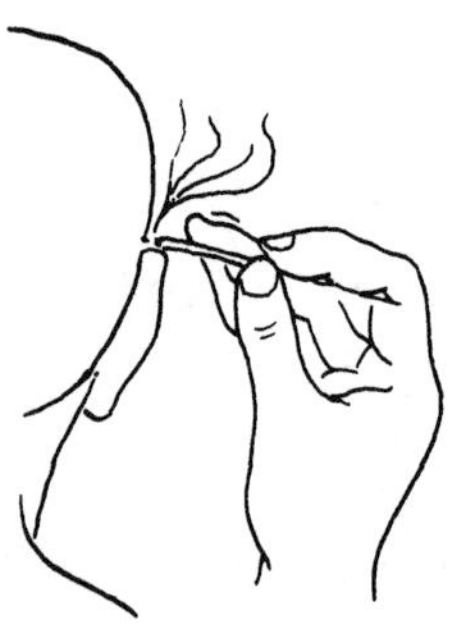

图 15　灯草灸

(2) 桑枝灸 施灸时取 1 根 3～4cm 长的干桑枝条（或桑柴条）点燃，然后吹灭火焰，即用炭火触灸患处。此法具有解毒止痛、消肿散瘀、助阳生肌的作用。疮疡未溃者，用之能拔毒止痛；已溃者，可温补阳气，去腐生肌。可用于疮疡肿毒、顽疮、臁疮、瘰疬、流注等外证。

(3) 桃枝灸 施灸时取 1 根 3～4cm 长的干桃枝蘸麻油点燃，吹灭火焰，趁热施灸。具体操作方法同雷火神针灸法，多用于风寒湿痹、心腹冷痛及阴疽等。

(4) 火柴灸 施灸时取火柴 1 根，擦燃，待燃至中段去掉火柴头部，对准穴位迅速点灸，每穴灸 1 次。多用于痄腮、乳蛾、吐泻等。

(5) 烟草灸 施灸时取香烟 1 支代替艾条施灸。操作按艾条温和灸。多用于风寒湿痹、寒性痛经、冻疮等。

(6) 竹茹灸 就是用竹茹作炷，类似艾炷灸的一种灸法。此法具有解毒消肿止痛作用，适用于痈疽疔毒等。

(7) 线香灸　施灸时，取线香点燃后，快速按在穴位上点灸，亦可按艾条温和灸操作施灸。适用于哮喘、肝硬化腹水、毛囊炎等。

(8) 硫黄灸　施灸时取硫黄一块（随疮口大小）置患处，另取硫黄少许于火上烧着，用其点燃疮口上的硫黄，灸至脓水干为度。适用于顽固性溃疡或已成瘘管者。

(9) 黄蜡灸　施灸时，先用面团将患处围成约3cm高一圆圈，圈外周围铺数层棉布，避免烘烤正常皮肤，圈内放优质黄蜡片约1cm厚，用铜勺（或铁勺）盛炭火在蜡上烘烤，使之熔化，待患者皮肤有热痛感即可。本法近似近代蜡疗（可以代替）。此法有拔毒消肿作用，适用于风寒湿痹、无名肿毒、痈疖、臁疮等。

(10) 药锭灸　又称药片灸。是取（按处方）多种药物研末与硫黄熔化在一起，制成药锭，放在穴位上点燃施灸，以达治疗目的。因药锭中药物组成不同，适应证也不同，如香硫饼适用于寒湿气，阳燧锭适用于痈疽流注经久不消、内溃不痛，救苦丹适用于风痹、跌仆、小儿搐搦、口眼㖞斜及妇人心腹痞块疼痛等。

(11) 药捻灸　是用多种药物研末制成药捻以点燃施灸。如“蓬莱火”（牛黄、雄黄、乳香、没药、丁香、火硝、麝香各等份，或去牛黄加硼砂、草乌）。施灸时，取药捻0.5～1cm，粘于患处或穴位上，点燃灸之。适用于风痹、瘰疬、水肿、脘腹胀满等。

(12) 穴位熏灸法　是利用药液蒸汽喷患处或穴位而达到治病目的的一种灸法，属药物熏洗疗法。

(13) 铝灸　施灸时，将治疗某种疾病的中药末100g同升汞、花椒面各20g，氯化钠10g，按1∶5加水和甘油混合调制成软膏，涂于一定规格的铝纸上，敷贴于施灸部位。由于化学反应引起铝氧化而产热，使施灸部位出现温热或灼烫的感觉。适用于风寒湿痹、风寒咳嗽、肺虚气喘证、脾胃虚弱证、月经不调等。

(14) 电热灸　施灸时，用电灸器接通电源后，调到合适温度在施灸部位熨灸，每次10～15分钟。适用于风寒湿痹、寒凝腹痛、泄泻等。

(15) 电子温针灸　是利用电热作用来代替艾炷、艾条使毫针发热而行“温针灸”。施灸时，针刺得气后接通温针治疗机，每次灸治15～30分钟。适用于颈椎病、骨质增生、关节痛、肩周炎、心痛、偏瘫、下肢痹痛、哮喘、少腹痛、不孕症等。

31. 药物发疱灸

古称“天灸”“自灸”。就是用单味中药或复方（参见非艾灸法中药物），捣烂或研末，贴敷于施灸部位或穴位上而出现皮肤发疱来达到治病目的，故称为药物发疱灸。属穴位贴敷疗法。

五、施灸常用穴位的定位与主治

穴位是脏腑、经络之气通于体表、肌肉、筋骨之外之皮部。通过艾灸穴位的良性刺激，即可激发经气，而产生热效和药效的双重作用，从而达到温通经络、调和阴阳、调整脏腑、扶正祛邪、调和气血的目的。随其灸法、药物和穴位不同，会有不同的治疗效果。

艾灸疗法同属针灸疗法范畴。临床应用艾灸疗法或同时配合其他疗法，所涉及穴位很多。现就与本疗法有关的常用穴位的定位、功用、主治与灸法分述如下。

（一）十四经穴

1. 手太阴肺经穴

本经经穴起于中府，终于少商，左右共 22 个穴位（图 16）。

⑴ 中府（募穴、交会穴） 位于前正中线旁开 6 寸，云门穴下约 1 寸，横平第 1 肋间隙处（图 16）。功用：调理肺气，养阴清热，止咳平喘。主治：喉痹、哮喘、咳嗽、支气管炎、肺炎、肺结核、胸闷烦满、腹胀、肩背酸痛等。灸法：艾炷灸 3～5 壮，艾条灸 5～10 分钟。

⑵ 尺泽（五输穴） 位于肘横纹上，肱二头肌腱桡侧缘凹陷中（图 16）。功用：调理肺气，清热和中。主治：潮热、咳嗽、咯血、气喘、哮喘、鼻出血、咽喉肿痛、胸胁胀满、腹痛、吐泻、小儿惊风、上肢瘫痪、肘臂挛痛、乳痈、舌干、感冒、咽炎、喉炎、扁桃体炎、支气管炎、百日咳、肺炎、胸膜炎、肋间神经痛、高血压及胎位异常等。灸法：艾炷灸 3～5 壮，艾条灸 5～10 分钟。

⑶ 孔最 位于前臂前外侧，腕掌侧远端横纹上 7 寸，尺泽与太渊穴连线上，尺泽下 5 寸（图 16）。功用：调理肺气，疏通经络，清热利咽。主治：咳嗽、气喘、肺炎、咯血、咽喉肿痛、肘臂挛痛、痔疮、身热无汗、肘关节炎、失声、支气管炎、肺炎、扁桃体炎、头痛及痔疮出血等。灸法：艾炷灸 5～7 壮，艾条灸 5～10 分钟。

⑷ 列缺（络穴、八脉交会穴） 位于腕掌侧远端横纹上 1.5 寸，拇短伸肌腱与拇长展肌腱之间，拇长展肌腱沟的凹陷中（图 16）。功用：调理肺气，疏通经络，疏风解表，平喘利咽。主治：偏头痛、正头痛、头项强痛、咳喘、咽喉肿痛、口眼㖞斜、牙关紧闭、齿痛、三叉神经痛、面瘫、半身不遂、手腕无力、腕部腱鞘炎、上肢瘫痪、惊痫、溺血（血尿）、小便热、阴茎痛、面目水肿、糖尿

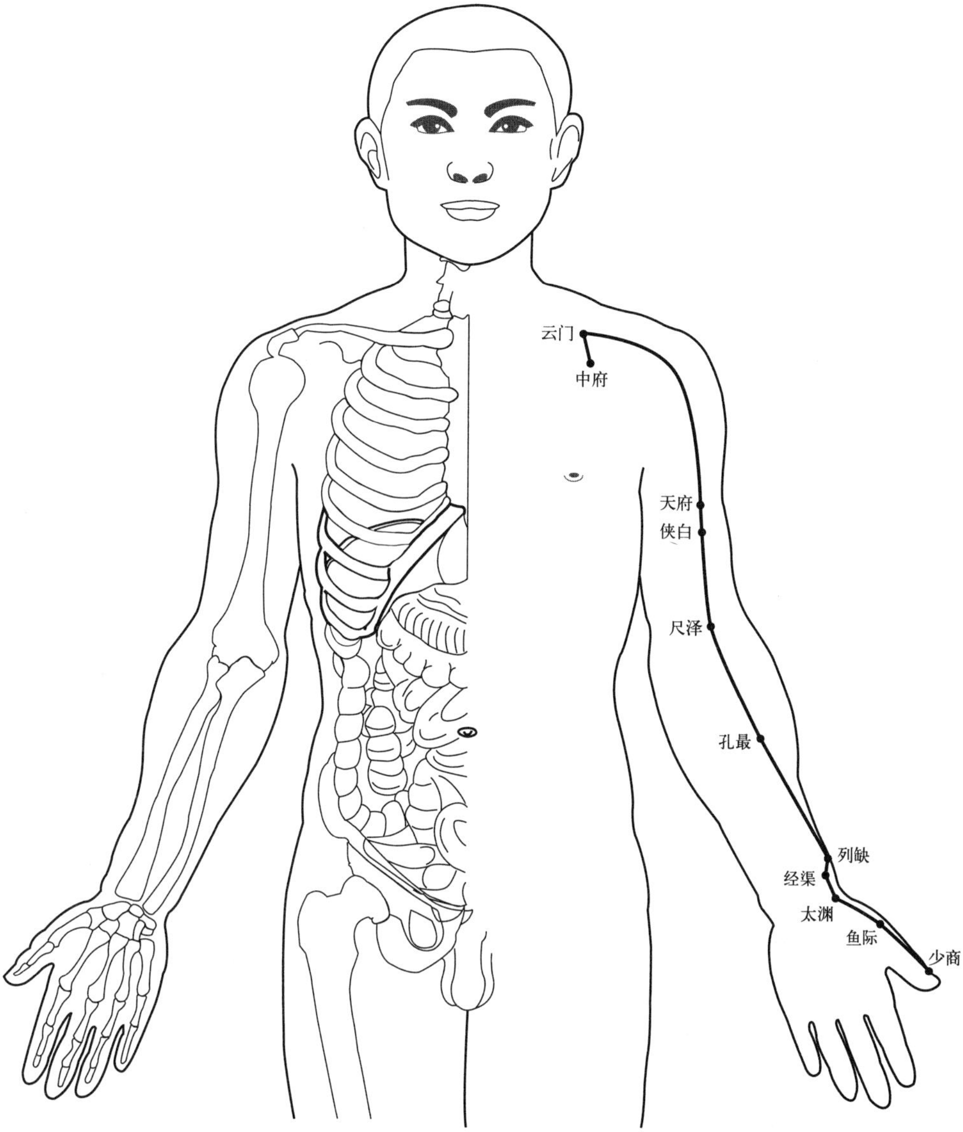

图 16　手太阴肺经经穴

病、蛋白尿、感冒、鼻炎、喉炎、风疹、荨麻疹、落枕、腕部扭挫伤等。灸法：艾炷灸 5～7 壮，艾条灸 5～10 分钟。

（5）太渊（五输穴、原穴、八会穴）　位于腕掌侧远端横纹桡侧，拇长展肌尺侧凹陷中，桡动脉搏动处（图 16）。功用：调理肺气，止咳化痰，消肿利咽。主治：胸满、咳嗽、哮喘、肺结核、前臂神经痛、肋间神经痛、结膜炎、角膜炎、流行性感冒、目痛、目翳、呕血、胸背痛、掌中热、喉痹、腹胀、噫气、乳痛、手腕无力疼痛、冻疮、手皲裂、鼻炎、百日咳、支气管炎、脉管炎等。灸法：艾条灸3～5分钟，不宜用艾炷直接灸。

（6）少商（五输穴） 位于拇指末节内侧（桡侧），指甲根角侧上方0.1寸处（图16）。功用：清肺利咽，清热醒神，启闭苏厥。主治：中风、中暑、呕吐、昏迷休克、癫狂、癔症、肘指痉挛、失声、喉痹、咽干、小儿惊风、扁桃体炎、鼻出血、咽喉肿痛、食管狭窄、慢性肠炎、流行性感冒、急性咽喉炎、流行性腮腺炎、百日咳、精神分裂症及胎位异常等，为急救穴之一。灸法：艾炷灸3～5壮，艾条灸5～10分钟。

2. 手阳明大肠经穴

本经起于商阳，终于迎香，左右共40穴（图17）。

（1）商阳（五输穴） 位于示指末节内侧（桡侧），指甲根角侧上方0.1寸（图17）。功用：清热醒神，疏风泻热，宣肺利咽，开窍苏厥。主治：中风、昏迷、耳鸣、耳聋、结膜炎、咽喉肿痛、齿痛、腹痛、吐泻、热病无汗或昏厥、扁桃体炎、桡神经麻痹、痄腮、青光眼、口腔炎、手足麻木等。灸法：艾炷灸1～3壮，艾条灸3～5分钟。

（2）合谷（原穴） 位于手背第1、2掌骨（拇、示指间）之间，约平第2掌骨桡侧中点（图17）。功用：疏风泻热，舒筋镇痛，通经开窍，通降肠胃。主治：头痛、目赤肿痛、鼻出血、齿痛、牙关紧闭、口眼㖞斜、热病无汗、多汗、经闭、滞产、腹痛、便秘、小儿惊风、小儿消化不良、面肌痉挛、前臂神经痛、眩晕、耳聋、面肿、疔疮、失声、咳嗽、胃脘痛、痢疾、流行性感冒、面神经麻痹、扁桃体炎、支气管炎、哮喘、结膜炎、电光性眼炎、风疹、荨麻疹、带状疱疹、神经性皮炎、颞下颌关节功能紊乱、单纯性甲状腺肿、痤疮、酒渣鼻、面部黄褐斑、面部疮肿、冻疮等。灸法：艾炷灸3～5壮，艾条灸5～10分钟。附注：孕妇慎用。

（3）阳溪（五输穴） 位于手背外侧拇长伸肌腱与拇短伸肌腱之间凹陷中。翘起拇指凹陷更明显（图17）。功用：疏风泻热，舒筋利节。主治：头痛、耳鸣、耳聋、目痛、目翳、咽喉肿痛、齿痛、食管痉挛、腕部腱鞘炎、臂痛、手腕痛、无力、半身不遂、癔症、热病心烦、无汗、癫狂、痫证、小儿消化不良、荨麻疹、冻疮等。灸法：艾炷灸3～5壮，艾条灸5～10分钟。

（4）手三里 位于前臂后外侧，阳溪与曲池连线上，肘横纹下2寸，筋肉之间处（图17）。功用：疏风泻热，通络止痛，健脾和胃。主治：齿痛、颊肿、颌痛、瘰疬、胃脘痛、腹痛、腹泻、高血压、腰背痛、肘臂神经麻痹、半身不遂、面神经麻痹、上肢麻痹或瘫痪、乳腺炎、失声、消化性溃疡、睾丸炎及目疾等。灸法：艾炷灸5～7壮，艾条灸5～15分钟。

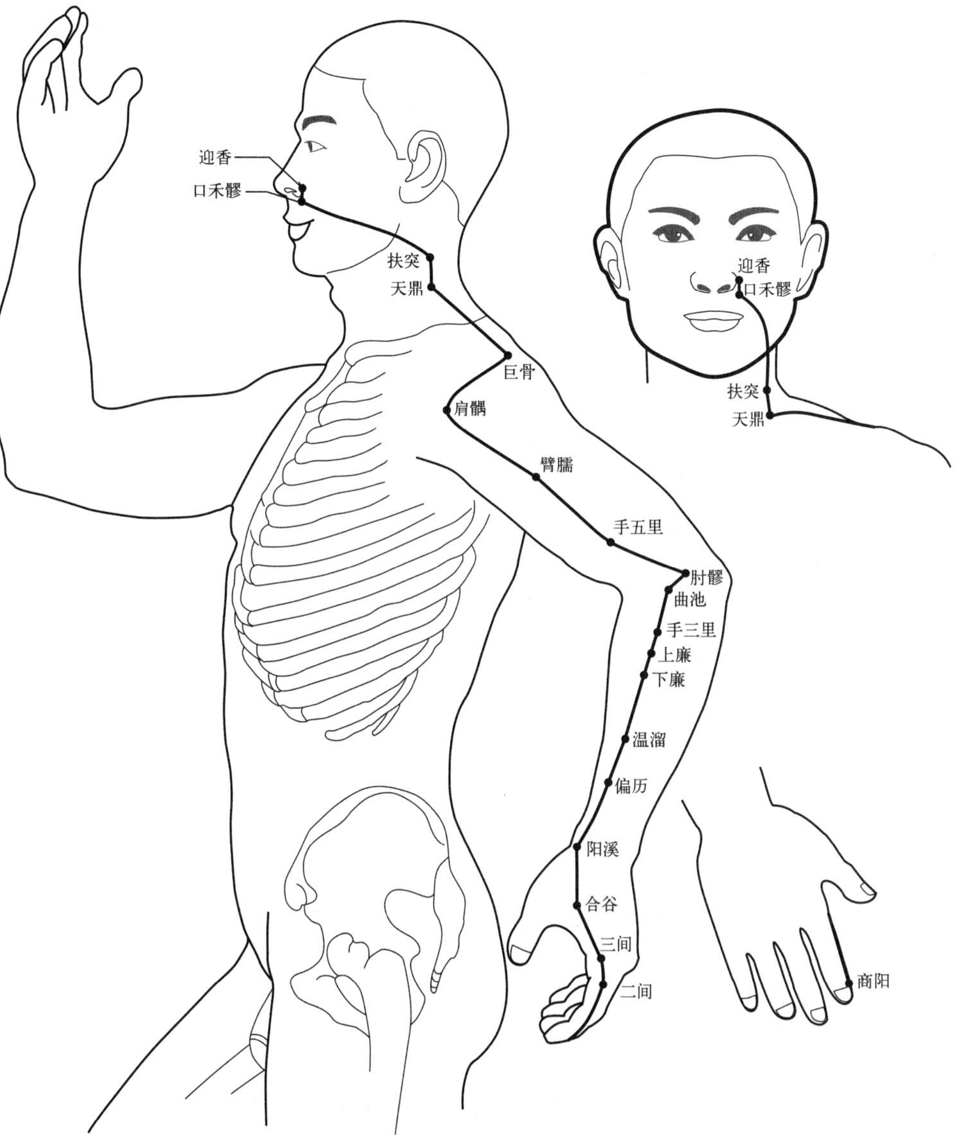

图 17　手阳明大肠经经穴

(5) 曲池（五输穴）　位于肘外侧，尺泽与肱骨外上髁连线的中点处。屈肘 90°，肘横纹尽头处（桡侧）筋骨间凹陷中（图 17）。功用：调理肠胃，行气活血，舒筋利节，疏风解表。主治：咽喉肿痛、牙痛、手臂肿痛、肘痛无力、上肢酸痛麻痹、中风、癫狂、瘰疬、瘾疹、腹痛、腹泻、流行性感冒、热病、月经不调、目赤肿痛、目不明、胸中烦满、瘛疭、疟疾、闭经、不孕、扁桃体炎、肩胛神经痛、肱骨外上髁炎等。灸法：艾炷灸 5～7 壮，艾条灸 5～15 分钟。

（6）臂臑（交会穴） 位于臂外侧，在曲池与肩髃连线上，曲池上7寸，三角肌前缘处（图17）。功用：疏经散风，明目止痛。主治：肩臂痛、颈项强痛、瘰疬、目疾、癫痫、瘿气、上肢瘫痪、肩周炎等。灸法：艾炷灸3～5壮，艾条灸5～10分钟。

（7）肩髃（交会穴） 位于肩峰外侧缘前端与肱骨大结节两骨间凹陷中（图17）。功用：理气化痰，舒筋利节。主治：颈项强痛、肩周炎、半身不遂、麻痹、瘫痪、瘿气、瘰疬、风湿性多肌痛、风热瘾疹（荨麻疹）、风疹、腋臭等。灸法：艾炷灸3～5壮，艾条灸5～10分钟。

（8）扶突 位于颈前部，横平甲状软骨上缘（约相当于喉结处），胸锁乳突肌前、后缘中间（图17）。功用：理气化痰，清咽利膈，消肿散结。主治：咳嗽、哮喘、咽喉肿痛、吞咽困难、瘰疬、瘿气、多涎、胸锁乳突肌麻痹、音哑、声带疾病、甲状腺肿大等。灸法：艾炷灸1～3壮，艾条灸3～5分钟。

3. 足阳明胃经穴

本经起于承泣，终于厉兑，左右共90个穴位（图18）。

（1）地仓（交会穴） 位于面部，平口角旁开0.4寸（图18）。功用：清热散风，舒筋镇痛。主治：小儿口角流涎、牙痛、颊肿、口眼㖞斜、失音、咽肌痉挛、面神经痛、三叉神经痛、小儿惊风、唇缓不收、鹅口疮、面颊疔疮等。灸法：艾炷灸1～3壮，艾条灸3～5分钟。

（2）颊车 位于下颌角前上方一横指，闭口咬紧牙时咬肌隆起，放松时按之有凹陷处（图18）。功用：祛风清热，通利牙关，疏经止痛。主治：颜面神经痛、面神经麻痹（面瘫）、牙关紧闭、牙痛、流行性腮腺炎、中风、舌强不语、颈项强痛、下颌关节炎、失音、小儿口角流涎、扁桃体炎、三叉神经痛、小儿惊风、口腔炎、咬肌痉挛、下颌脱臼等。灸法：艾炷灸1～3壮，艾条灸3～5分钟。

（3）下关（交会穴） 位于颧弓下缘中央与下颌切迹之间的凹陷中，合口有孔，张口即闭（图18）。功用：清热止痛，通利牙关，疏风开窍。主治：耳鸣、耳聋、耳痛、牙痛、龈肿、习惯性颞下颌关节脱臼、口眼㖞斜、口噤不开、眩晕、三叉神经痛、下颌关节炎、聤耳（化脓性中耳炎）、面痛、面肌痉挛、面神经麻痹、黄褐斑等。灸法：艾炷灸1～3壮，艾条灸3～5分钟。

（4）头维（交会穴） 位于额角发际直上0.5寸，头正中线旁开4.5寸，咬牙时有一块肌肉凸起处（图18）。功用：疏风止痛，清脑明目。主治：头痛、偏头痛、眩晕、目痛、视物不清、迎风流泪、口眼㖞斜、面肿、眼睑瞤动（眼皮跳）、急性结膜炎、精神分裂症、功能失调性子宫出血、脱发、颞部皱纹、发际疮等。灸法：艾条灸3～5分钟。

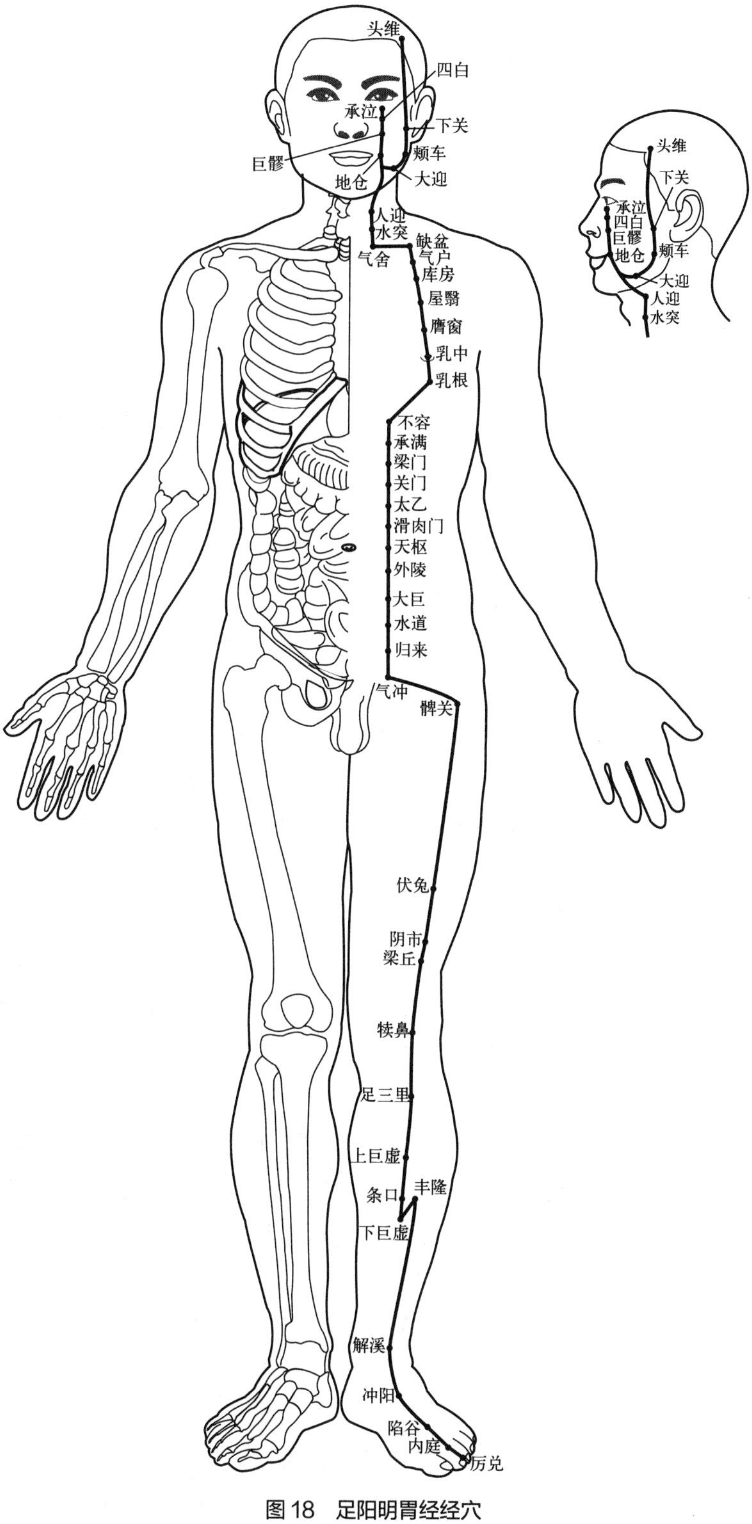
头维
四白
承泣
下关
颊车
巨髎
地仓
大迎
人迎
水突
缺盆
气舍
气户
库房
屋翳
膺窗
乳中
乳根
不容
承满
梁门
关门
太乙
滑肉门
天枢
外陵
大巨
水道
归来
气冲
髀关
伏兔
阴市
梁丘
犊鼻
足三里
上巨虚
条口
丰隆
下巨虚
解溪
冲阳
陷谷
内庭
厉兑

图18　足阳明胃经经穴

（5）乳根　位于前胸部，乳头（锁骨中线）直下，第5肋间隙，前正中线旁开4寸处（图18）。功用：理气宽胸，降逆通乳。主治：咳嗽气喘、胸下满痛、噎膈、呕逆、乳腺炎、产后乳少或缺乳、乳腺增生、乳痈等。灸法：艾炷灸3～5壮，艾条灸5～10分钟。

（6）梁门　位于脐上4寸，前正中线旁开2寸（图18）。功用：调理胃气。主治：胃脘痛、腹胀、食欲缺乏、呕吐、泄泻、肠鸣、胃及十二指肠溃疡、消化不良、幽门痉挛等。灸法：艾炷灸5～7壮，艾条灸10～15分钟。

（7）天枢（募穴）　位于脐中旁开2寸处（图18）。功用：调理肠胃，行气活血，化湿消滞。主治：急慢性胃肠炎、腹痛、腹胀、便秘、呕吐、泄泻、痢疾、水肿、癥瘕、阑尾炎、消化不良、寄生虫病、子宫内膜炎、月经不调、痛经、不孕症、癫痫、耳鸣、疝气、腰腿痛、带下病、癫狂、胃下垂等。灸法：艾炷灸5～7壮，艾条灸10～15分钟。

（8）水道　位于脐下3寸，前正中线旁开2寸处（图18）。功用：通调水道。主治：小腹胀满、小便不利、痛经、不孕症、水肿、膀胱炎、肾炎、腹水、月经不调、睾丸炎、疝气、尿潴留、附件炎、子宫脱垂等。灸法：艾炷灸5～7壮，艾条灸10～15分钟。

（9）归来　位于脐下4寸，前正中线旁开2寸处（图18）。功用：调气活血，培补冲任。主治：腹痛、疝气、月经不调、带下病、子宫下垂、阴部肿痛、遗精、经闭、睾丸炎、阴茎痛、闭经、阳痿、小便不利、遗尿、阴囊湿疹、阴痒、肛门瘙痒、子宫内膜炎、附件炎、不孕症、产后恶露不止等。灸法：艾炷灸5～7壮，艾条灸10～15分钟。

（10）伏兔　位于股前外侧，髌底上6寸，髂前上棘与髌底外侧端的连线上（图18）。功用：疏经活络，祛风散寒。主治：荨麻疹、腿膝冷痛、膝关节炎、下肢麻痹、神经痛、疝气、脚气、股外侧皮神经炎及子宫疾病等。灸法：艾炷灸3～5壮，艾条灸5～10分钟。

（11）梁丘（郄穴）　位于髌底上2寸，股外侧肌与股直肌肌腱之间（图18）。功用：疏肝和胃，通经活络。主治：胃脘痛、腹胀、胃酸过多、膝关节炎、腿膝肿痛、下肢麻痹、股外侧皮神经炎、乳腺炎、乳房胀痛、面部斑疹等。灸法：艾炷灸3～5壮，艾条灸5～10分钟。

（12）犊鼻　位于髌韧带外侧凹陷中（图18）。功用：通利关节，祛风散寒。主治：膝关节及周围软组织疾病、下肢痿软、脚气等。灸法：艾炷灸3～5壮，艾条灸5～10分钟。

（13）足三里（五输穴）　位于小腿外侧，犊鼻穴下3寸，犊鼻与解溪连线上，大骨（胫骨嵴）外缘凹陷中，距胫骨前缘一横指（中指）处（图18）。功用：调理脾胃，疏通经络，镇痉止痛，培元保健。主治：胃脘痛、胃酸缺乏、呕吐、腹痛、腹胀、便秘、消化不良、急慢性胃肠炎、神经衰弱、水肿、痞块、乳腺炎、虚劳、痹证、胃痉挛、食欲缺乏、口腔疾病、头痛、眩晕、痢疾、咳喘痰多、耳鸣、心悸、气短、癫狂、中风、脚气、膝胫酸痛、消化性溃疡、反流性胃炎、幽门梗阻、肠梗阻、小儿消化不良、肝炎、高血压、高脂血症、哮喘、贫血、白细胞减少症、过敏性疾病、荨麻疹、肥胖症、臁疮、脉管炎、痤疮、泌尿及生殖系统疾病、产后血晕、目疾、鼻疾等。尤其为治疗消化系统疾病、慢性疾病及保健强身所常用。灸法：艾炷灸 5～10 壮，艾条灸 10～30 分钟，可重灸。

（14）上巨虚（下合穴） 位于犊鼻与解溪连线上，足三里穴下 3 寸，筋骨之间凹陷中（图 18）。功用：调理肠胃，疏经活络。主治：胃脘痛、腹痛、腹胀、便秘、痢疾、阑尾炎、消化不良、结肠炎、水肿性脚气病、下肢肿痛 / 麻痹 / 瘫痪、肩周炎、肠绞痛、肠鸣、中风瘫痪、急慢性肠炎等。灸法：艾炷灸5～10壮，艾条灸 10～30 分钟。

（15）下巨虚（下合穴） 位于犊鼻与解溪连线上，上巨虚穴下 3 寸，筋骨之间凹陷中（图 18）。功用：疏经活络，调理肠胃。主治：胸胁胀痛、泻痢、泄泻、脚气、风湿病、膝关节炎、脑缺血、食欲缺乏、下肢肿痛 / 麻痹 / 痉挛 / 瘫痪等。灸法：艾炷灸 7～15 壮，艾条灸 10～15 分钟。

（16）丰隆（络穴、交会穴） 位于小腿外侧，外踝尖上 8 寸，胫骨前肌外缘，犊鼻与解溪连线的中点，条口外侧一横指处。（图 18）。功用：祛痰降逆，疏经活络。主治：头痛、目眩、癔症、精神病、癫痫、咳嗽、痰多、哮喘、腹痛、痢疾、便秘、中风、咽痛、慢性支气管炎、咽喉肿痛、胸痛、呕吐、高血压、高脂血症、脱发、痤疮、肥胖症及下肢痉挛、麻痹、瘫痪或肿痛等。灸法：艾炷灸 3～7 壮，艾条灸 5～15 分钟。

（17）解溪（五输穴） 位于踝关节前面中央凹陷中，踇长伸肌腱与趾长伸肌腱之间（图 18）。功用：通调肠胃，舒筋利节。主治：头痛、腹胀、便秘、面肿、风湿病、眩晕、癫痫、癔症、肾炎、踝关节下垂 / 肿痛 / 麻痹、面赤、目赤、胃热、谵语、臌胀、肠炎、血栓闭塞性脉管炎、血栓性静脉炎、眩晕等。灸法：艾炷灸 3～7 壮，艾条灸 5～10 分钟。

（18）内庭（五输穴） 位于足背第 2 趾、第 3 趾间，趾蹼缘后方赤白肉际处（图 18）。功用：调理肠胃，祛风活络，清热镇痛，通络化滞。主治：胃脘痛、腹胀、痢疾、便秘、急慢性肠炎、牙痛、鼻出血、间歇热、脚气、腹痛、肠鸣、阑尾炎、口眼㖞斜、喉痹、胸背红肿疼痛、足背痛、咽喉肿痛、面神经麻痹、吐酸、口臭、痤疮、三叉神经痛、扁桃体炎、肠疝等。灸法：艾炷灸 3～5 壮，艾条灸 5～10 分钟。

（19）厉兑（五输穴） 位于足背第 2 趾末节外侧，趾甲根角侧后方 0.1 寸（图 18）。功用：清热利湿，通调肠胃。主治：胸满、胃痛、腹胀、水肿、便秘、扁桃体炎、牙龈炎、鼻炎、癫狂、多梦、神经衰弱、癔症、鼻出血、喉痹、口噤、昏厥、热病汗不出、黄疸、胸痛、趾肿、足胫冷痛、三叉神经痛、面肿等。灸法：艾炷灸 1～3 壮，艾条灸 3～5 分钟。

4. 足太阴脾经穴

本经起于隐白，终于大包，左右共 42 个穴位（图 19）。

（1）隐白（五输穴） 位于足大趾末节内侧，趾甲根角侧后方 0.1 寸（图 19）。功用：开窍醒神，益气统血。主治：昏厥、癫狂、呕吐、腹胀、急性肠炎、月经不调、月经过多、崩漏、带下病、子宫绞痛、小儿抽搐、食不下、鼻出血、下肢瘫痪、吐血、便血、尿血、小儿惊风、休克、精神分裂症等。灸法：艾炷灸 5～7 壮，艾条灸 10～15 分钟。

（2）公孙（八脉交会穴、络穴） 位于足内侧，第 1 跖骨底前下缘赤白肉际处（图 19）。功用：健脾利湿，通调肠胃。主治：胃脘痛、急慢性肠炎、肠鸣、腹胀、呕吐、泻痢、痞块、消化不良、食欲缺乏、心内膜炎、热病、黄疸、疟疾、水肿、癫痫、癔症、子宫内膜炎、足痛无力、心烦失眠、脚气、呃逆、腹痛腹泻、肋间神经痛、月经不调、足踝痛、头晕、心悸、胸痛、消化性溃疡、痛经、胎盘滞留等。灸法：艾炷灸 3～5 壮，艾条灸 5～10 分钟。

（3）商丘（五输穴） 位于内踝前下方，舟骨粗隆与内踝尖连线中点凹陷中（图 19）。功用：健脾利湿。主治：腹胀、肠鸣、腹泻、呕吐、消化不良、痢疾、肠炎、黄疸、小儿抽搐、便秘、痔疮、癔症、百日咳、舌强肿痛、足踝关节红肿疼痛 / 麻痹等。灸法：艾炷灸 3～5 壮，艾条灸 5～10 分钟。

（4）三阴交（交会穴） 位于小腿内侧，内踝尖上 3 寸，胫骨内侧缘后际（图 19）。功用：健脾益气，调补肝肾。主治：消化、生殖、泌尿系统和妇产科疾病。如胃脘痛、腹胀、肠鸣、泄泻、糖尿病、眩晕、月经不调、赤白带下、子宫脱垂、不孕症、滞产、遗精、早泄、阳痿、遗尿、尿频、疝气、脚气、崩漏、闭经、神经衰弱、高血压病、癥瘕、尿血、小便不利、水肿、荨麻疹、阴茎痛、消化不良、夜寐不安、痢疾、阴部肿痛、下肢肿痛 / 麻痹、瘫痪、产后血晕、恶露不绝、神经性皮炎、湿疹、尿潴留、腿痛、偏瘫、脱发、臁疮、冻疮、面部黄褐斑、慢性肾炎、淋证、睾丸炎、盆腔炎、急慢性肠炎、神经症、血栓闭塞性脉管炎、皮肤瘙痒症等。灸法：艾炷灸 5～7 壮，艾条灸 10～15 分钟。

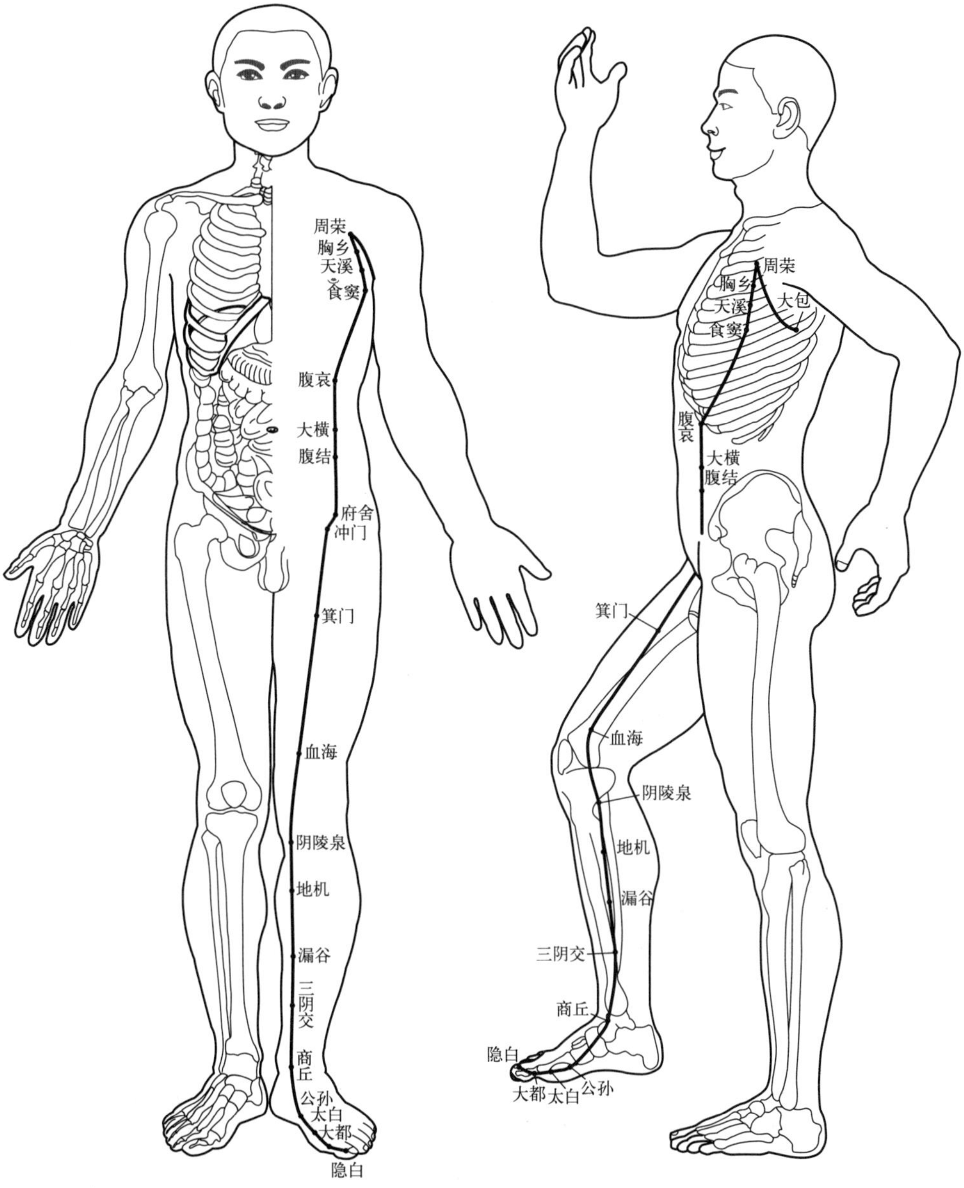

图19 足太阴脾经经穴

（5）地机（郄穴） 位于小腿内侧，阴陵泉下3寸，胫骨内侧缘后际（图19）。功用：健脾利湿，调补肝肾。主治：胁满、腹胀、腹痛、泄泻、小便不利、水肿、月经不调、痛经、带下病、遗尿、腰痛、食欲缺乏、胃肠痉挛、下肢冷痛、麻痹、功能性子宫出血、精子减少等。灸法：艾炷灸3～7壮，艾条灸5～10分钟。

（6）阴陵泉（五输穴） 位于小腿内侧，由胫骨内侧髁下缘与胫骨内侧形成的凹陷中（图 19）。功用：健脾利湿，调补肝肾。主治：肠疝痛、遗尿、尿闭、阴道炎、急慢性肠炎、肾炎、腹胀、黄疸、腹痛、膝痛、月经不调、妇人阴痛、腿膝肿痛、麻痹、阴茎痛、遗精、喘逆、小便不通或失禁、阳痿、赤白带下、痢疾、前阴痒痛、肥胖症等。灸法：艾炷灸 3～5 壮，艾条灸 5～10 分钟。

（7）血海　位于大腿前内侧，髌底内侧端上 2 寸，股内侧肌隆起处（图 19）。功用：调和气血，祛风利湿。主治：经闭、外阴瘙痒、子宫内膜炎、睾丸炎、淋证、荨麻疹、湿疹、皮肤瘙痒症、脚气、腿膝肿痛、股内侧痛、贫血、气逆、腹胀、麻痹、月经不调、痛经、崩漏、带状疱疹、湿疮、带下病、癣、银屑病、痤疮等。为治疗皮肤病要穴。灸法：艾炷灸 3～5 壮，艾条灸 5～10 分钟。

（8）箕门　位于股内侧，髌底内侧端与冲门连线上 1/3 与下 2/3 交点，长收肌与缝匠肌交角的动脉搏动处（图 19）。功用：健脾利湿。主治：小便不利、遗尿、腹股沟肿痛、阴囊湿疹、淋病、阳痿、睾丸炎、子宫绞痛、大腿肿痛 / 麻痹、下肢瘫痪等。灸法：艾炷灸 3～5 壮，艾条灸 5～10 分钟。

（9）冲门（交会穴）　位于腹股沟斜纹中，髂外动脉搏动处的外侧，横平 - 曲骨（图 19）。功用：调中益气，温经活血。主治：小腹胀痛、小便不利、疝气、睾丸炎、子宫脱垂、精索炎、阴道炎、淋病、崩漏、胃痉挛、腹痛、腹泻等。灸法：艾炷灸 3～5 壮，艾条灸 5～10 分钟。

（10）府舍（交会穴）　位于脐下 4.3 寸，前正中线旁开 4 寸处（图 19）。功用：调中益气，温经活血。主治：癥瘕、疝气、睾丸炎、子宫脱垂、便秘、阑尾炎、急慢性肠炎、小腹胀痛等。灸法：艾炷灸 3～5 壮，艾条灸 5～10 分钟。

（11）腹结　位于脐中下 1.3 寸，前正中线旁开 4 寸处（图 19）。功用：调气活血，温经散寒。主治：绕脐痛、寒泻、腹胀、疝气、阳痿、咳嗽、脚气、便秘、痢疾、肠梗阻等。灸法：艾炷灸 3～5 壮，艾条灸 5～10 分钟。

（12）大横（交会穴）　位于上腹部，脐中旁开 4 寸处（图 19）。功用：通调肠胃。主治：流行性感冒、习惯性便秘、痢疾、泄泻、腹痛、绕脐痛、多汗症、四肢痉挛、脏躁、肠道寄生虫病、胆道蛔虫症、肥胖症等。灸法：艾炷灸 3～5 壮，艾条灸 5～10 分钟。

（13）大包（交会穴）　位于腋正中线，第 6 肋间隙中（图 19）。功用：理气活络。主治：肺炎、喘息、胸膜炎、咳嗽、哮喘、气短、尿潴留、消化不良、四肢无力、全身痛等。灸法：艾炷灸 3～5 壮，艾条灸 5～10 分钟。

5. 手少阴心经穴

本经起于极泉，终于少冲，左右共 18 个穴位（图 20）。

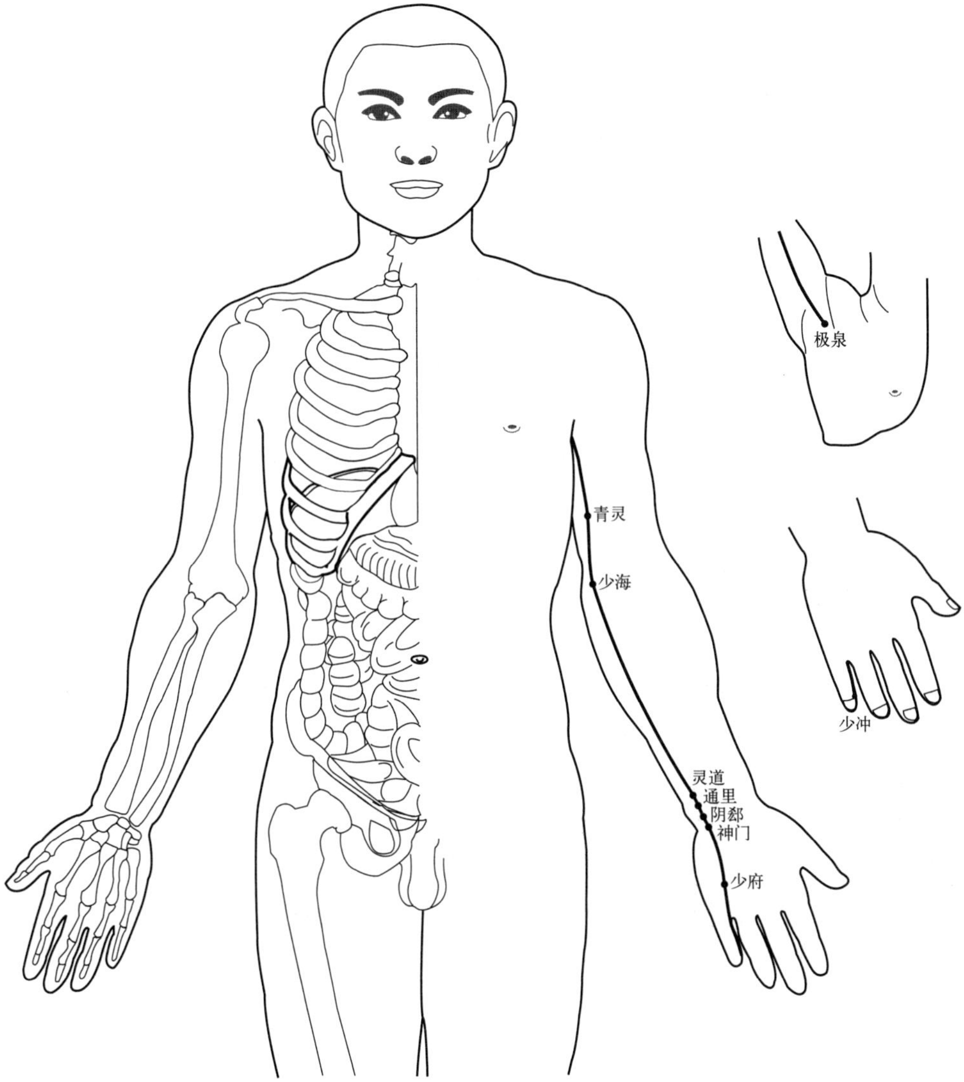

图 20　手少阴心经经穴

(1) 极泉　位于腋窝正中，腋动脉搏动处（图 20）。功用：行气活血。主治：心肌炎、肋间神经痛、心痛、胸闷、心悸、干呕、乳汁不足、肘臂冷痛、癔症、气短、腋窝痛、咽干烦渴、肩臂痛、瘰疬、心包炎、腋臭等。灸法：艾炷灸 3～5 壮，艾条灸 5～10 分钟。

(2) 少海（五输穴）　位于肘前内侧，横平肘横纹，肱骨内上髁前缘（图 20）。功用：行气活血，化瘀宁心。主治：肺结核、胸膜炎、淋巴结炎、瘰疬、手指厥冷、牙痛、头痛、眩晕、尺神经炎、肋间神经痛、颜面神经痛、心痛、头颈痛、呕吐、腋下肿痛、手颤、臂肘部痉挛、健忘、癔症、精神分裂症、暴喑、手挛、神经衰弱、上肢麻木、肠易激综合征、精神分裂症等。灸法：艾炷灸3～5壮，艾条灸5～10分钟。

（3）灵道（五输穴） 位于腕掌侧远端横纹上1.5寸，尺侧腕屈肌腱桡侧缘，神门上1.5寸（图20）。功用：行气活血，宁心醒神。主治：肘关节炎、肘部神经痛、尺神经麻痹、癔症、心痛、干呕、暴喑不语（急性舌骨肌麻痹及萎缩）、神昏、失眠、悲恐、手痒、臂肘挛痛等。灸法：艾炷灸3～5壮，艾条灸5～10分钟。

（4）通里（络穴、交会穴） 位于腕掌侧远端横纹上1寸，尺侧腕屈肌腱桡侧缘，神门上1寸（图20）。功用：行气活血，宁心醒神。主治：头痛、眩晕、鼻出血、扁桃体炎、心悸、癔症、盗汗、神经衰弱、癫痫、暴喑、目眩、舌强不语、咽喉肿痛、臂腕酸痛、指挛、妇人经血过多、崩漏、肩臑肘臂内后侧痛、遗尿、心律失常、房颤、癔症性失声等。灸法：艾炷灸3～5壮，艾条灸5～10分钟。

（5）阴郄（郄穴） 位于腕掌侧远端横纹上0.5寸，尺侧腕屈肌腱的桡侧缘，神门上0.5寸（图20）。功用：行气活血，养阴安神。主治：头痛、眩晕、鼻出血、扁桃体炎、心悸、癔症、骨蒸盗汗、子宫内膜炎、肺结核、神经衰弱、心痛、惊悸、失眠、喉痛、干咳、呕血、失音等。灸法：艾炷灸3～5壮，艾条灸5～10分钟。

（6）神门（五输穴、原穴） 位于腕掌侧远端横纹尺侧端，尺侧腕屈肌腱桡侧缘（图20）。功用：行气活血，宁心安神。主治：心痛、烦满、心悸、怔忡、多梦健忘、失眠、神经衰弱、癔症、癫狂、鼻炎、心脏肥大、慢性泄泻、食欲缺乏、糖尿病、小儿惊风、呕血、吐血、恍惚、老年性痴呆、目黄、胁痛、掌中热、大便脓血、头痛、眩晕、咽干不欲饮、喘逆上气、痫证、喉痹、遗尿等。灸法：艾炷灸3～5壮，艾条灸5～10分钟。

（7）少府（五输穴） 位于第4、5掌骨之间，横平第5掌指关节近端（图20）。功用：行气活血，清心导火。主治：心脏疾病、心悸、癔症、间歇热、失眠、小便短赤、遗尿、子宫脱垂、手掌多汗、手指拘挛、上臂麻痹、前臂神经痛等。灸法：艾炷灸1～3壮，艾条灸3～5分钟。

（8）少冲（五输穴） 位于小指末节桡侧，指甲根角侧上方0.1寸（图20）。功用：行气活血，清热醒神。主治：心脏疾病、心悸、癫狂、肋间神经痛、喉炎、发热、休克、脑出血、中暑、小儿惊风、癔症、胸胁胀痛、心痛、中风昏厥、心肌炎等。灸法：艾炷灸1～3壮，艾条灸3～5分钟。

6. 手太阳小肠经穴

本经起于少泽，终于听宫，左右共38个穴位（图21）。

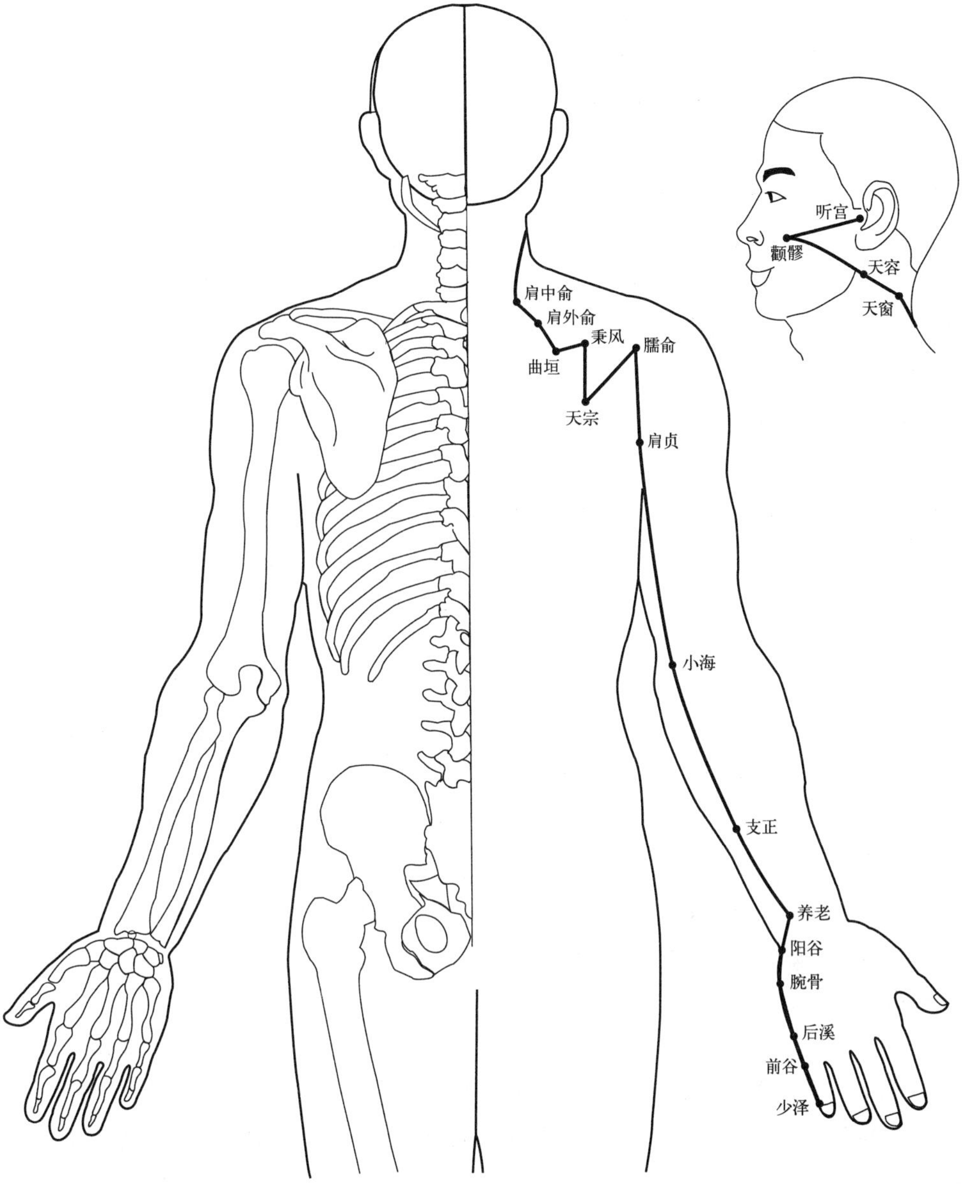

图 21　手太阳小肠经经穴

（1）少泽（五输穴）　位于小指末节外侧（尺侧），指甲根角侧上方 0.1 寸（图 21）。功用：清热醒神，活络通乳。主治：脑卒中昏迷、头痛、项强、目翳、鼻出血、疟疾、热病、喉痹、心脏肥大、前臂神经痛、肋间神经痛、缺乳、急性乳腺炎、精神分裂症、昏厥等。灸法：艾炷灸 1～3 壮，艾条灸 3～5 分钟。

（2）前谷（五输穴）　位于小指外侧（尺侧），第 5 掌指关节远端赤白肉际凹陷中（图 21）。功用：清热疏风。主治：疟疾、呃逆、头项强痛、耳鸣、耳聋、目痛、鼻出血、扁桃体炎、颊肿、鼻塞、急性腮腺炎、热病、乳汁不足、急性乳腺炎、前臂神经痛、手指麻木等。灸法：艾炷灸 3～5 壮，艾条灸 3～5 分钟。

(3) 后溪（五输穴、八脉交会穴） 位于小指外侧（尺侧），第 5 掌指关节近端赤白肉际凹陷中（图 21）。功用：散风清热，疏经活络。主治：癫狂、鼻出血、耳鸣、耳聋、角膜炎、目翳、扁桃体炎、盗汗、神经衰弱、癔症、疟疾、感冒、热病、肘臂或颈项痉挛疼痛、鹅掌风、手指挛急、目眩、目赤、腰痛、落枕、肩周炎、急性腰扭伤、肋间神经痛等。灸法：艾炷灸 3～5 壮，艾条灸 5～10 分钟。

(4) 腕骨（原穴） 位于腕后内侧，第 5 掌骨底与三角骨之间的赤白肉际凹陷中（图 21）。功用：清热散风，舒筋活络。主治：腰痛、头痛、耳鸣、呕吐、胆囊炎、颊颌炎、泪囊炎、目翳、颈项强痛、尺神经麻痹、臂痛、手指挛痛、糖尿病、上肢瘫痪、胁痛、黄疸、热病、胃炎等。灸法：艾炷灸 3～5 壮，艾条灸 5～10 分钟。

(5) 阳谷（五输穴） 位于腕后内侧，尺骨茎突与三角骨之间凹陷中（图 21）。功用：清热泻火，舒筋利节。主治：眩晕、耳鸣、耳聋、颈颌肿痛、口腔炎、牙龈炎、小儿抽搐、小儿疳积、臂痛、手腕酸痛、热病、癫痫等。灸法：艾炷灸 3～5 壮，艾条灸 5～10 分钟。

(6) 养老（郄穴） 位于阳谷穴上 1 寸，尺骨小头最高点，桡侧骨缝中屈肘掌心面朝小指侧内旋，尺骨头桡侧显出的凹陷即是（图 21）。功用：清热利湿，疏经活络。主治：视力减退、口舌生疮、小便短赤、落枕、手腕酸痛、上肢麻痹无力、急性腰痛、肩背上肢酸痛，项背强痛、呃逆、急性腰扭伤、急性角膜炎、视神经萎缩等。灸法：艾炷灸 3～5 壮，艾条灸 5～10 分钟。

(7) 支正（络穴、交会穴） 位于阳谷穴上 5 寸，尺骨尺侧与尺侧腕屈肌之间（图 21）。功用：清热养阴，疏经活络。主治：头痛、项强、颈肿、目眩、糖尿病、癫狂、尺神经麻痹、臂痛、肘挛、神经衰弱、手指酸痛等。灸法：艾炷灸 3～5 壮，艾条灸 5～10 分钟。

(8) 小海（五输穴） 位于肘尖（尺骨鹰嘴）与肘内高骨（肱骨内上髁）之间沟中（图 21）。功用：清心泻火，舒筋利节。主治：肩臂痉挛、耳聋、牙龈炎、舞蹈症、下腹痛、精神分裂症、颈项强痛、癫痫、上肢震颤、瘫痪、头痛、眩晕、咽喉肿痛、颊肿、牙痛、耳鸣、尺神经痛、过敏性结肠炎等。灸法：艾炷灸 3～5 壮，艾条灸 5～10 分钟。

(9) 肩贞 位于肩关节后下方，腋后纹头直上 1 寸（图 21）。功用：舒筋利节。主治：肩胛酸痛、上肢关节炎、上肢肿痛、麻痹、肩周炎、耳鸣、耳聋、手臂麻木不能高举、腋汗、瘰疬等。灸法：艾炷灸 3～5 壮，艾条灸 5～10 分钟。

（10）天宗　位于肩胛冈中点与肩胛骨下角连线上 1/3 与下 2/3 交点凹陷中（图 21）。功用：舒筋利节，散风解表。主治：肩胛肿痛、痉挛及麻痹，肩重、臂肘痛、颊颌肿痛、上肢肿痛、麻痹、瘫痪、咳嗽、气喘、乳房疾病、肩周炎、肋间神经痛、落枕、乳腺炎、乳腺增生、产后乳少等。灸法：艾炷灸 5～7 壮，艾条灸 10～15 分钟。

（11）肩外俞　位于第 1 胸椎棘突下，后正中线旁开 3 寸（图 21）。功用：疏经活络。主治：颈项强痛、肘臂冷痛、肩胛部疼痛 / 痉挛 / 麻痹、肺炎、胸膜炎、颈椎病、落枕、咳嗽、气喘等。灸法：艾炷灸 3～5 壮，艾条灸 5～10 分钟。

（12）颧髎（交会穴）　位于外眼角直下，颧骨下缘凹陷中（图 21）。功用：清热散风，疏经止痛。主治：三叉神经痛、颜面神经麻痹或痉挛、龈肿、上牙痛、眼睑痉挛、目痛、黄褐斑、口疮等。灸法：艾炷灸 1～3 壮，艾条灸 3～5 分钟。

（13）听宫（交会穴）　位于耳屏（小耳朵）正中前当下颌骨髁突的后缘，张口呈凹陷处（图 21）。功用：清脑聪耳，安神通络。主治：耳鸣、耳聋、耳痛、外耳道炎、失声、头痛、眩晕、牙痛、下颌关节炎、聤耳、癫痫、梅尼埃病、面神经麻痹、耳部湿疹等。灸法：艾炷灸 1～3 壮，艾条灸 5～10 分钟。

7. 足太阳膀胱经穴

本经起于睛明，终于至阴，左右共 134 个穴位（图 22）。

（1）通天　位于前正中线入发际 4 寸（百会穴），旁开 1.5 寸处（图 22）。功用：清脑散风，通鼻窍。主治：头痛、眩晕、中风后遗症、鼻出血、鼻塞、头项部痉挛、慢性支气管炎、鼻渊、鼻疖、副鼻窦炎、高血压、遗尿、足跟痛等。灸法：艾炷灸 3～5 壮，艾条灸 5～10 分钟。

（2）天柱　位于项后，横平第 2 颈椎棘突上际，斜方肌外缘凹陷中（图 22）。功用：清脑散风，通经活络。主治：头痛、眩晕、目视不明、鼻塞流涕、感冒、颈项强痛、落枕、失眠、健忘、肩臂酸痛、咽喉炎、神经衰弱、癔症、鼻出血、目赤肿痛、食管痉挛等。灸法：艾炷灸 3～5 壮，艾条灸 5～10 分钟。

（3）大杼（交会穴）　位于第 1 胸椎棘突下，后正中线旁开 1.5 寸处（图 22）。功用：疏风解表，疏调筋骨。主治：支气管炎、咳嗽、胸膜炎、感冒发热、颈项强痛、头痛、眩晕、肩周炎、膝关节炎、癫痫、流行性感冒、咽喉肿痛、脊背酸痛、下肢痛、足跟痛、哮喘、抽搐、咳喘胸满、鼻塞、腰脊疼痛、肩胛酸痛、肺炎、中暑、骨结核等。灸法：艾炷灸 3～7 壮，艾条灸 5～15 分钟。

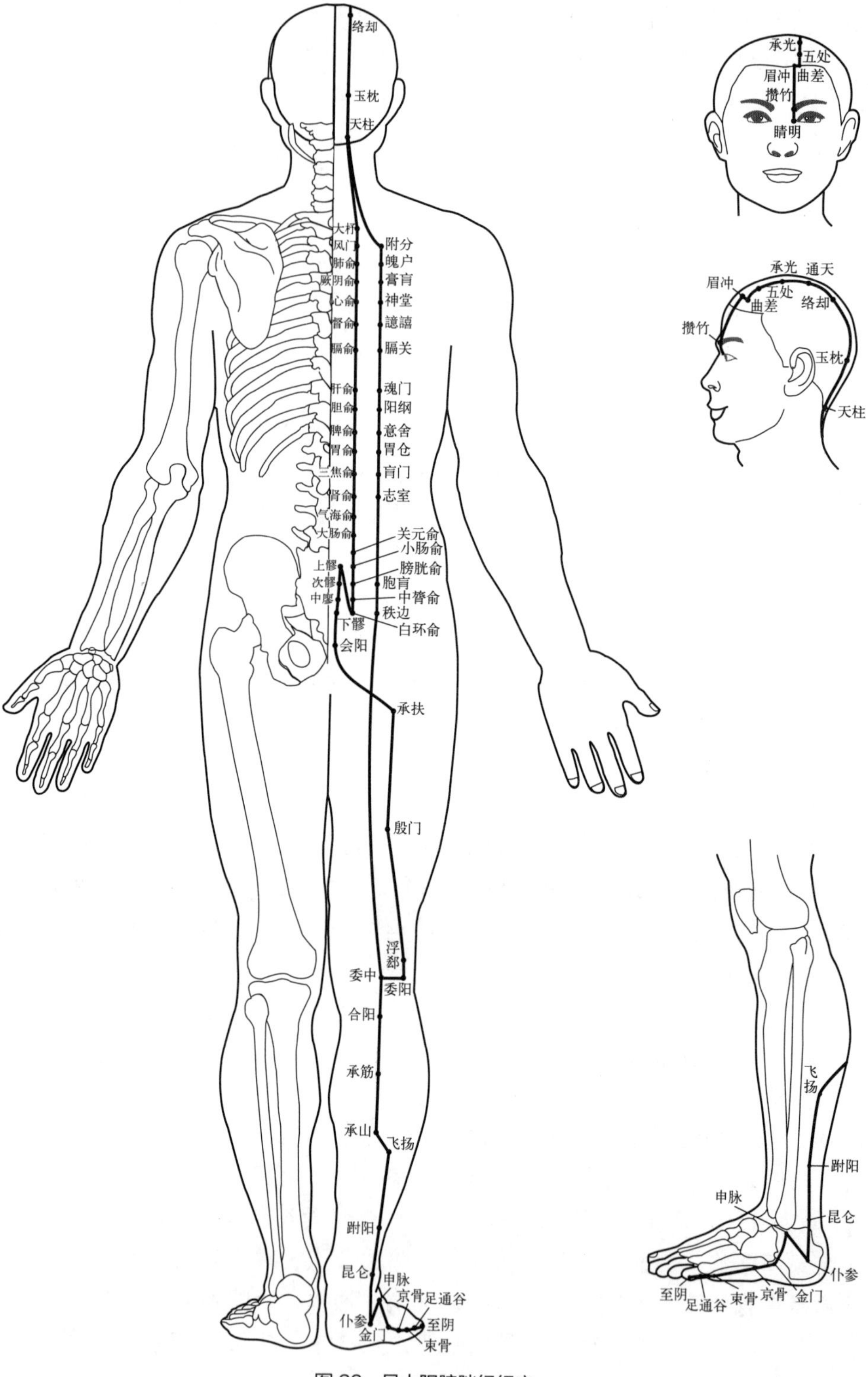

图 22　足太阳膀胱经经穴

（4）风门（交会穴） 位于第2胸椎棘突下，后正中线旁开1.5寸处（图22）。功用：祛风解表，清热宣肺。主治：胸膜炎、支气管炎、百日咳、感冒、颈项强痛、头痛、胸背痛、哮喘、肺炎、发热、目眩、多涕、鼻塞、发背、痈疽、胸中热、荨麻疹等。灸法：艾炷灸3～5壮，艾条灸5～15分钟。

（5）肺俞（背俞穴） 位于第3胸椎棘突下，后正中线旁开1.5寸处（图22）。功用：疏散风热，养阴清肺。主治：咳嗽、气喘、胸闷、胸痛、感冒、盗汗、肺结核、肺炎、发热、荨麻疹、心内膜炎、皮肤瘙痒症、佝偻病、腰肌劳损、肩背强痛、吐血、喉痹、骨蒸潮热、支气管炎、胸膜炎、肺脓肿、百日咳、肋间神经痛、湿疹、痤疮、酒渣鼻、嗜酸性粒细胞增多症等。灸法：艾炷灸3～5壮，艾条灸5～15分钟。

（6）厥阴俞（背俞穴） 位于第4胸椎棘突下，后正中线旁开1.5寸处（图22）。功用：理气活血，疏通血脉。主治：心内膜炎、心脏肥大、烦闷、咳嗽、冠心病、胸痛、心痛、呃逆、呕吐、牙痛、肩周炎、胁痛等。灸法：艾炷灸3～5壮，艾条灸5～15分钟。

（7）心俞（背俞穴） 位于第5胸椎棘突下，后正中线旁开1.5寸处（图22）。功用：理气活血，化痰宁心。主治：胸闷、心痛、心烦、心悸、咳嗽、哮喘、呕吐、吐血、遗精、健忘、盗汗、癫痫、癔症、神经衰弱、精神分裂症、肩臂酸痛、胸背痛、失眠、脏躁、上消化道出血、心律失常、肋间神经痛、体癣、痤疮等。灸法：艾炷灸3～5壮，艾条灸5～15分钟。

（8）膈俞 位于第7胸椎棘突下，后正中线旁开1.5寸处（图22）。功用：宽胸降逆，调补气血。主治：心脏肥大、胸膜炎、胸胁胀痛、支气管炎、哮喘、胃脘痛、食管狭窄、食欲缺乏、急慢性肠炎、营养不良、呕吐、呃逆、便血、贫血、噎膈、盗汗、肩臂酸痛、吐血、潮热、背痛、背强、咳嗽气喘、鼻出血、风湿性关节炎、紫癜、荨麻疹、瘙痒症、黄褐斑、痤疮、毛囊炎、酒渣鼻、神经性皮炎、皮肤粗糙等。灸法：艾炷灸3～5壮，艾条灸5～15分钟。

（9）肝俞（背俞穴） 位于第9胸椎棘突下，后正中线旁开1.5寸处（图22）。功用：清泻肝胆，养血明目，疏肝利胆。主治：黄疸、胆囊炎、慢性胃炎、胃扩张、胃痉挛、支气管炎、肋间神经痛、胸背部痉挛、夜盲症、小儿抽搐、胸胁胀痛、吐血、癔症、癫痫、眩晕、肝炎、乳汁不足、脊背酸痛、青盲、目赤肿痛、视网膜出血、视神经萎缩、肝硬化、神经衰弱、月经不调、紫癜、痤疮、黄褐斑、脱发等。灸法：艾炷灸3～5壮，艾条灸5～15分钟。

（10）胆俞（背俞穴） 位于第10胸椎棘突下，后正中线旁开1.5寸处（图22）。功用：清泻肝胆，理气解郁。主治：胸胁胀痛、黄疸、口苦、舌干、胃脘痛、呕吐、肝炎、胆囊炎、胸膜炎、噎膈、咽喉炎、感冒、恶寒汗不出、肺结核、胁痛、饮食不下、潮热、腋下肿、高血压、急性腹痛、胆绞痛、胆道蛔虫症等。灸法：艾炷灸 3～5 壮，艾条灸 5～15 分钟。

（11）脾俞（背俞穴） 位于第 11 胸椎棘突下，后正中线旁开 1.5 寸处（图 22）。功用：健脾利湿，益气统血。主治：消化不良、胃痉挛、急慢性肠炎、痢疾、呕吐、喘息、黄疸、小儿夜盲症、食管狭窄、水肿、胃扩张、慢性胃肠炎、肝炎、胃炎、腹胀、肠鸣、崩漏、出血性疾病、背痛、胁痛、完谷不化、脾胃虚弱、面黄身肿、皮肤干燥、便血、小儿慢惊风、胃溃疡、胃下垂、贫血、呃逆、白细胞减少症、糖尿病、荨麻疹、子宫脱垂等。灸法：艾炷灸 3～5 壮，艾条灸 5～15 分钟。

（12）胃俞（背俞穴） 位于第 12 胸椎棘突下，后正中线旁开 1.5 寸处（图 22）。功用：滋养胃阴，健脾助运。主治：胃炎（呕吐）、胃痉挛、胃扩张、胃下垂、胃癌、消化不良、肠炎、胃脘痛、腹胀、肠鸣、食欲缺乏、虚烦、干呕、疳积、营养不良、小儿夜盲、吐乳、腰背酸痛、反胃、胸胁痛、消瘦、噎膈、泻痢、完谷不化、纳少、口臭、消化性溃疡、胰腺炎、消化不良、肝炎、肥胖症等。灸法：艾炷灸 3～5 壮，艾条灸 5～15 分钟。

（13）三焦俞（背俞穴） 位于第 1 腰椎棘突下，后正中线旁开 1.5 寸处（图 22）。功用：温阳化气，通便健脾。主治：胃痉挛、食欲缺乏、消化不良、呕吐、肠炎、肠鸣、肾炎、腰痛、神经衰弱、腹胀、泻痢、腰背酸痛、小便不利、遗尿、癃闭、臌胀、黄疸、胃炎、腹水、发际疮、酒渣鼻等。灸法：艾炷灸 5～7 壮，艾条灸 10～15 分钟。

（14）肾俞（背俞穴） 位于第 2 腰椎棘突下（命门），后正中线旁开 1.5 寸处（图 22）。功用：益肾固精，清热利湿。主治：肾炎、腰痛、糖尿病、月经不调、带下病、遗精、早泄、阳痿、遗尿、尿血、尿潴留、水肿、耳鸣、头晕、目眩、神经衰弱、盆腔炎、腰背酸痛、视网膜出血、视神经萎缩、下肢麻痹、小便频数、耳聋、小便不利、喘咳少气、虚喘、小便浑浊、蛋白尿、肾下垂、尿路感染、贫血、高血压、头发早白、银屑病、白癜风等。灸法：艾炷灸 5～10 壮，艾条灸 10～20 分钟。

（15）气海俞 位于第 3 腰椎棘突下，后正中线旁开 1.5 寸处（图 22）。功用：培补元气。主治：下焦虚寒、腰酸腿软、阳痿、遗精、腹胀、便秘、崩漏、带下病、痛经、痔疮、腰背酸痛、下肢瘫痪等。灸法：艾炷灸 3～7 壮，艾条灸 10～15 分钟。

（16）大肠俞（背俞穴） 位于第 4 腰椎棘突下，后正中线旁开 1.5 寸处（图 22）。

功用：通调大肠，理气化滞。主治：腹痛、泄泻、肠鸣、痢疾、习惯性便秘、阑尾炎、淋病、遗尿、肾炎、脚气、坐骨神经痛、腰腿痛、腰肌劳损、痔疮、消化不良、下肢不利或痿软、肠梗阻、骶髂关节炎、痛经、臁疮、湿疹、荨麻疹、瘙痒症等。灸法：艾炷灸 5～10 壮，艾条灸 10～20 分钟。

（17）关元俞　位于第 5 腰椎棘突下，后正中线旁开 1.5 寸处（图 22）。功用：温肾壮阳。主治：腹痛、泄泻、遗精、遗尿、尿闭、腰腿痛、坐骨神经痛、赤白带下、卵巢炎、月经不调、盆腔炎、腰痛、糖尿病、下肢麻痹、阳痿等。灸法：艾炷灸 3～7 壮，艾条灸 10～15 分钟。

（18）小肠俞（背俞穴）　位于骶部，横平第 1 骶后孔，骶正中嵴旁开 1.5 寸处（图 22）。功用：清利湿热。主治：小腹胀痛、小便淋漓、尿闭、遗尿、遗精、糖尿病、痢疾、赤白带下、盆腔炎、便秘、痔疮、腰痛、子宫内膜炎、肠炎、尿血、疝气、骶髂关节炎等。灸法：艾炷灸 5～7 壮，艾条灸 10～15 分钟。

（19）膀胱俞（背俞穴）　位于骶部，横平第 2 骶后孔，骶正中嵴旁开 1.5 寸处（图 22）。功用：疏调膀胱，清热化湿。主治：小便不利、遗尿、尿闭、遗精、阳痿、泄泻、便秘、腰脊酸痛、痢疾、糖尿病、子宫内膜炎、下腹痛、骶骨神经痛、前列腺炎、脚气、坐骨神经痛、阴道炎、会阴部湿疹、瘙痒、肿痛、下肢麻痹、膝足寒冷无力、女子癥瘕、阴部生疮、淋浊、腰腿痛、尿路感染、盆腔炎、膀胱炎、尿道炎等。灸法：艾炷灸 5～7 壮，艾条灸 10～15 分钟。

（20）次髎　位于第 2 骶后孔中，约当髂后上棘下缘与第 2 骶椎棘突的中点连线凹陷处，与膀胱俞相平（图 22）。功用：壮腰补肾，清热利湿。主治：腰骶痛、疝气、月经不调、痛经、赤白带下、子宫脱垂、遗精、阳痿、小便不利、下肢痿痹、腰腿痛、坐骨神经痛、尿路感染、尿潴留、睾丸炎、闭经、痔疮、尿失禁等。灸法：艾炷灸 5～7 壮，艾条灸 10～15 分钟。

（21）膏肓　位于第 4 胸椎棘突下，后正中线旁开 3 寸，厥阴俞旁开 1.5 寸处（图 22）。功用：清肺养阴，补益虚损。主治：肺结核、胸膜炎、支气管炎、神经衰弱、遗精、健忘、哮喘、盗汗、吐血、咯血、肩背痛、虚劳体弱、咳喘、骨蒸潮热、心悸、失眠、阳痿、消化不良等。灸法：艾炷灸 3～5 壮，艾条灸 5～10 分钟。

（22）志室　位于第 2 腰椎棘突下（命门），后正中线旁开 3 寸，与肾俞和第 11 肋下端相平（图 22）。功用：补肾培元。主治：遗精、阳痿、早泄、小便不利、肾炎、水肿、淋病、腰脊强痛、消化不良、呕吐、泄泻、前列腺炎、遗尿、腰肌劳损、阴部肿痛、肾绞痛、肾下垂、阴囊湿疹、腰扭伤、下肢瘫痪等。灸法：艾炷灸 5～7 壮，艾条灸 10～15 分钟。

（23）委中（五输穴） 位于腘横纹中央处（图 22）。严格禁灸。

（24）承山 位于委中穴下 8 寸，腓肠肌两肌腹（“人”字形）之间凹陷的顶端处（图 22）。功用：舒筋利节，理肠提肛。主治：腰背痛、腓肠肌痉挛、四肢麻痹、痔疮、疝气、鼻出血、便秘、脚气、脱肛、足跟肿痛、坐骨神经痛、下肢肿痛、麻痹、瘫痪、转筋、抽筋、腹痛、湿疹、肛门瘙痒等。灸法：艾炷灸 5～7 壮，艾条灸 10～15 分钟。

（25）昆仑（五输穴） 位于外踝尖与跟腱之间凹陷中（图 22）。功用：舒筋利节，解表散寒。主治：头痛、眩晕、鼻出血、肩背拘紧、坐骨神经痛、踝关节炎、脚气、小儿抽搐、咳喘、难产、胎衣不下、项强、足跟痛、阴肿、踝关节扭挫伤、下肢麻痹、疟疾、甲状腺肿大、急性腰扭伤、胎盘滞留、胎位异常等。灸法：艾炷灸 3～5 壮，艾条灸 5～10 分钟。

（26）申脉（八脉交会穴） 位于外踝尖直下，外踝下缘与跟骨之间凹陷中（图 22）。功用：祛风散寒，疏经活络。主治：头痛、眩晕、发热恶寒、癔症、腰腿酸痛、脑卒中、脚气、四肢麻木、无力、瘫痪、项背强痛、踝关节痛、梅尼埃病、精神分裂症等。灸法：艾炷灸 3～5 壮，艾条灸 5～10 分钟。

（27）至阴（五输穴） 位于足小趾末节外侧，趾甲根角侧后方 0.1 寸（图 22）。功用：清热散风，通利下焦。主治：半身不遂、足关节炎、头痛、鼻塞、遗精、眩晕、尿闭、滞产、胎位异常、身痒、目痛、目翳、鼻出血等。灸法：艾炷灸 3～5 壮，艾条灸 5～10 分钟。

8. 足少阴肾经穴

本经起于涌泉，终于俞府，左右共 54 个穴位（图 23）。

（1）涌泉（五输穴） 位于足底，屈足卷趾时足心最凹陷中（图 23）。功用：清热醒神，交通心肾。主治：心肌炎、心悸、黄疸、头顶痛、眩晕、子宫脱垂、不孕症、小儿抽搐、咳嗽、失音、休克、失眠、小儿惊风、便秘、脑卒中昏迷、咽喉肿痛、水肿、癔症、舌干、小便不利、足心热、中暑、癫痫、下肢痉挛、高血压、咯血、风疹、膝痛不可屈伸、精神分裂症等。灸法：艾炷灸 3～5 壮，艾条灸 5～10 分钟。

（2）然谷（五输穴） 位于足内侧，足舟骨粗隆下方赤白肉际处（图 23）。功用：滋阴补肾，清热利湿。主治：咽喉炎、扁桃体炎、心肌炎、呕吐、糖尿病、自汗、盗汗、膀胱炎、睾丸炎、遗精、月经不调、阳痿、小儿脐风、外阴瘙痒症、脚气、足跗肿痛、破伤风、子宫脱垂、崩漏、带下病、癃闭、咯血、黄疸、泄泻、下肢痿痹等。灸法：艾炷灸 3～5 壮，艾条灸 5～10 分钟。

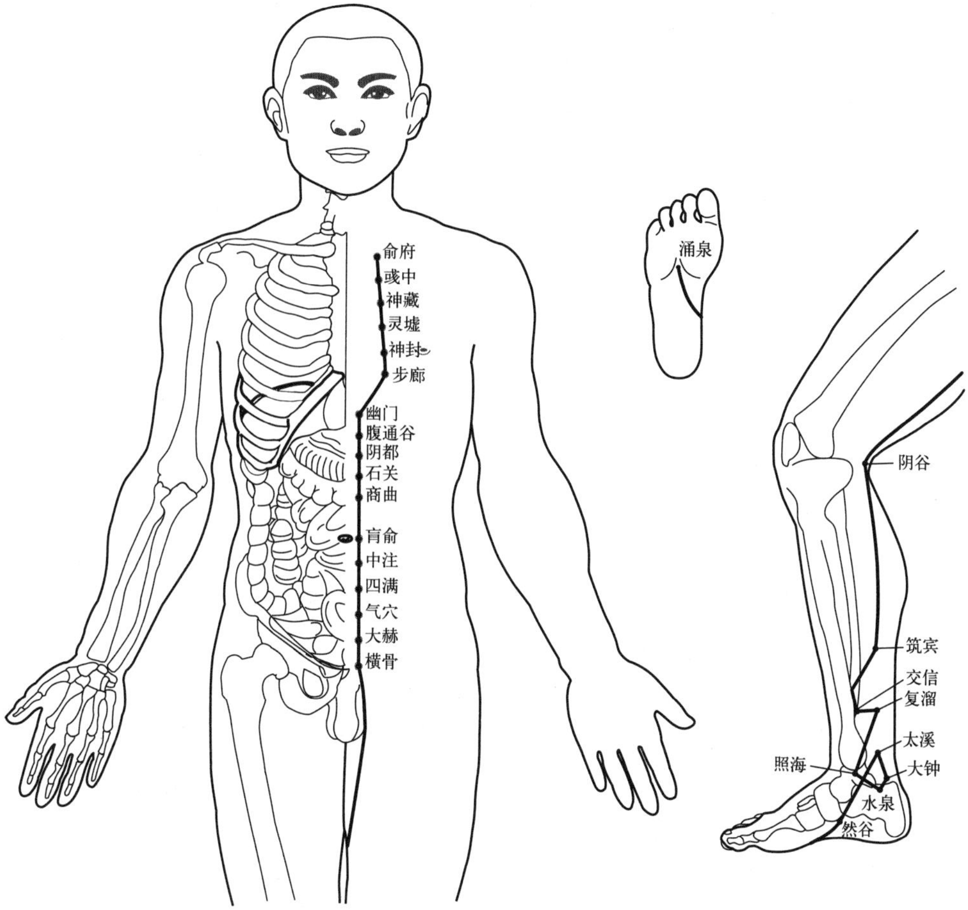

图23　足少阴肾经经穴

（3）太溪（五输穴、原穴）　位于内踝尖与足跟上的大筋（跟腱）之间凹陷中（图23）。功用：滋阴补肾，清热利湿。主治：热病后四肢厥冷、心内膜炎、膈肌痉挛、咽喉炎、扁桃体炎、咳嗽、遗尿、尿频、膀胱炎、水肿、阳痿、遗精、月经不调、耳鸣、耳聋、牙痛、失眠、神经衰弱、下肢麻痹、瘫痪、足跟肿痛、气喘、胸痛、咯血、糖尿病、健忘、腰脊痛、尿路感染、肾炎、眩晕、脉络膜视网膜病变、足底痛、脚气、冻疮等。灸法：艾炷灸3～5壮，艾条灸5～10分钟。

（4）照海（八脉交会穴）　位于内踝尖直下1寸，内踝下缘边际凹陷中（图23）。功用：滋阴补肾，清热利湿。主治：月经不调、赤白带下、子宫脱垂、外阴瘙痒症、淋病、阴茎异常勃起、小便频数、癃闭、便秘、脚气、不寐、咽喉肿痛、神经衰弱、半身不遂、眩晕、视力减退、疝气、遗尿、癫痫、癔症、扁桃体炎、四肢倦怠、目赤肿痛、肾炎、高血压、慢性咽炎、梅核气、足跟痛等。灸法：艾炷灸3～5壮，艾条灸5～10分钟。

（5）复溜（五输穴） 位于内踝尖上2寸，跟腱前缘（图23）。功用：滋阴补肾，清热利湿。主治：腹胀、肠鸣、泄泻、水肿、腿肿、自汗、盗汗、热病汗不出、糖尿病、尿路感染、尿闭、肾炎、腹水、月经不调、阳痿、脊髓炎、淋病、睾丸炎、痢疾、痔疮、下肢麻痹、神经衰弱、视力减退、足痿软、腰背强痛、功能性子宫出血、急性腰扭伤、足跟痛、脑外伤后遗症等。灸法：艾炷灸3～5壮，艾条灸5～10分钟。

（6）交信（郄穴） 位于内踝尖上2寸，胫骨内侧缘后际凹陷中（图23）。功用：调补肝肾。主治：睾丸肿痛、淋病、大便不利、痢疾、月经不调、经闭、崩漏、赤白带下、子宫脱垂、水肿、肠炎、胫骨内侧痛等。灸法：艾炷灸3～5壮，艾条灸5～10分钟。

（7）筑宾（郄穴、交会穴） 位于太溪直上5寸，比目鱼肌与跟腱之间（图23）。功用：调补肝肾，清热利湿。主治：癫狂、癔症、疝气、腹痛、遗尿、肾炎、膀胱炎、阳痿、小腿酸痛、足痛、无力等。灸法：艾炷灸3～5壮，艾条灸5～10分钟。

（8）阴谷（五输穴） 位于膝窝内侧，腘横纹上，半腱肌肌腱外侧缘（图23）。功用：调补肝肾，清热利湿。主治：疝痛、崩漏、小便不利、遗尿、膝内侧痛、膝关节炎、阴囊湿疹、赤白带下、淋病、阳痿、阴茎痛、腹胀、遗精、癫狂等。灸法：艾炷灸3～5壮，艾条灸5～10分钟。

（9）俞府（交会穴） 位于前正中线旁开2寸，锁骨下缘凹陷中（图23）。功用：宣肺理气。主治：胸满、支气管炎、肋间神经痛、胸膜炎、胸痛、气喘、呼吸困难、腹胀、呃逆、呕吐、胸胁胀痛、房颤等。灸法：艾炷灸3～5壮，艾条灸5～10分钟。

9. 手厥阴心包经穴

本经起于天池，终于中冲，左右共18个穴位（图24）。

（1）天泉 位于臂前侧，腋前纹头下2寸，肱二头肌的长、短头之间（图24）。功用：疏经活络。主治：心内膜炎、心悸、肋间神经痛、呃逆、呕吐、支气管炎、胸胁胀痛、臂内侧痛等。灸法：艾炷灸3～5壮，艾条灸5～10分钟。

（2）曲泽（五输穴） 位于肘横纹上，大筋（肱二头肌腱）内侧凹陷中（图24）。功用：清热除烦，舒筋活血。主治：心肌炎（心痛、心悸）、支气管炎、肺结核、呕血、风疹、中暑、妊娠恶阻、胃脘痛、腹痛、腹泻、身热烦满、臂肘挛痛、手臂震颤、风湿性心脏病、急性胃肠炎、血栓性静脉炎、疥疮、癣等。灸法：艾炷灸3～5壮，艾条灸5～10分钟。

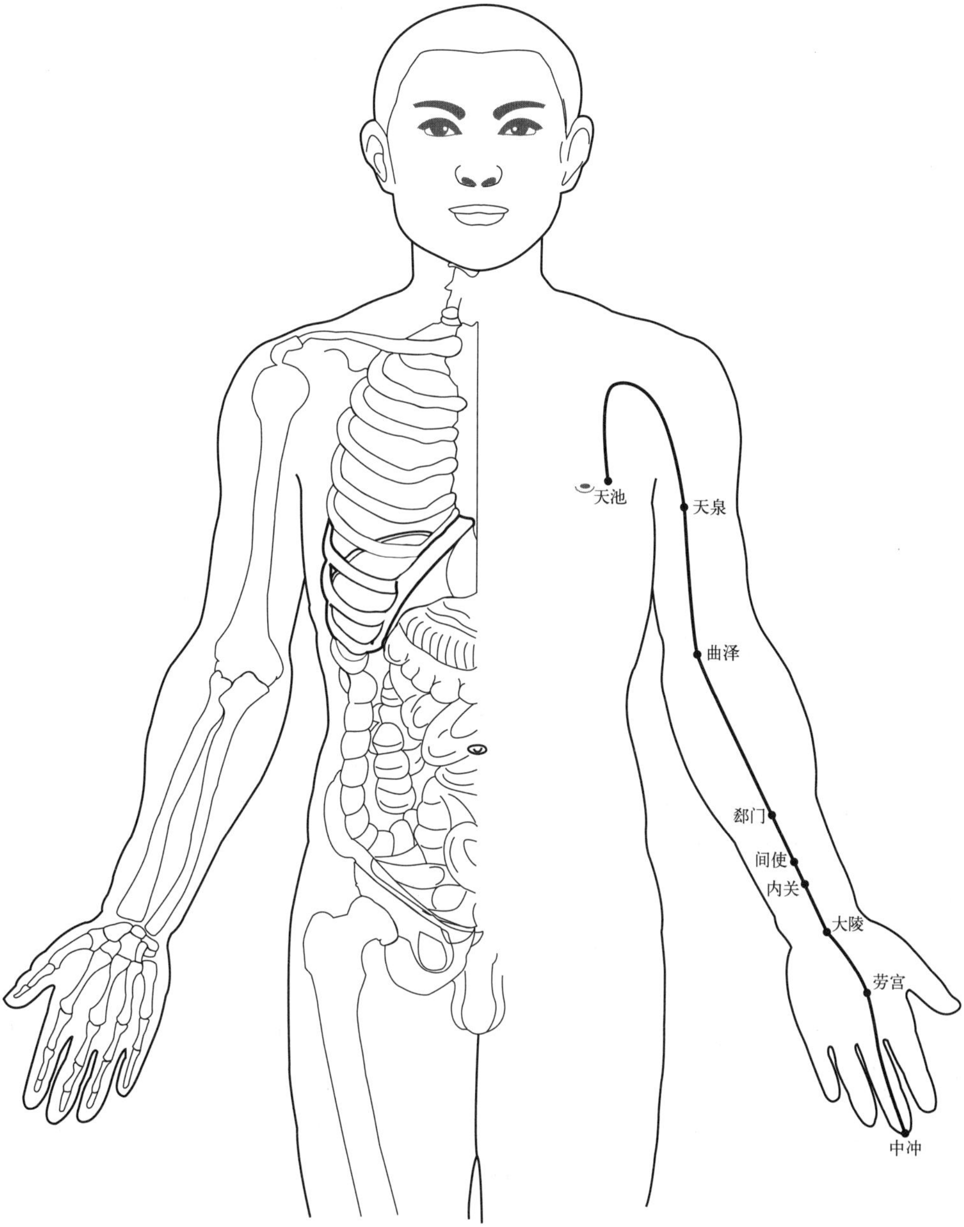

图 24　手厥阴心包经经穴

（3）郄门（郄穴）　位于曲泽与大陵连线中点下 1 寸，腕掌侧远端横纹上 5 寸，掌长肌腱与桡侧腕屈肌腱之间（图 24）。功用：宁心安神，调理气血。主治：心肌炎（心痛、胸满、心悸）、呕血、鼻出血、癫痫、癔症、痔疮、咯血、疔疮、前臂痛、风湿性心脏病、心绞痛、心动过速、胸膜炎、膈肌痉挛等。灸法：艾炷灸 3～5 壮，艾条灸 10～15 分钟。

（4）间使（五输穴） 位于大陵直上3寸，两筋（掌长肌腱与桡侧腕屈肌腱）之间（图24）。功用：清热化痰，宁心安神。主治：心肌炎、心内膜炎、咽喉炎、胃炎、中风昏迷、癔症、疟疾、热病、小儿惊风、月经不调、子宫内膜炎、小儿夜啼、虫积、精神分裂症、肘臂挛痛、呕吐、烦躁、腋肿肘挛、癫狂、风湿性心脏病、心绞痛、心肌梗死、单纯性甲状腺肿、乳腺增生等。灸法：艾炷灸3～5壮，艾条灸10～15分钟。

（5）内关（络穴、八脉交会穴） 位于大陵直上2寸，两筋（掌长肌腱与桡侧腕屈肌腱）之间，伸掌握拳腕部显出之浅沟凹陷处（图24）。功用：理气降逆，宁心安神，镇痉止痛。主治：心肌炎、心内膜炎、黄疸、心绞痛、心悸怔忡、胃脘痛、呃逆、呕吐、胸胁胀痛、昏迷、眩晕、失眠、疟疾、热病、中暑、癫狂、癔症、急性胃肠炎、神经衰弱、小儿惊风、中风偏瘫、哮喘、偏头痛、产后血晕、肘臂挛痛、手麻、冠心病、心肌梗死、心律失常、高血压、风湿性心脏病、脑动脉硬化症、头痛、妊娠恶阻、醉酒、肋间神经痛、正中神经损伤、冻疮、晕车、晕船等。灸法：艾炷灸3～5壮，艾条灸10～15分钟。

（6）大陵（五输穴、原穴） 位于腕掌侧远端横纹正中，两筋之间凹陷中（图24）。功用：理气活血，宁心安神，清热散邪。主治：心肌炎、肋间神经痛、扁桃体炎、咽喉炎、心痛、心悸、癫痫、癔症、胃脘痛、中暑、头痛、热病汗不出、呕吐、胸胁胀痛、神经衰弱、急性胃炎、肘臂挛痛、惊悸、精神分裂症、腕关节痛、失眠、喉痹、癫狂、疥疮、癣、天疱疮、手皲裂、腕管综合征等。灸法：艾炷灸3～5壮，艾条灸10～15分钟。

（7）劳宫（五输穴） 位于第2、3掌骨之间偏于第3掌骨，横平第3掌指关节近端，握拳屈指时，中指尖点到处，第3掌骨桡侧（图24）。功用：活血开窍，清热散邪。主治：胸膜炎、吞咽困难、口腔炎、心痛、呕吐、胸胁痛、胃脘痛、鼻出血、黄疸、癫痫、癔症、热病汗不出、中风昏迷、手掌多汗、鹅掌风、痔疮、中暑、烦躁、癫狂、口臭、口疮、冻疮等。灸法：艾炷灸3～5壮，艾条灸10～15分钟。

（8）中冲（五输穴） 位于中指尖正中，指甲前约1分（图24）。功用：活血开窍，清热散邪。主治：心痛、心烦、热病汗不出、中风、中暑、晕厥、休克、急性胃肠炎（吐泻）、癫痫、癔症、精神分裂症、小儿夜啼、舌强不语、小儿惊风、心胸烦闷等。灸法：艾炷灸1～3壮，艾条灸5～10分钟。

10. 手少阳三焦经穴

本经起于关冲，终于丝竹空，左右共46个穴位（图25）。

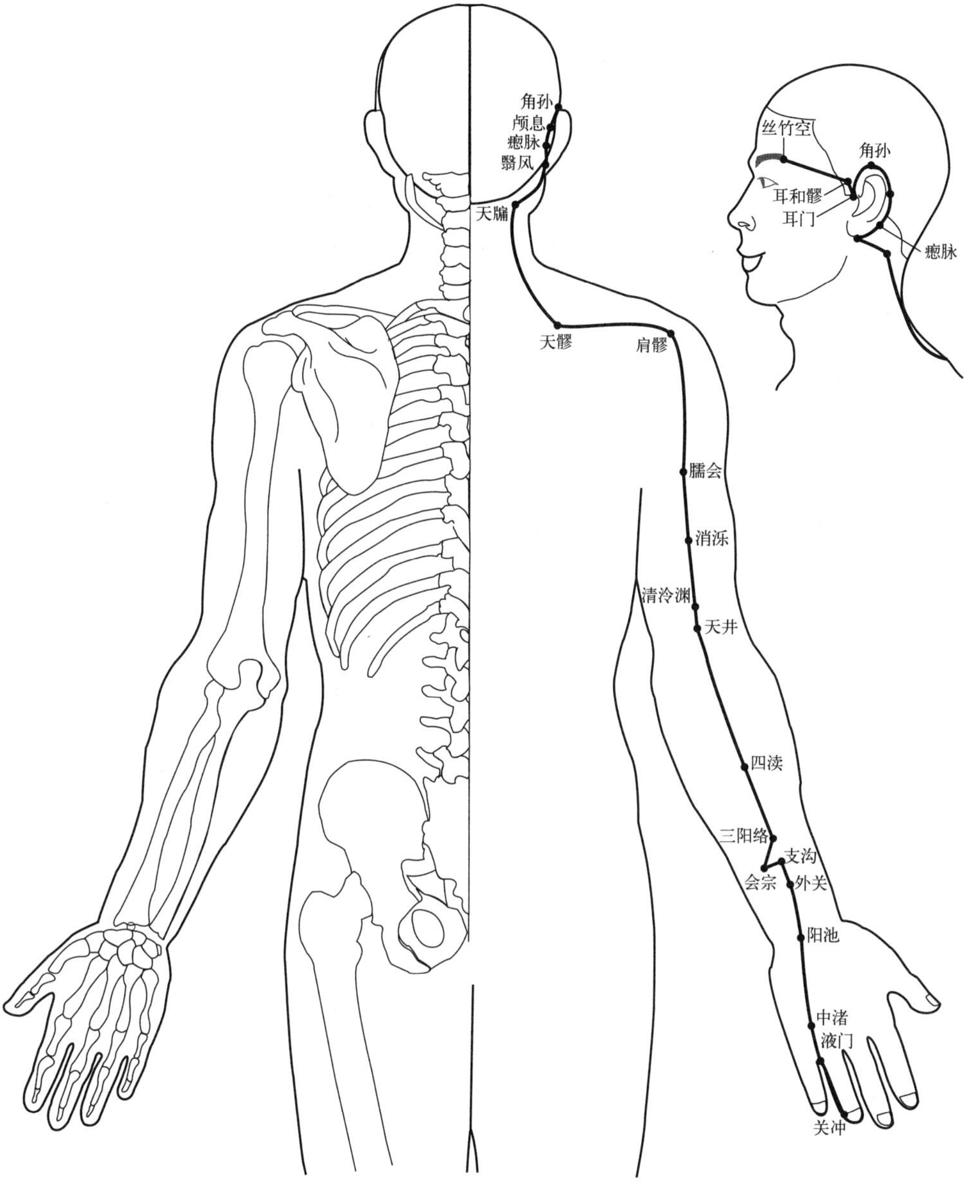

图 25　手少阳三焦经经穴

（1）关冲（五输穴）　位于环指末节外侧（尺侧），指甲根角侧上方 0.1 寸（图 25）。功用：清三焦热，醒神开窍。主治：头痛、目赤（结膜炎）、目翳、目视不明、热病、腹痛、吐泻、咽喉肿痛、中暑、中风昏迷、流行性腮腺炎、肘臂神经痛、耳鸣、耳聋、舌强、心烦、小儿惊厥、急性扁桃体炎、喉炎等。灸法：艾炷灸 1～3 壮，艾条灸 3～5 分钟。

（2）液门（五输穴）　位于第 4、5 指缝间赤白肉际凹陷中（图 25）。功用：

清三焦热，开窍聪耳，舒筋利节。主治：头痛、眩晕、耳鸣、耳聋、咽喉炎、牙龈炎、目赤肿痛、疟疾、手背红肿痒痛、手指拘挛、前臂痉挛/麻痹等。灸法：艾炷灸3～5壮，艾条灸5～10分钟。

(3) 中渚（五输穴） 位于液门穴后，握拳第4、5掌骨间，第4掌指关节近端凹陷中（图25）。功用：清三焦热，开窍聪耳，舒筋利节。主治：头痛、眩晕、耳鸣、耳聋、咽喉肿痛、疟疾、热病汗不出、肘臂痛、手指不能屈伸、手肿痒痛、目赤肿痛、手指麻木、中耳炎、急性结膜炎、眶上神经痛、甲状腺肿大、肋间神经痛、手部冻疮等。灸法：艾炷灸3～5壮，艾条灸5～10分钟。

(4) 阳池（原穴） 位于腕后侧，腕背侧远端横纹上，指伸肌腱的尺侧缘凹陷处（图25）。功用：清三焦热，舒筋利节。主治：感冒、疟疾、耳聋、虚劳、糖尿病、风湿病、上肢关节炎、子宫前屈或后屈、扁桃体炎、上肢肿痛/麻痹、手背肿痛/无力、荨麻疹、肩背痛、腕背腱鞘囊肿等。灸法：艾炷灸3～5壮，艾条灸5～10分钟。

(5) 外关（络穴、八脉交会穴） 位于腕背侧远端横纹上2寸，桡骨与尺骨间隙中点（图25）。功用：清三焦热，镇惊息风，疏经活络。主治：热病、头痛、耳鸣、耳聋、目赤肿痛、瘰疬、半身不遂、前臂神经痛、胸胁痛、流行性腮腺炎、颊肿、流行性感冒、肺炎、中暑、高血压、惊风、牙痛、鼻出血、落枕、上肢挛痛、麻痹、瘫痪、腕痛无力、手指肿痛、肩背痛、肘臂屈伸不利、手颤、中耳炎、遗尿、腕下垂、神经性皮炎、手癣、冻疮、近视等。灸法：艾炷灸5～7壮，艾条灸5～10分钟。

(6) 支沟（五输穴） 位于腕背侧远端横纹上3寸，桡骨与尺骨间隙中点（图25）。功用：清三焦热，通关开窍，疏经活络。主治：心痛、胸膜炎、肋间神经痛、耳鸣、耳聋、暴喑、热病汗不出、口噤不开、胸胁胀痛、水肿、呕吐、便秘、癃闭、瘰疬、产后血晕、上肢酸痛、瘫痪、肩背酸痛、目赤肿痛、心绞痛、急性胆囊炎、带状疱疹、产后缺乳等。灸法：艾炷灸5～7壮，艾条灸5～10分钟。

(7) 天井（五输穴） 位于肘尖（尺骨鹰嘴尖）上1寸凹陷中（图25）。功用：清热化痰，舒筋利节。主治：肱骨及前臂神经痛、咽喉炎、肾炎、偏头痛、耳聋、颈项肩臂痛、瘰疬、癫痫、精神分裂症、胸胁胀痛、咳嗽、肘腕关节炎、扁桃体炎、瘿气、咽痛、荨麻疹、神经性皮炎等。灸法：艾炷灸5～7壮，艾条灸5～10分钟。

(8) 肩髎 位于肩峰外下方，肩峰角与肱骨大结节两骨间凹陷中，垂肩时，肩髃穴后约1寸（图25）。功用：舒筋利节。主治：肩臂垂不能举、臂痛、肩胛肌痉挛/麻痹、胸膜炎、肩关节周围炎、中风、上肢偏瘫等。灸法：艾炷灸3～5

壮，艾条灸 5～10 分钟。

(9) 翳风（交会穴） 位于耳垂后方，乳突下端前方凹陷中（图 25）。功用：清热化痰，通关开窍。主治：流行性腮腺炎、耳鸣、耳聋、耳痒、颜面神经麻痹、舌肌麻痹、暴喑不语、牙痛、扁桃体炎、三叉神经痛、瘰疬、瘿气、口眼㖞斜、牙关紧闭、颊肿、颞下颌关节紊乱、风疹、神经性皮炎、瘙痒症、脱发等。灸法：艾炷灸 3～5 壮，艾条灸 5～10 分钟。

(10) 角孙（交会穴） 位于耳尖正对发际处。(图 25)。功用：清热散风。主治：耳中肿痛、耳郭红肿、牙痛、龈肿、口腔炎、头痛、项强、目赤生翳、视网膜出血、视神经萎缩、咀嚼困难、呕吐等。灸法：艾炷灸 1～3 壮，艾条灸 3～5 分钟。

(11) 耳门 位于耳屏上切迹与下颌骨髁突之间凹陷中（图 25）。功用：清热散风，通关开窍。主治：耳鸣、耳聋、耳肿、中耳炎、牙痛、头痛、眩晕、颌肿、梅尼埃病、颞下颌关节紊乱、面瘫等。灸法：艾炷灸 1～3 壮，艾条灸 5～10 分钟。

11. 足少阳胆经穴

本经起于瞳子髎，终于足窍阴，左右共 88 个穴位（图 26）。

(1) 瞳子髎（交会穴） 位于外眼角外侧 0.5 寸的凹陷中（图 26）。功用：清热散风，活络明目。主治：角膜炎、结膜炎、目翳、泪囊炎、夜盲症、近视、视网膜出血、视神经萎缩、目痒、口眼㖞斜、三叉神经痛、头痛、迎风流泪、畏光、视力减退、视网膜炎、角膜白斑、面瘫、面肌痉挛等。灸法：艾炷灸 1～3 壮，艾条灸 3～5 分钟。

(2) 听会 微张口，位于耳屏间切迹前方凹陷中，听宫直下（图 26）。功用：清热散风，通关开窍。主治：耳鸣、耳聋、耳肿痛、牙痛、腮肿、下颌关节炎、口眼㖞斜、下颌脱臼、半身不遂、面痛、中耳炎、面神经麻痹（面瘫）、三叉神经痛、梅尼埃病、颞下颌关节紊乱综合征等。灸法：艾炷灸 3～5 壮，艾条灸 5～10 分钟。

(3) 率谷（交会穴） 位于耳尖直上入发际 1.5 寸处（图 26）。功用：清热散风，镇惊除烦，疏经活络。主治：偏头痛、呕吐、眩晕、耳鸣、耳聋、偏瘫、咳嗽、小儿抽搐、酒精中毒、小儿惊风、流行性腮腺炎、头癣、斑秃、脱发等。灸法：艾炷灸 1～3 壮，艾条灸 3～5 分钟。

(4) 阳白（交会穴） 位于眉毛上 1 寸，直对瞳孔（图 26）。功用：清热散风，通经活络。主治：头痛、目眩、目赤肿痛、泪囊炎、角膜痒痛、青盲、夜盲症、口眼㖞斜、近视、三叉神经痛、视网膜出血、呕吐、面瘫、眶上神经痛、眼睑下垂、眼睑瞤动、黄褐斑、额纹增多、迎风流泪、外额疼痛等。灸法：艾炷灸 3～5 壮，艾条灸 5～10 分钟。

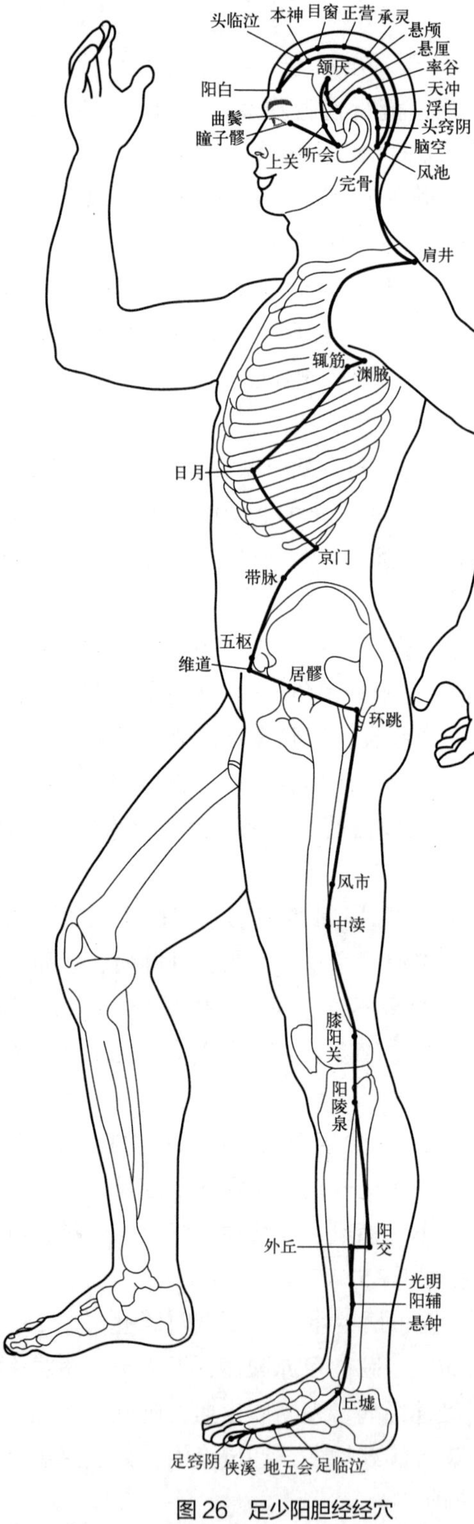
头临泣
本神
目窗
正营
承灵
悬颅
悬厘
颔厌
率谷
阳白
天冲
浮白
曲鬓
头窍阴
瞳子髎
听会
脑空
上关
风池
完骨
肩井
辄筋
渊腋
日月
京门
带脉
五枢
维道
居髎
环跳
风市
中渎
膝阳关
阳陵泉
阳交
外丘
光明
阳辅
悬钟
丘墟
足窍阴
侠溪
地五会
足临泣

图 26　足少阳胆经经穴

(5) 头临泣（交会穴） 位于前发际上0.5寸，瞳孔直上，神庭穴与头维穴之间弧形连线中点处（图26）。功用：清热散风，醒神明目，宣通鼻窍。主治：角膜炎、结膜炎、泪囊炎、目眩、目痛、目翳、鼻塞流涕、中风昏迷、鼻窦炎、迎风流泪、前额痛、近视、小儿惊风、癫痫等。灸法：艾炷灸3～5壮，艾条灸5～10分钟。

(6) 风池（交会穴） 位于枕骨下两侧，横平风府，胸锁乳突肌与斜方肌两肌之间凹陷中（图26）。功用：祛风解表，清头明目，健脑安神。主治：偏头痛、感冒、项强、鼻出血、鼻塞、耳鸣、耳聋、中风不语、半身不遂、失眠、健忘、神经衰弱、热病无汗、咽喉肿痛、腰痛、脑神经衰弱、流行性感冒、目痛、青盲、近视、视网膜出血、视神经萎缩、鼻渊、迎风流泪、落枕、肩背痛、高血压、脑震荡、风疹、荨麻疹、瘙痒症、急性结膜炎、电光性眼炎、面肌痉挛、神经性皮炎、癣、痤疮、脱发等。灸法：艾炷灸3～7壮，艾条灸5～10分钟。

(7) 肩井（交会穴） 位于第7颈椎棘突与肩峰最外侧连线中点（图26）。功用：理气降气，疏经活络。主治：中风不语、颈项强痛、肩背痛、肩关节周围炎、扁桃体炎、难产、落枕、产后子宫出血、神经衰弱、半身不遂、四肢厥冷、急性乳腺炎、肺炎、颈肌痉挛、麻痹、上肢酸痛、瘫痪、胸满、瘰疬、手臂不举、嗜睡、神疲乏力、痰壅咳逆、反胃、阑尾炎、产后血晕、乳汁不下等。灸法：艾炷灸3～7壮，艾条灸5～15分钟。

(8) 日月（募穴、交会穴） 位于乳头直下，第7肋间隙中，前正中线旁开4寸（图26）。功用：疏调肝胆，和中降逆。主治：胁肋胀痛、肋间神经痛、呃逆（膈肌痉挛）、呕吐、吞酸、腹痛、癔症、黄疸、胆囊炎、胃溃疡、肝炎、腹胀、胆石症等。灸法：艾炷灸3～5壮，艾条灸5～10分钟。

(9) 京门（募穴） 位于第12肋骨游离端的下际（图26）。功用：温补肾阳。主治：腹胀、腹痛、肠鸣、泄泻、小便不利、肾炎、疝气、腰膝冷痛、肋间神经痛等。灸法：艾炷灸3～5壮，艾条灸5～10分钟。

(10) 带脉（交会穴） 位于第11肋骨游离端垂线与脐水平线的交点上（第11肋前缘下约1.8寸）（图26）。功用：温补下焦，调气束带。主治：腰腹冷痛、疝气、赤白带下、月经不调、子宫脱垂、痢疾、膀胱炎、子宫绞痛、经闭腹痛、少腹痛、腰胁痛等。灸法：艾炷灸3～7壮，艾条灸5～15分钟。

(11) 五枢（交会穴） 位于带脉穴下3寸，髂前上棘内侧，横平关元（图26）。功用：温补下焦。主治：疝气、腹痛、便秘、腰胯酸痛、赤白带下、胃痉挛、腰腿痛、子宫绞痛、子宫内膜炎、睾丸炎等。灸法：艾炷灸5～10壮，艾条灸5～10分钟。

（12）维道（交会穴） 位于髂前上棘内下 0.5 寸（图 26）。功用：温阳利湿，疏经活络。主治：阑尾炎、睾丸炎、肾炎、呕吐、肠炎、腹水、便秘、疝气、腰胯酸痛、腿痛、麻痹及子宫疾病等。灸法：艾炷灸 5～10 壮，艾条灸 5～10 分钟。

（13）居髎（交会穴） 位于髂前上棘与髋骨头（股骨大转子最高点）连线的中点中（图 26）。功用：清利湿热，舒筋利节。主治：腰腿痹痛、足痿、疝气、髋关节酸痛、膀胱炎、睾丸炎、肾炎、阑尾炎、下肢肿痛 / 痉挛及子宫疾病等。灸法：艾炷灸 5～10 壮，艾条灸 5～10 分钟。

（14）环跳（交会穴） 位于髋骨头（股骨大转子最高点）后上方约 2 寸凹陷中（图 26）。功用：祛风利湿，舒筋利节，通经活络。主治：坐骨神经痛、半身不遂、风寒湿痹痛、挫闪腰痛、下肢肿痛 / 痉挛 / 麻痹、髂腰部痛、膝胫痛、髋关节炎、荨麻疹、赤白带下、痔疮、膝不得伸、风疹、脚气、水肿及臀部软组织疾病等。灸法：艾炷灸 5～7 壮，艾条灸 10～20 分钟。

（15）风市 位于大腿外侧正中线，腘横纹上 7 寸，髂胫束后缘掌心贴于大腿外侧时，中指尖下即本穴（图 26）。功用：祛风利湿，疏经活络。主治：痹证、中风偏瘫、半身不遂、坐骨神经痛、荨麻疹、遍身瘙痒、神经性皮炎、脚气、下肢肿痛 / 麻痹、膝关节酸痛、腰腿麻木、疼痛、股外侧皮神经炎、风疹、湿疹等。灸法：艾炷灸 5～7 壮，艾条灸 10～20 分钟。

（16）膝阳关 位于股骨外侧髁后上缘，股二头肌腱与髂胫束之间凹陷中（图 26）。功用：祛风利湿，舒筋利节。主治：膝关节炎（红肿、疼痛、拘急）、半身不遂、坐骨神经痛、风寒湿痹、脚气、呕吐、下肢冷痛 / 麻痹等。灸法：艾炷灸 3～5 壮，艾条灸 5～10 分钟。

（17）阳陵泉（五输穴、筋会） 位于小腿外侧，腓骨头前下方凹陷中（图 26）。功用：清泄肝胆，舒筋利节。主治：胸满、胁痛、黄疸、呕吐、全身拘挛、口苦、腰痛、坐骨神经痛、肋间神经痛、肝炎、胆囊炎、高血压、半身不遂、脚气、膝关节炎、习惯性便秘、胆石症、颜面水肿、胸膜炎、遗尿、膝部红肿、小儿惊风、破伤风、下肢肿痛 / 痉挛、足内翻、癫痫、胆道蛔虫症、耳鸣、耳聋、带状疱疹、下肢动静脉炎、落枕、肩周炎、踝关节扭伤、胁肋痛等。灸法：艾炷灸 5～7 壮，艾条灸 10～15 分钟。

（18）阳交 位于外踝尖上 7 寸，腓骨后缘（图 26）。功用：疏经活络。主治：腓骨神经痛及麻痹、喘息、胸膜炎、脚气、胁痛、面肿、癔症、坐骨神经痛、惊狂癫疾、失音。灸法：艾炷灸 3～7 壮，艾条灸 5～10 分钟。

（19）外丘（郄穴） 位于外踝尖上 7 寸，腓骨前缘，阳交穴（后约一横指）与飞扬穴之间（图26）。功用：疏经活络。主治：颈项强痛、胸胁胀痛、坐骨神经痛、腓肠肌痉挛、腿痛、脚气等。灸法：艾炷灸 3～7 壮，艾条灸 5～10 分钟。

（20）光明（络穴、交会穴） 位于外踝尖上5寸，腓骨前缘两筋间凹陷中（图26）。功用：清热散风，疏经活络。主治：头痛、目痛、目视不明、青光眼、视神经萎缩、夜盲症、目痒、热病汗不出、脚气、小儿佝偻病、膝痛、胫酸、颊肿、乳房肿痛（乳腺炎）、下肢肿痛、麻痹、白内障、青少年近视、偏头痛、腓肠肌痉挛等。灸法：艾炷灸5～7壮，艾条灸10～15分钟。

（21）阳辅（五输穴） 位于外踝尖上4寸，腓骨前缘两筋间凹陷中（图26）。功用：清肝胆热，疏经活络。主治：膝关节炎、头痛、目痛、胸满、胁痛、腋下肿痛、坐骨神经痛、脚气、下肢挛痛、麻痹、半身不遂等。灸法：艾炷灸3～7壮，艾条灸5～10分钟。

（22）悬钟（髓会） 位于外踝尖上3寸，腓骨前缘两筋间凹陷中（图26）。功用：清肝胆热，疏经活络。主治：腹痛、不欲食、落枕、痔疮出血、脚气、头痛、颈项强痛、咽喉肿痛、腰痛、肩周炎、半身不遂、急性鼻炎、鼻出血、脊髓疾病、下肢肿痛、膝腿痛、腋下肿、胸腹胀满、胁肋痛、便秘、淋巴结结核、肋间神经痛、偏头痛、足内翻等。灸法：艾炷灸5～7壮，艾条灸10～15分钟。

（23）丘墟（原穴） 位于外踝前下方，趾长伸肌腱的外侧凹陷中（图26）。功用：清肝胆热，舒筋利节。主治：胸胁胀痛、颈项强痛、腋下肿痛、半身不遂、腓肠肌痉挛、坐骨神经痛、脚气、肺炎、胸膜炎、疝气、肋间神经痛、腿痛、外踝和足跟肿痛、头痛目眩、嗳腐吐酸、下肢痿痹、疟疾、目赤肿痛、目翳、胆囊炎、胆石症、高血压、腋窝淋巴结炎、踝关节扭伤、足内翻等。灸法：艾炷灸3～5壮，艾条灸5～10分钟。

（24）足临泣（五输穴、八脉交会穴） 位于足背第4、5跖骨底结合部的前方，第5趾长伸肌腱外侧凹陷中（图26）。功用：清肝胆热，疏经止痛。主治：头痛、目眩、目痛、耳鸣、耳聋、胸胁胀痛、疟疾、热病、寒热往来、胸满、急性乳腺炎、月经不调、全身麻痹及疼痛、心内膜炎、眩晕、胸痛、瘰疬、足背疼痛、遗尿、足趾疼痛、结膜炎、乳腺增生、肋间神经痛、带状疱疹、湿疹、脚气、回乳等。灸法：艾炷灸1～3壮，艾条灸5～10分钟。

（25）侠溪（五输穴） 位于足小趾第4、5趾缝间，趾蹼缘后方赤白肉际处（图26）。功用：清肝胆热，疏经活络。主治：头痛、眩晕、颊痛、耳鸣、耳聋、胸胁胀痛、目痛不明、疟疾、热病、全身痛、乳腺炎、经闭、足背肿痛、下肢麻痹、足趾挛痛、麻木、偏头痛、膝痛、肋间神经痛等。灸法：艾炷灸1～3壮，艾条灸5～10分钟。

（26）足窍阴（五输穴） 位于足第4趾末节外侧，趾甲根角侧后方0.1寸（图26）。功用：清肝胆热。主治：胸膜炎、心脏肥大、呃逆、头痛、失眠、多梦、目痛、心烦、咳嗽、哮喘、咽喉肿痛、舌强、胸胁胀痛、热病、耳聋、耳鸣、手足烦热、肋间神经痛、偏头痛、高血压、月经不调、足跗肿痛等。灸法：艾炷灸 1～3 壮，艾条灸 3～5 分钟。

12. 足厥阴肝经穴

本经起于大敦，终于期门，左右共 28 个穴位（图 27）。

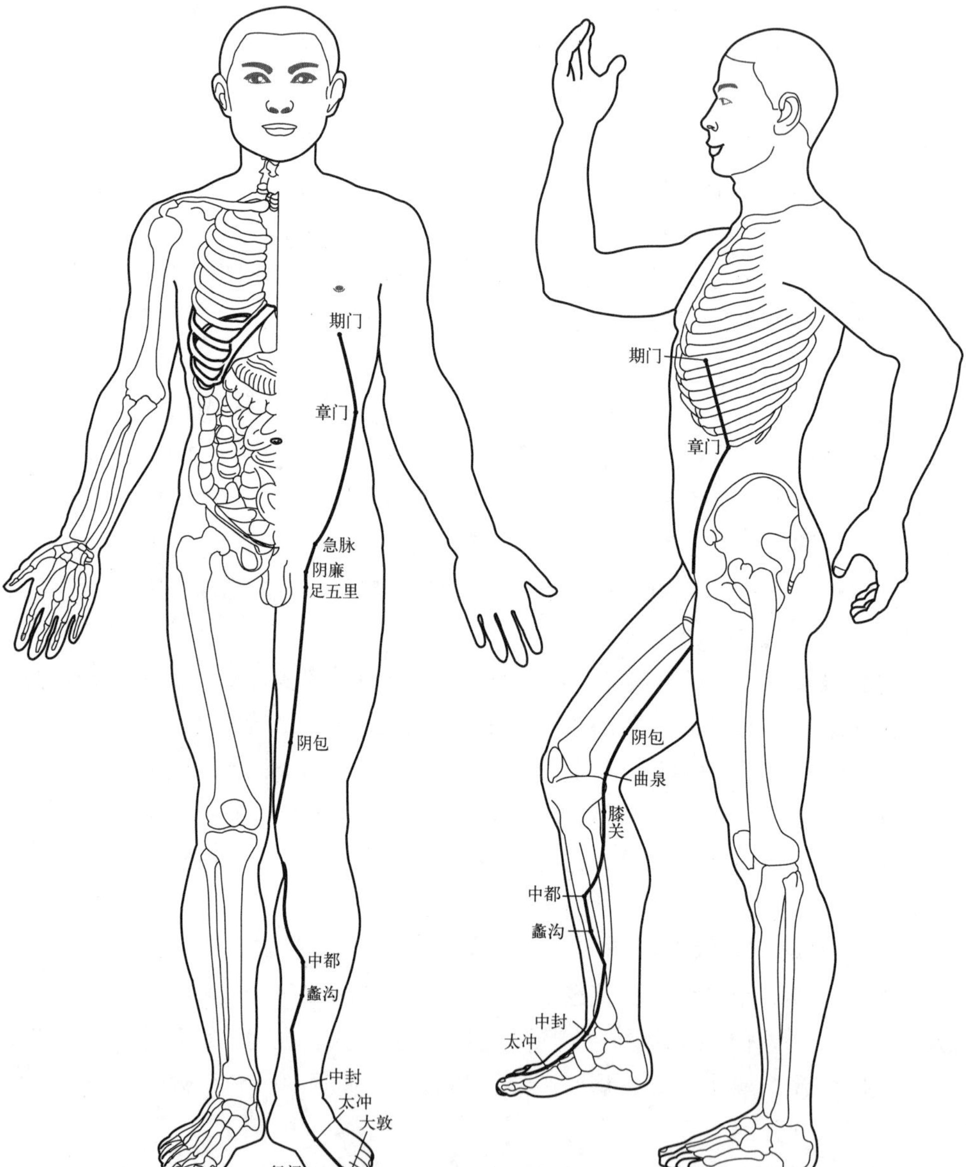

图 27　足厥阴肝经经穴

（1）大敦（五输穴） 位于足大趾末节外侧，趾甲根角侧后方 0.1 寸（图 27）。功用：清热醒神、固冲止崩、升举下陷。主治：小便频数、遗尿、淋病、睾丸炎、精索神经痛、子宫脱垂、阴肿、经闭、痛经、崩漏、癫狂、胃脘痛、惊风、头痛、神经衰弱、脚气、晕厥、阴痒、腹胀、阴茎痛、月经不调、小便失禁、癃闭、便秘、腹股沟斜疝、阴囊鞘膜积液、精索静脉曲张、滞产、附睾炎等。灸法：艾炷灸 5～7 壮，艾条灸 10～15 分钟。

（2）行间（五输穴） 位于第 1、2 趾间，趾缝纹头后凹陷中（图 27）。功用：疏肝理气，调经和血，镇惊止痛。主治：胸痛、胁痛、目赤肿痛、泪囊炎、心痛、咳嗽、呕血、胃脘痛、腹痛、惊风、疝气、遗尿、癃闭、头痛、失眠、糖尿病、赤白带下、崩漏、痛经、月经不调、神经衰弱、口眼㖞斜、癫痫、癔症、尿血、便秘、阴茎痛、心悸、睾丸炎、黄疸、阴肿、脚气、呃逆、泄泻、眩晕、中风、癥瘕、膝肿、下肢内侧痛、足跗肿痛、闭经、淋证、结膜炎、青光眼、扁桃体炎、面肌痉挛、视力减退、肋间神经痛、乳腺增生等。灸法：艾炷灸 3～5 壮，艾条灸 5～10 分钟。

（3）太冲（五输穴、原穴） 位于行间穴后 1.5 寸骨缝中（图 27）。功用：疏肝理气，调经和血，镇惊息风。主治：遗尿、疝气、头痛、崩漏、胁痛、泄泻、癃闭、黄疸、高血压、月经不调、闭经、赤白带下、阴肿、淋病、胸满、癔症、失眠、口眼㖞斜、足趾挛痛、肾炎、乳腺炎、腋下肿痛、阴茎痛、便秘、眩晕、小儿惊风、精神分裂症、腹胀、呃逆、咽痛、咽干、目赤肿痛、膝股内侧痛、足跗肿痛、下肢痿痹、胸胁胀痛、癫痫、肝炎、神经衰弱、肋间神经痛、血小板减少、胆囊炎、中风昏迷、面肌痉挛、手指震颤、乳腺增生、滞产、结膜炎、视力减退、青光眼、近视、面部黄褐斑等。灸法：艾炷灸 3～5 壮，艾条灸 5～10 分钟。

（4）中封（五输穴） 位于内踝前大筋（胫骨前肌腱）内侧缘凹陷中（图 27）。功用：疏肝理气，清利下焦。主治：膀胱炎、淋证、黄疸、全身麻痹、下肢厥冷、瘿气、阴肿痛、疝气、小便不利、小腹肿痛、疟疾、肝炎、踝关节肿痛、胆囊炎等。灸法：艾炷灸 3～5 壮，艾条灸 5～10 分钟。

（5）蠡沟（络穴） 位于内踝尖上 5 寸，胫骨内侧面中央处（图 27）。功用：疏肝理气，清利下焦。主治：疝气、小腹肿痛、小便不利、会阴部湿痒、月经不调、赤白带下、子宫出血、下腹痉挛、麻痹、子宫内膜炎、癔症、性功能亢进、遗尿、臁疮、小腿酸痛、肝炎、湿疹、睾丸炎、阴部瘙痒疼痛等。灸法：艾炷灸 3～5 壮，艾条灸 5～10 分钟。

（6）曲泉（五输穴） 位于髌骨（膝盖）内侧，腘横纹内侧端，半腱肌肌腱内缘凹陷中（图 27）。功用：调气活血，清热除湿，舒筋利节。主治：大腿内侧神经痛、痉挛或麻痹、膝关节炎、心悸、疝气、痔疮出血、遗精、子宫脱垂、阴道炎、月经不调、闭经、阴茎痛、肾炎、阳痿、小便不利、癃闭、阴部痒痛、癥瘕、腿膝肿痛、痛经、带下病、产后腹痛、头痛、目眩、癫狂、下肢痿痹、阴痒、疝气、高血压、前列腺炎等。灸法：艾炷灸3～5壮，艾条灸5～10分钟。

(7) 阴包　位于髌底上4寸，两筋（股薄肌与缝匠肌）间（图27）。功用：理气活血，通利下焦。主治：小便不利、遗尿、下肢肿痛、麻痹、小腹痛、阳痿、遗精、月经不调、便秘、腰臀部痉挛或麻痹等。灸法：艾炷灸3～5壮，艾条灸5～10分钟。

(8) 阴廉　位于股内侧，气冲穴下2寸（图27）。功用：调经活血。主治：月经不调、白带过多、外阴瘙痒、不孕症、泄泻、小腹痛、股内侧痛等。灸法：艾炷灸3～5壮，不孕症灸大柱3壮，艾条灸5～10分钟。

(9) 急脉　位于腹股沟，横平耻骨联合上缘，前正中线旁开2.5寸（图27）。功用：疏肝理气。主治：阴茎痛、疝气、小腹胀痛、股内侧痛、阴部肿痛、子宫脱垂、睾丸炎等。灸法：艾炷灸3～5壮，艾条灸5～10分钟。

(10) 章门（募穴、脏会）　位于第11肋游离端的下际（图27）。功用：疏调肝脾，清热利湿，活血化瘀。主治：黄疸、呃逆、呕吐、水肿、腹胀、泄泻、痞积、二便不利、胁痛、胃脘痛、消化不良、肺结核、胸膜炎、支气管炎、心悸、疝气、膀胱炎、肝炎、积聚痞块、腰背痛不能转侧、胁肋痛、胆石症等。灸法：艾炷灸3～5壮，艾条灸5～10分钟。

(11) 期门（募穴）　位于乳头直下，第6肋间隙，前正中线旁开4寸（图27）。功用：疏调肝脾，理气活血。主治：胸胁胀痛、腹胀、呕吐、呃逆、胃脘痛、哮喘、乳腺炎、产后乳少、肋间神经痛、肝炎、饮食不下、黄疸、妇女热入血室、胆囊炎、胸膜炎、心肌炎、癃闭、遗尿、阴中痛、胆石症、消化不良、消瘦、乳腺增生、湿疹、面部黄褐斑等。灸法：艾炷灸3～5壮，艾条灸5～10分钟。

13. 任脉经穴

本经起于会阴，终于承浆，共24个穴位（图28）。

(1) 会阴（交会穴、络穴）　位于阴囊根部（女子阴唇后联合）与肛门连线的中点（图28）。功用：补肾培元，清热利湿。主治：小便不利、痔疮、脱肛、遗精、阳痿、阴茎痛、月经不调、子宫脱垂、阴道炎、阴部痒痛、多汗、肛门瘙痒肿痛、遗尿、溺水昏迷、淋病、癃闭、不射精、闭经、昏迷、癫狂、先天性骶椎裂引起的排尿困难等。灸法：艾炷灸3～5壮，艾条灸5～10分钟。

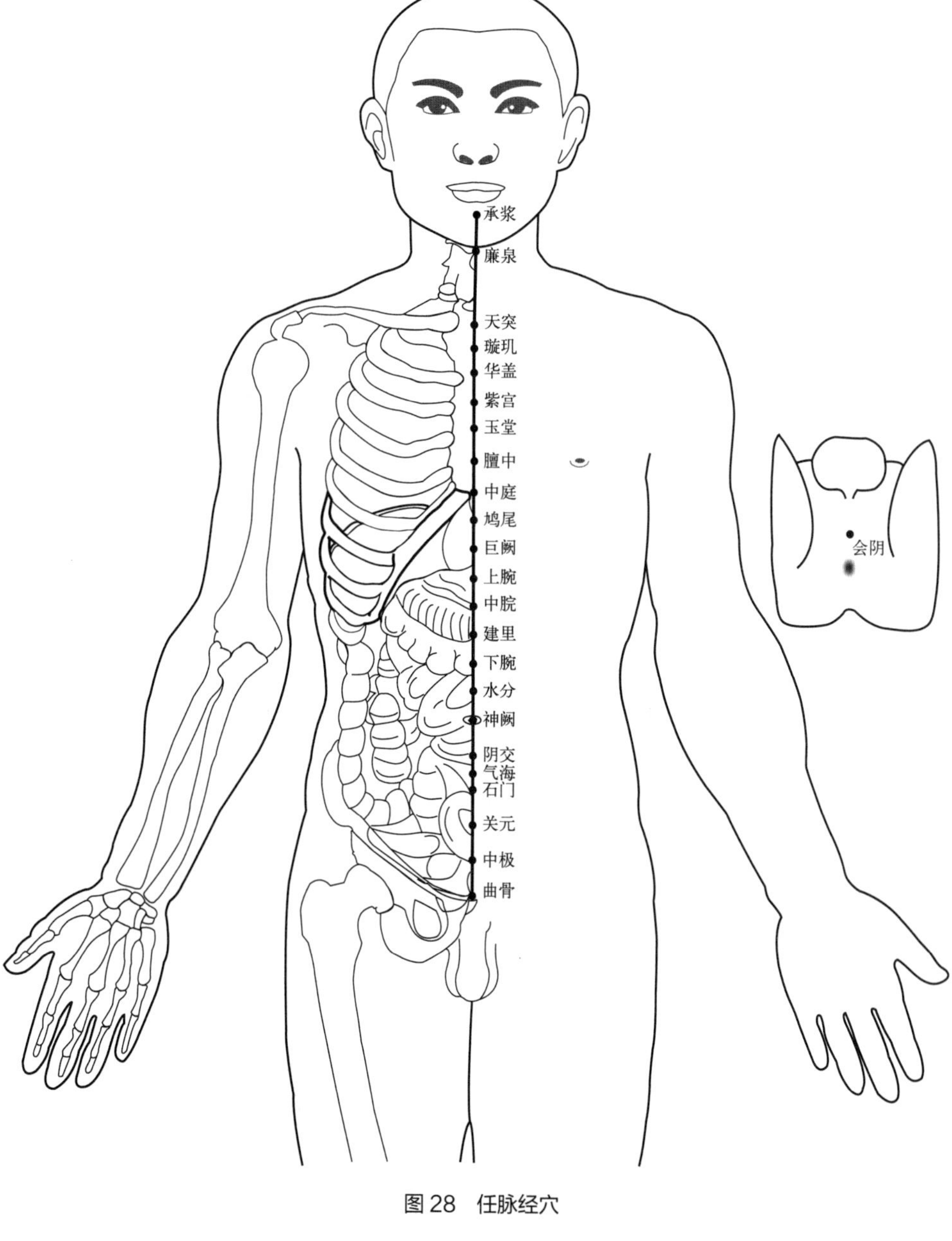

图 28 任脉经穴

⑵ 中极（募穴、交会穴） 位于肚脐中心下 4 寸，前正中线上（图 28）。功用：补肾培元，清热利湿。主治：阳痿、遗尿、疝气、癃闭、早泄、月经不调、崩漏、带下、子宫脱垂、产后恶露不止、小腹胀痛、阴肿、经闭、肾炎、水肿、淋病、睾丸炎、膀胱括约肌麻痹、子宫绞痛、子宫内膜炎、输卵管炎、痛经、小便频数、不孕症、阴囊湿疹、阴部痛、外阴及肛门瘙痒、尿路感染、产后宫缩

痛、男性性功能障碍等。灸法：艾炷灸3～5壮，艾条灸5～10分钟。孕妇慎用。

(3) 关元（募穴、交会穴） 位于肚脐中心下3寸处，前正中线上（图28）。功用：补肾培元，清热利湿。主治：腹痛、胃下垂、遗尿、遗精、阳痿、泄泻、脱肛、痢疾、尿道炎、膀胱炎、崩漏、经闭、痛经、赤白带下、子宫脱垂、外阴瘙痒、月经不调、不孕症、产后恶露不止、癥瘕、胎衣不下、肾炎、附睾炎、淋病、前列腺炎、尿频、癃闭、结核病、尿血、虚脱、神经衰弱、中风脱症、虚劳冷惫、羸瘦无力、霍乱吐泻、疝气、便血、早泄、糖尿病、眩晕、休克早期、呃逆、反胃、尿路感染、乳糜尿、肠道蛔虫症、精少、不射精、肥胖症、盆腔炎、脱发等。灸法：艾炷灸7～10壮，艾条灸15～30分钟。孕妇慎用。

(4) 石门（募穴） 位于肚脐中心下2寸处，前正中线上（图28）。功用：补肾培元，清热利湿。主治：慢性肠炎、消化不良、水肿、吐血、阑尾炎、肠系膜炎、疝气、小腹痛、泄泻、痢疾、遗尿、癃闭、癥瘕、经闭、滞产、崩漏、赤白带下等。灸法：艾炷灸7～15壮，艾条灸15～20分钟。孕妇禁灸。

(5) 气海 位于肚脐中心下1.5寸处，前正中线上（图28）。功用：补肾培元，益气和血。主治：腹痛、泄泻、遗尿、遗精、阳痿、脱肛、痢疾、胃脘痛、胃下垂、神经衰弱、疝气、便血、癔症、小儿发育迟缓、月经异常、赤白带下、崩漏、闭经、痛经、胎衣不下、产后恶露不绝、绕脐痛、便秘、虚劳、虚脱、癥瘕、四肢无力、水肿、脘腹胀满、癃闭、子宫脱垂、中风脱证、臌胀、神经衰弱、精少、肠麻痹、呃逆、不孕症、肥胖症、脱发等。灸法：艾炷灸5～7壮，艾条灸10～15分钟。

(6) 阴交（交会穴） 位于肚脐中心下1寸处，前正中线上（图28）。功用：补肾培元，清热利湿。主治：小腹痛、绕脐绞痛、疝气、阴部湿痒、崩漏、赤白带下、月经不调、子宫内膜炎、产后贫血、不孕症、阴汗、湿痹等。灸法：艾炷灸7～15壮，艾条灸10～20分钟。

(7) 神阙 位于肚脐中心处（图28）。功用：培元固本。主治：胃脘痛、泄泻、脱肛、虚脱、痢疾、水肿、中风脱证、腹痛、休克、四肢厥冷、肠鸣、臌胀、小便不利、尿失禁、淋证、便秘、不孕、急慢性胃肠炎、神经性呕吐、肠结核、肠粘连、消瘦、面色萎黄、荨麻疹、干燥综合征、晕动病、面部黄褐斑等。灸法：大艾炷隔盐（或姜、蒜及药饼）灸5～15壮，艾条灸20～30分钟。孕妇慎用，禁针。

(8) 水分 位于肚脐中心上1寸处，前正中线上（图28）。功用：和中理气，分利水湿。主治：胃脘胀痛、臌胀、腹水、腹胀痛、绕脐痛、小便不利、泄泻、癃闭、反胃、水肿、肠鸣、脱肛、寒中、饮食不下、肾炎等。灸法：艾炷灸5～7壮，艾条灸10～15分钟。孕妇禁灸。

（9）下脘（交会穴） 位于肚脐中心上 2 寸处，前正中线上（图 28）。功用：和中理气，消积化滞。主治：胃脘痛、呕吐、肠鸣、腹胀、腹痛、痞块、消化不良、胃扩张、胃痉挛、慢性胃炎、慢性肠炎、呃逆、痢疾、完谷不化、消化性溃疡、胃下垂、胃扭转、贲门痉挛、食管癌、急性胰腺炎等。灸法：艾炷灸 5～7 壮，艾条灸 10～15 分钟。孕妇禁灸。

（10）建里 位于肚脐中心上 3 寸处，前正中线上（图 28）。功用：和中理气，消积化滞。主治：胃脘痛、呃逆、呕吐、腹胀痛、水肿、消化不良、肠鸣、泄泻、消化性溃疡、慢性胃炎等。灸法：艾炷灸 5～7 壮，艾条灸 10～15 分钟。

（11）中脘（募穴、交会穴、八会穴） 位于肚脐中心上 4 寸处，前正中线上（图 28）。功用：调理肠胃，行气活血，清热化滞。主治：胃脘痛、腹胀、呕吐、泄泻、消化不良、呃逆、胃下垂、咳嗽、哮喘、痢疾、黄疸、疳积、阑尾炎、痞块、便秘、癫痫、失眠、神经衰弱、胃溃疡、肝炎、胆囊炎、食积、癔症、急慢性胃炎、胃扩张、胃痉挛、食欲缺乏、肥胖症、反胃、吞酸、纳呆、肠鸣、便血、虚劳吐血、头痛、惊悸、怔忡、脏躁、精神分裂症、惊风、产后血晕、臌胀、胃扭转、肠梗阻、急性胰腺炎、失眠、肝炎、早期肝硬化、食管癌、消瘦、慢惊风、荨麻疹等。灸法：艾炷灸 5～7 壮，艾条灸 10～15 分钟。

（12）上脘（交会） 位于肚脐中心上 5 寸处，前正中线上（图 28）。功用：和中降逆，清热化痰。主治：胃脘痛、呃逆、呕吐、腹泻、腹胀、腹痛、黄疸、水肿、痞块、癫痫、消化不良、吐血、急性与慢性胃炎、胃扩张、胃痉挛、食欲缺乏、疝气、寄生虫病、小儿惊风、癔症、反胃、痢疾、胃下垂、消化性溃疡、贲门痉挛、急性胰腺炎、食管癌、痫证等。灸法：艾炷灸 5～7 壮，艾条灸 10～15 分钟。

（13）巨阙（募穴） 位于肚脐中心上 6 寸处，前正中线上（图 28）。功用：和中降逆，清心化痰。主治：膈肌痉挛（呃逆）、胃痉挛、腹直肌痉挛、呕吐、胃溃疡、心外膜炎、心悸、胸膜炎、支气管炎、胸满胀痛、黄疸、噎膈、癔症、心慌、心痛、急性胃肠炎等。灸法：艾炷灸 5～7 壮，艾条灸 10～15 分钟。

（14）鸠尾 位于剑突尖下 1 寸处，前正中线上（图 28）。功用：和中降逆，清心化痰。主治：心绞痛、心悸、支气管炎、喘息、扁桃体炎、急性胃炎、癫痫、胸满胀痛、胃脘痛、呃逆、呕吐、癔症等。灸法：艾炷灸 3～5 壮，艾条灸 5～15 分钟。

（15）膻中（募穴、交会穴、气穴） 位于前胸部，横平第 4 肋间隙，前正中线上（图 28）。功用：宽胸理气，宁心化痰。主治：咳嗽、哮喘、胸闷、胸痛、心悸、噎膈、产后乳少、呃逆、乳腺炎、肺脓肿、胸膜炎、肋间神经痛、冠心病、心绞痛、心律失常、乳腺增生、食管炎、食管痉挛、梅核气、肺结核等。灸法：艾炷灸3～5壮，艾条灸5～10分钟。

（16）天突（交会穴） 位于胸骨上窝正中处，前正中线上（图28）。功用：宽胸理气，清热化痰，利咽开音。主治：胸痛、咳嗽、哮喘、肺脓肿、咯血、呃逆、呕吐、噎膈、咽喉肿痛、中风、食管炎、甲状腺肿大、百日咳、梅核气、瘿气、咽喉炎、支气管炎、食管痉挛、食管癌、声带疾病、神经性呕吐等。灸法：艾炷灸3～5壮，艾条灸5～10分钟。

（17）廉泉（交会穴） 位于甲状软骨上缘（约相当于喉结处）上方，舌骨上缘凹陷中，前正中线上（图28）。功用：通利咽喉，清热化痰。主治：舌下肿痛、中风、舌强不语、口腔炎、流涎、瘿气、支气管炎、喘息、暴喑、咽喉肿痛、呕吐、吞咽困难、咽喉炎、扁桃体炎、流行性腮腺炎、声带疾病、梅核气、癔症等。灸法：艾炷灸3～5壮，艾条灸5～10分钟。

（18）承浆（交会穴） 位于下嘴唇之下，颏唇沟正中凹陷中（图28）。功用：清热散风，开窍醒神。主治：下牙痛、龈肿、口噤不开、口疮、面肿、口眼㖞斜、中风昏迷、休克、惊风癫痫、癔症、口腔溃疡、半身不遂、糖尿病、疝气、头项强痛、面神经麻痹、流涎、癫狂等。灸法：艾炷灸3～5壮，艾条灸5～10分钟。

14. 督脉经穴

本经起于长强，终于龈交，共29个穴位（图29）。

（1）长强（交会穴、络穴） 位于尾骨下方，尾骨端与肛门连线中点处（图29）。功用：培补下焦，清热利湿。主治：痔疮、泄泻、痢疾、脱肛、便秘、阳痿、癫痫、惊风、便血、子宫脱垂、阴痒、腰骶强痛、阴囊湿疹、慢性淋病、精神分裂症、瘛疭、脊强反折、癃闭、阴部湿痒、腰脊或尾骶部疼痛、遗尿、肛裂、破伤风、肛门瘙痒、前列腺炎、引产等。灸法：艾炷灸5～10壮，艾条灸5～10分钟。

（2）腰俞 位于骶部，正对骶管裂孔，在后正中线上（图29）。功用：培补下焦，清热利湿。主治：泄泻、痢疾、脱肛、痔疮、遗尿、月经不调、闭经、腰骶痛、淋病、下肢瘫痪、便秘、便血、癫痫、腰椎间盘突出症、肛门瘙痒等。灸法：艾炷灸3～7壮，艾条灸5～10分钟。

（3）命门 位于第2腰椎棘突下凹陷中，后正中线上，与肚脐相对应（图29）。功用：温肾壮阳。主治：遗精、阳痿、早泄、水肿、遗尿、耳鸣、头痛、腰背痛、神经衰弱、月经不调、赤白带下、痛经、子宫内膜炎、手足冷痛、下肢麻痹、恶寒发热、疝气、淋病、虚损、脊强反折、尿频、泄泻、习惯性流产、五劳七伤、头晕、癫痫、惊恐、脊髓炎、贫血、糖尿病、硬皮病、荨麻疹、盆腔炎、不孕症、血栓闭塞性脉管炎、阴部湿疹、皮肤肿瘤等。灸法：艾炷灸5～7壮，艾条灸10～15分钟。

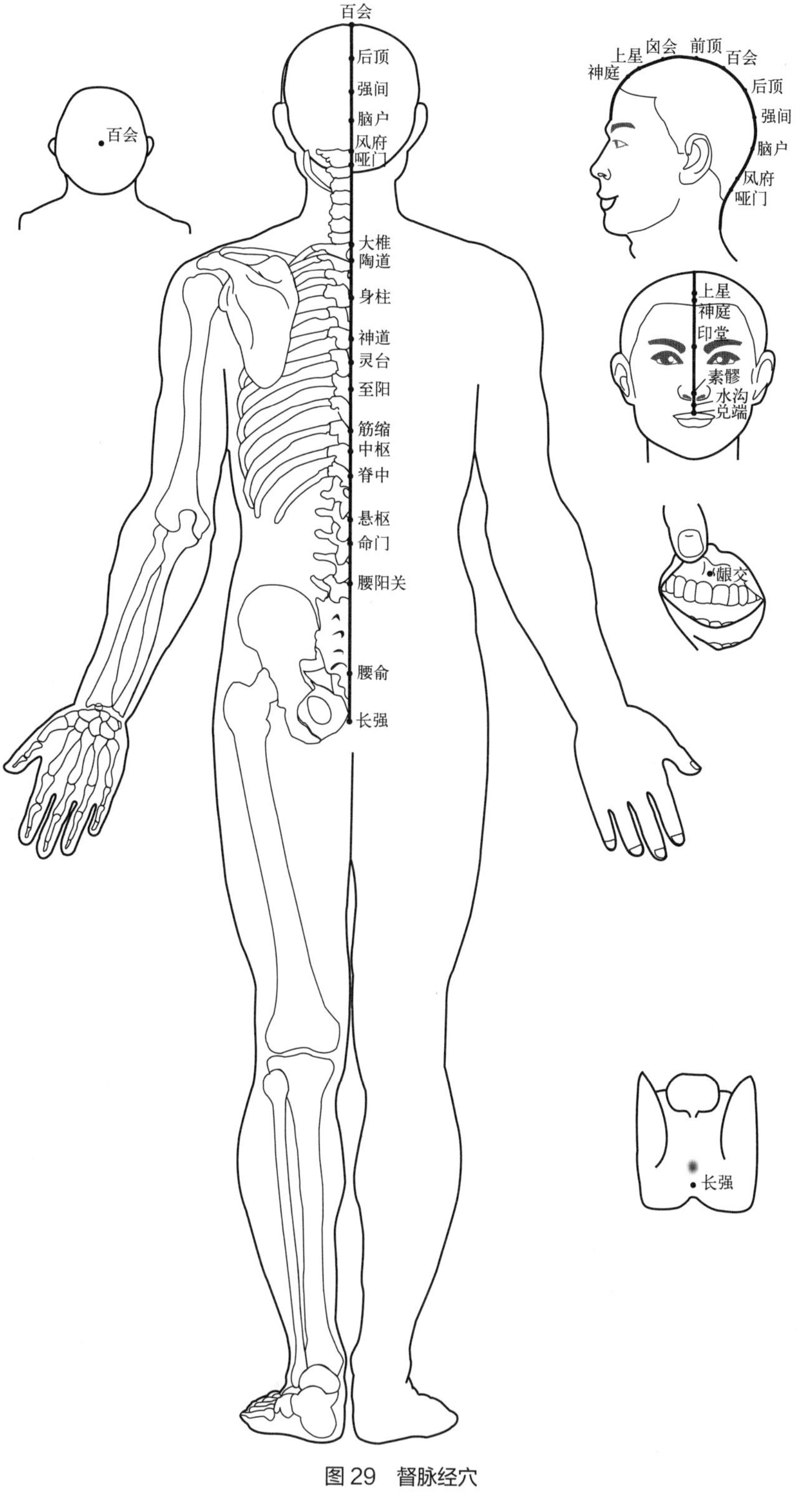
百会
后顶
强间
脑户
风府
哑门
大椎
陶道
身柱
神道
灵台
至阳
筋缩
中枢
脊中
悬枢
命门
腰阳关
腰俞
长强
百会
上星
囟会
前顶
百会
神庭
后顶
强间
脑户
风府
哑门
上星
神庭
印堂
素髎
水沟
兑端
龈交
长强

图 29 督脉经穴

(4) 腰阳关　位于第4腰椎棘突下凹陷中，后正中线上（图29）。功用：壮腰补肾，舒筋利节。主治：遗精、阳痿、腰骶疼痛、月经不调、赤白带下、下肢麻痹、膝关节炎、脊髓炎、疝气、慢性肠炎、便血、闭经、淋浊、痔疮、小腹痛、盆腔炎、产后宫缩痛、前列腺炎、多发性神经炎、坐骨神经痛、腰椎间盘突出症、糖尿病、尿崩症等。灸法：艾炷灸5～7壮，艾条灸10～15分钟。

(5) 脊中　位于第11胸椎棘突下凹陷中，后正中线上（图29）。功用：益肾强脊，调理胃肠，健脾化湿。主治：黄疸、泄泻、痢疾、痔疮、便血、脱肛、小儿疳积、腰背强痛、胃炎、消化性溃疡、胆道蛔虫症、肛门瘙痒。灸法：艾炷灸3～5壮，艾条灸5～10分钟。

(6) 筋缩　位于第9胸椎棘突下凹陷中，后正中线上（图29）。功用：镇惊息风。主治：脊背强痛、癫痫、癔症、胃脘痛、小儿惊风、胃痉挛、腰背神经痛、失声、神经衰弱、强直性痉挛等。灸法：艾炷灸3～5壮，艾条灸5～10分钟。

(7) 至阳　位于第7胸椎棘突下凹陷中，后正中线上，约与肩胛骨下角平齐（图29）。功用：宽胸利膈，清热化痰。主治：脊背强痛、膈胁胀痛、咳嗽、哮喘、疟疾、热病、黄疸、胃脘痛、消化不良、肠鸣、胸膜炎、肋间神经痛、胆囊炎、腹痛、脊强身热、心绞痛、心律失常、肝炎、胆道蛔虫症、疔疮、银屑病等。灸法：艾炷灸3～5壮，艾条灸5～10分钟。

(8) 神道　位于第5胸椎棘突下凹陷中，后正中线上（图29）。功用：清热息风，宁心化痰。主治：脊背强痛、心悸、咳嗽、哮喘、疟疾、热病、神经衰弱、小儿惊风、头痛、颊颌炎、肋间神经痛、癔症、伤寒等。灸法：艾炷灸3～5壮，艾条灸5～10分钟。

(9) 身柱　位于第3胸椎棘突下凹陷中，后正中线上（图29）。功用：清热散风，扶正祛邪。主治：外感身热、咳嗽、哮喘、疟疾、脊背强痛、癫痫、癔症、神经衰弱、惊风、感冒、小儿夜啼、癫狂、疔疮、发背、支气管炎、肺炎、肺结核、百日咳、精神分裂症、维生素D缺乏症、风湿性心脏病、银屑病、面部黄褐斑等。灸法：艾炷灸3～5壮，艾条灸5～10分钟。

(10) 陶道　位于第1胸椎棘突下凹陷中，后正中线上（图29）。功用：清热散风，扶正祛邪。主治：头、颈、肩胛肌痉挛及神经衰弱、癔症、间歇热、感冒、外感热病、身热汗不出、疟疾、咳嗽、哮喘、脊背强痛、癫痫、小儿惊风、结核病发热、骨蒸盗汗、肺结核、精神分裂症、湿疹、银屑病、痤疮、雀斑、黄褐斑等。灸法：艾炷灸3～7壮，艾条灸5～15分钟。

(11) 大椎（交会穴）　位于第7颈椎棘突下凹陷中，后正中线上（图29）。

功用：清热散风，扶正祛邪。主治：感冒、外感热病汗不出、疟疾、咽痛、咳嗽、哮喘、头痛、项强、胸痛、呕吐、脊背拘紧、癫痫、癔症、疔疮、暑热、软骨病、贫血、神经衰弱、毛囊炎、小儿惊风、落枕、骨蒸盗汗、视网膜出血、肺气肿、肺结核、鼻出血、角弓反张、精神分裂症、五劳七伤、虚损、神疲乏力、中暑、风疹、百日咳、支气管炎、肺炎、肝炎、黄疸、血液病、白细胞减少、脑炎、咽炎、淋巴结炎、扁桃体炎、乳腺炎、乳腺增生、发际疮、静脉炎、荨麻疹、颈椎病、湿疹、银屑病、痤疮、面部黄褐斑等。灸法：艾炷灸 3～7 壮，艾条灸 5～15 分钟。

（12）脑户　位于枕外隆凸（后脑勺）上缘凹陷中（图 29）。功用：清头散风。主治：头痛、项强、眩晕、癫痫、三叉神经痛、颜面神经麻痹、面肌痉挛、中风、中耳炎等。灸法：艾炷灸 1～3 壮，艾条灸 3～5 分钟。

（13）百会（交会穴）　位于头顶正中，前发际正中直上 5 寸，折耳，两耳尖向上连线的中点（图 29）。功用：清头散风，开窍醒神，回阳固脱。主治：中风昏迷、口噤不开、角弓反张、头痛、眩晕、鼻窒、耳鸣、耳聋、健忘、失眠、癫痫、癔症、小儿惊风、脱肛、遗尿、神经衰弱、半身不遂、痔疮、发际疮、子宫脱垂、头发早白、高血压、低血压、休克、抑郁症、眼睑下垂、小舞蹈症、精神分裂症、鼻炎、鼻窦炎、脚气等。灸法：艾炷灸 5～10 壮，艾条灸 10～15 分钟。

（14）上星　位于前发际正中直上 1 寸处（图 29）。功用：清头散风。主治：头痛、眩晕、目痛、目赤（结膜炎）、角膜炎、热病无汗、鼻塞、鼻出血、鼻炎、鼻息肉、间歇热、神经衰弱、癔症、小儿急惊风、迎风流泪、疟疾、发际疮、脂溢性脱发等。灸法：艾炷灸 3～5 壮，艾条灸 5～10 分钟。

（15）神庭（交会穴）　位于前发际正中直上 0.5 寸处（图 29）。功用：清头散风。主治：头痛、眩晕、失眠、鼻炎、泪囊炎、目痛、目翳、鼻塞流涕、癫痫、神经衰弱、癔症、急惊风、目赤肿痛、迎风流泪、鼻窦炎、鼻出血、高血压、精神分裂症等。灸法：艾炷灸 3～5 壮，艾条灸 5～10 分钟。禁针。

（16）印堂　位于两眉头连线之中点处（图 29）。功用：清热散风，宁心安神。主治：头重、头痛、鼻出血、鼻炎、惊风、产后血晕、失眠、眩晕、口眼㖞斜、神经衰弱、眉棱骨痛、鼻窦炎、目赤肿痛、重舌、呕吐、子痫、颜面疔疮、三叉神经痛、感冒发热、高血压、低血压、结膜炎、睑腺炎、酒渣鼻、痤疮等。灸法：艾炷灸 3～5 壮，艾条灸 5～15 分钟。

（17）水沟（交会穴）　俗称人中，位于鼻尖与上嘴唇尖之间，人中沟的上 1/3 与中 1/3 交点处（图 29）。功用：清热息风，苏厥醒神。主治：中风昏迷、中暑、急惊风、休克、癫痫、癔症、口眼㖞斜、面肿、牙痛、腰背强痛、崩漏、产后血晕、糖尿病、精神分裂症、水肿、癫狂、破伤风、遗尿、尿潴留、面肌痉挛、呃逆、舞蹈症、晕动病、急性腰扭伤等。又为急救穴之一。灸法：艾炷灸1～3壮，艾条灸3～5分钟。

（二）经外奇穴

1. 头颈部奇穴

⑴ 四神聪　位于头顶百会穴前后左右各旁开1寸处，共4个穴位。功用：清利头目，醒脑开窍，宁心安神。主治：头痛、眩晕、失眠、健忘、癫狂、偏瘫、脑积水、偏头痛、脏躁、中风半身不遂、夜尿症、湿疹、神经性皮炎、斑秃、脂溢性脱发等。灸法：艾炷灸1～3壮，艾条灸5～10分钟。

⑵ 上迎香（鼻通）　位于鼻唇沟上端，鼻翼软骨与鼻甲的交界处。功用：清热散风，宣通鼻窍。主治：头痛、鼻塞、鼻息肉、目赤肿痛、伤风、迎风流泪、鼻炎、鼻窦炎、鼻部疖肿等。灸法：艾条灸5～10分钟。

⑶ 太阳　位于眉梢与外眼角间，向后约一横指（中指）的凹陷中。功用：清头明目，疏风通络。主治：头痛、偏头痛、三叉神经痛、面瘫、感冒、口眼㖞斜、眩晕、目赤肿痛、牙痛、视网膜出血、视神经萎缩、神经衰弱、近视、青光眼等。灸法：艾条灸5～10分钟。

⑷ 翳明　位于翳风穴后1寸处。功用：活血明目，宁心安神。主治：视物不清、夜盲症、近视、远视、早期白内障、精神病、头痛、眩晕、耳鸣、失眠、面瘫、流行性腮腺炎、癫狂等。灸法：艾条灸5～10分钟。

⑸ 牵正　位于耳垂前0.5～1寸处，与耳垂中点相平。功用：散风通络，安神止痛。主治：面瘫、口腔溃疡、下牙痛、口臭、腮腺炎等。灸法：艾条灸5～10分钟。

⑹ 安眠　位于翳风与风池连线中点处。功用：宁心安神。主治：失眠、头痛、眩晕、心悸、癔症、高血压、精神病。灸法：艾条灸5～10分钟。

⑺ 颈百劳　位于大椎穴上2寸，后正中线旁开1寸处。功用：清肺化痰。主治：瘰疬、颈肿、咳嗽、哮喘、肺结核、项背强痛、支气管炎、咳喘、骨蒸潮热、自汗、盗汗、百日咳、落枕、颈肌痉挛、颈部扭伤等。灸法：艾炷灸3～5壮，艾条灸5～10分钟。

⑻ 新设　位于风池穴直下，项后发际下1.5寸，约当第4颈椎横突端，颈部斜方肌外缘处。功用：祛风通络。主治：后头痛、落枕、颈项强痛、肩背酸痛、项肌扭伤及痉挛、枕神经痛、角弓反张、咽喉肿痛、淋巴结肿大、咳嗽、喘息、瘰疬等。灸法：艾炷灸3～7壮，艾条灸5～15分钟。

⑼ 血压点　位于第6、7颈椎棘突间旁开2寸处。功用：调血活血，调节

血压。主治：高血压、低血压、落枕、头项强痛。灸法：艾炷灸 3～5 壮，艾条灸 5～10 分钟。

（10）耳尖　位于耳尖上，将耳郭向前按压，在耳郭尖端处即是。功用：疏风泄热，凉血明目。主治：头痛、偏头痛、目赤肿痛、目翳、睑腺炎、沙眼、喉痹、颜面疔疮等。灸法：艾炷灸 1～3 壮，艾条灸 5～10 分钟。

2. 胸腹部奇穴

（1）提托　位于脐下 3 寸（关元）旁开 4 寸处。功用：调理冲任，升阳举陷，理气止痛。主治：痛经、崩漏、子宫脱垂、肾下垂、疝痛、腹胀、下腹痛等。灸法：艾炷灸 3～5 壮，艾条灸 5～15 分钟。

（2）子宫　位于脐下 4 寸（中极）旁开 3 寸处。功用：调理冲任，暖宫调经，理气止痛。主治：月经不调、痛经、崩漏、带下、子宫脱垂、不孕症、睾丸炎、盆腔炎、疝气、疝痛、少腹痛、腰骶痛、淋证等。灸法：艾炷灸 5～7 壮，艾条灸 10～15 分钟。

3. 腰背部奇穴

（1）定喘　位于大椎穴旁开 0.5 寸处。功用：宣肺定喘。主治：哮喘、咳嗽、感冒、项背痛、落枕、肩背痛、上肢痛不能举、荨麻疹、呼吸困难、瘰疬等。灸法：艾炷（隔姜或附片）灸 3～5 壮，艾条灸 5～10 分钟。

（2）夹脊（华佗夹脊）　位于背部第 1 胸椎至第 5 腰椎，各椎棘突下各旁开 0.5 寸处，每侧 17 穴，共 34 穴。功用：通利关节，调整脏腑。主治：脊柱酸痛、咳嗽、哮喘、肺结核、神经衰弱、肋间神经痛、腰肌扭伤、下肢麻痹、邻近脏器病。上胸背部夹脊穴多主治心、肺疾病及上肢疾病；下胸背部夹脊穴多主治肝、胆、脾、胃、肠道疾病；腰背部夹脊穴多主治肾、膀胱、盆腔及下肢疾病。灸法：艾炷灸 5～7 壮，艾条灸 10～15 分钟。

（3）胃脘下俞　位于第 8 胸椎棘突下，后正中线旁开 1.5 寸处。功用：养阴润燥，理气止痛。主治：胃脘痛、腹痛、呕逆、胰腺炎、咳喘、糖尿病、胸胁痛、肋间神经痛、消化性溃疡等。灸法：艾炷灸 5～7 壮，艾条灸 10～20 分钟。

（4）接脊　位于第 12 胸椎棘突下凹陷处。功用：理气健脾，清热利湿。主治：腹痛、泄泻、消化不良、痢疾、脱肛、癫痫、腰痛、疝痛等。灸法：艾炷灸 3～5 壮，艾条灸 5～10 分钟。

（5）痞根　位于第 1 腰椎棘突下，后正中线旁开 3.5 寸处。功用：疏肝活血，软坚消痞。主治：腹部痞块、肝炎、胃脘痛、反胃、呃逆、肠炎、泄泻、肾下垂、腰痛、疝痛等。灸法：艾炷灸 3～7 壮，艾条灸 5～15 分钟。

（6）腰眼　位于第 4 腰椎棘突下，后正中线旁开约 3.5 寸凹陷处。功用：补肾壮腰，活血通络。主治：腰腿痛、阳痿、遗精、腰肌劳损、腰部软组织损伤、坐骨神经痛、月经不调、带下、盆腔炎、肾下垂、糖尿病、虚劳、尿频、肺结核、睾丸炎等。灸法：艾炷灸 5～7 壮，艾条灸 10～15 分钟。

（7）十七椎　位于第 5 腰椎棘突下凹陷处。功用：补肾壮腰，通络止痛。主治：腰骶痛、腿痛、下肢瘫痪、月经不调、痛经、崩漏、遗尿、妊娠癃闭、肛门疾病等。灸法：艾炷灸 5～7 壮，艾条灸 10～15 分钟。

4. 上肢部奇穴

（1）肩前　垂臂合腋，位于腋前皱襞尽端直上 1.5 寸，在腋前皱襞尽端与肩髃连线上。功用：舒筋络，利肩臂。主治：肩周炎、肩痛不能举、上臂内侧痛、中风上肢瘫痪等。灸法：艾炷灸 3～7 壮，艾条灸 5～15 分钟。

（2）二白　位于腕掌侧远端横纹直上 4 寸，在桡侧腕屈肌腱两侧，一手二穴，一穴在筋中间，一穴在大筋外。功用：清利固脱，舒筋止痛。主治：痔、里急后重、脱肛、胸胁痛、前臂痛。灸法：艾炷灸 3～5 壮，艾条灸 5～10 分钟。

（3）肘尖　屈肘时，在肘后尺骨鹰嘴尖端。功用：清热解毒，软坚散结。主治：瘰疬、痈疽、疔疮。灸法：艾炷灸 3～7 壮，艾条灸 5～15 分钟。

（4）中泉　位于腕背侧远端横纹上，指总伸肌腱桡侧，阳溪与阳池中间凹陷处。功用：疏调气机，理气宽胸，调和气血，通经活络。主治：咳嗽、气喘、胸胁胀闷、胃气上逆、胃脘痛、吐血、腹胀、腹痛、掌中热、腕关节疾病、腱鞘炎等。灸法：艾炷灸 3～7 壮，艾条灸 5～15 分钟。

（5）腰痛点（即威灵、精灵）　威灵穴在手背第 2、第 3 掌骨间，腕背侧远端横纹与掌指关节的中点处；精灵穴在手背第 4、第 5 掌骨间，腕背侧远端横纹与掌指关节的中点处。功用：舒筋活络，壮腰止痛。主治：晕厥、休克、昏迷、小儿惊风、急性腰扭伤、腰肌劳损、腕关节炎、手背红肿疼痛等。灸法：艾炷灸 3～5 壮，艾条灸 5～10 分钟。

（6）外劳宫（落枕）　位于手背第 2、3 掌骨间，指掌关节后 0.5 寸凹陷处。功用：舒筋活络，和中健脾。主治：落枕、肩臂痛、手指挛痛、脘腹疼痛、消化不良、腹泻、手指麻木不能屈伸、小儿惊风、颈椎病等。灸法：艾炷灸 1～3 壮，艾条灸 3～5 分钟。

（7）八邪　位于手指各指缝中的赤白肉际处，左右共 8 个穴位。微握拳，于手背第 1～5 指蹼缘后方赤白肉际处。功用：清热散风，通络止痛。主治：手背肿痛、手指麻木、痉挛、头项强痛、咽痛、牙痛、目痛、烦热、鹅掌风、头痛等。灸法：艾炷灸 3～5 壮，艾条灸 5～10 分钟。

（8）大骨空　位于拇指背侧，掌指关节横纹中点处。功用：明目和胃。主治：吐泻、鼻出血、目疾等。灸法：艾炷灸 3～5 壮，艾条灸 5～10 分钟。

（9）中魁　位于中指背侧，近端指间关节横纹中点处。功用：理气和中，和胃降逆。主治：呕吐、呃逆、反胃、噎膈、鼻出血、崩漏、牙痛、白癜风等。灸法：艾炷灸 3～5 壮，艾条灸 5～15 分钟。

（10）小骨空　位于小指背侧，近端指间关节横纹中点处。功用：清热明目。主治：目赤肿痛、目翳、喉痛、耳聋、指关节痛等。灸法：艾炷灸 3～5 壮，艾条灸 5～10 分钟。

（11）十宣　位于手十指尖端，距指甲游离缘约 0.1 寸处，左右共 10 穴。功用：泄热救逆，清神开窍。主治：高热、中暑、晕厥、休克、昏迷、中风、癫痫、癔症、小儿惊厥、咽喉肿痛、扁桃体炎、指端麻木等。灸法：艾条灸 10～15 分钟。

5. 下肢部奇穴

（1）百虫窝　位于即髌底内侧端上 3 寸处。功用：养血祛风止痛，清热利湿杀虫。主治：风湿痒疹、阴部生疮、风疹、荨麻疹、皮肤瘙痒症、过敏性皮炎、湿疹、胆道蛔虫症等。灸法：艾炷灸 3～7 壮，艾条灸 5～15 分钟。

（2）鹤顶　在髌底中点的上方凹陷处。功用：通利关节。主治：膝关节肿痛、下肢瘫痪、鹤膝风、脚气等。灸法：艾炷灸 3～7 壮，艾条灸 5～15 分钟。

（3）内膝眼　位于髌韧带内侧凹陷处的中央。功用：通利关节。主治：膝关节肿痛、下肢麻痹、腿痛、腹绞痛、脚气、鹤膝风。灸法：艾条灸 10～15 分钟。

（4）胆囊　位于小腿外侧，腓骨小头直下 2 寸，阳陵泉穴直下 1～2 寸压痛最明显处。功用：疏肝利胆，通络止痛。主治：胆囊炎、胆石症、胆道蛔虫症、胆绞痛、胃窦炎、胸胁痛、腰腿痛、下肢麻痹、瘫痪、胁痛等。灸法：艾炷灸 3～5 壮，艾条灸 10～15 分钟。

（5）阑尾　位于小腿外侧，髌韧带外侧凹陷下 5 寸，胫骨前嵴外一横指（中指）上巨虚上 1 寸之压痛最明显处。功用：清热散瘀，通调肠道。主治：急性与慢性阑尾炎、消化不良、腹痛、吐泻、胃脘痛、肠炎、下肢痿痹、足下垂等。灸法：艾炷灸 5～7 壮，艾条灸 10～15 分钟。

（6）八风　位于足背各趾缝间的缝纹端赤白肉际处，每足 4 个穴位，共 8 个穴位。功用：清热消肿，散风通络。主治：足跗肿痛 / 无力、头痛、牙痛、疟疾、月经不调、足趾青紫、脚气、末梢神经炎等。灸法：艾条灸 5～10 分钟。

（7）里内庭　位于足底第 2、3 跖趾关节前方凹陷中，与内庭穴相对处。功用：疏经通络，息风止痉。主治：小儿惊风、癫痫、食积、急性胃痛、五趾麻木 / 疼痛等。灸法：艾条灸 5～10 分钟。

（8）独阴　位于足底第2趾跖侧远端趾间关节横纹中点处。功用：行气止痛，调理冲任。主治：心痛、胸胁痛、胃脘痛、反酸、呕吐、少腹急痛、积聚、小肠疝气、月经不调、难产等。灸法：艾条灸 5～10 分钟。

⑼ 气端　位于足十趾尖端中央，距趾甲游离缘 0.1 寸，两足共 10 个穴位。功用：启闭开窍，疏经通络。主治：中风昏迷、足趾麻木、脚气等。灸法：艾条灸 5～10 分钟。

六、灸疮的处理及灸后调养

（一）灸疮的处理

艾炷着肤施灸后，局部皮肤出现红晕、有灼热感，属正常现象，无须处理。经数小时后即可消失，或遗留黄色色素沉着。

1. 产生灸疮的原因

灸疮是因灸后起疱所致。其原因有：①艾炷捻得太松，燃时部分掉落触肤；②艾炷大而壮数多；③起疱后被抓破感染。

然而灸后起疱，只有化脓后才能形成灸疮。所以《中国针灸学》云："直接施灸，不论壮数多少，必起一水疱，水疱不论大小，若以其有痒感而抓破之，则化脓菌易于潜入，遂引起化脓……灸后水疱大者，其内部组织为灸火所伤，引起炎症，分泌物增多，贮留于疱皮之下，易于擦破，即引起化脓之症状。"说明疱后化脓是因疱破感染所致。

2. 灸疮的预防与处理

灸前艾炷要捻紧，避免大艾炷直接施灸；施灸时适当控制壮数和时间；起疱后要保持局部清洁，小者可自行吸收，发生痒感时，绝对不可抓破。如此可防止灸疮之发生。若水疱大者，可用消毒针管抽出疱液，用消毒纱布或灸疮膏（淡膏药）覆盖固定。若偶因不慎而擦破时，应予以消毒后严密包扎，防止伤口化脓溃烂。

若灸火较重，发了灸疮，应进一步处理。

⑴ 除抽出疮液外，还要保护灸疮，避免感染，并可用赤皮葱、薄荷各适量煎汤趁热淋洗疮口周围，外贴玉红膏促进结痂。

⑵ 一旦灸疮感染化脓，应给予抗菌药物治疗。若疮愈后，新肌黑色不退，可以取桃枝嫩皮煎汤温洗之。若灸疮黑色而烂，可用桃枝、柳枝、芫荽各等份煎汤洗之；如灸疮痛不可忍者，可用桃枝、柳枝、芫荽、黄连各适量煎汤温洗之，立可止痛；灸疮久不收口，多为气虚，宜内服内托黄芪丸（黄芪 48g，当归 12g，肉桂、木香、乳香、沉香各 6g）；天热时，灸疮之分泌物（液）较多，宜常用净纸或消毒棉花纱布拭干之，不宜用凉水洗涤；天寒时，肉芽不易生长，宜常以葱

汤淋洗其周围，以助药膏之不及。灸疮脱痂后，除用桃枝、柳枝汤温洗外，应保护局部皮肤，免受风寒侵袭。

古人善用瘢痕灸而形成的灸疮，认为是治疗上的需要，只有艾炷直接着肤灸后产生的灸疮才能达到治疗作用。不过要达到治病目的，不一定要形成灸疮。艾炷无瘢痕灸、隔物灸及后人改制成的艾条温和灸等都能达到治疗目的，而且效果甚佳。

（二）灸后调养

艾炷瘢痕灸后，对病人的气血、津液多少会有些影响，故宜重视灸后调养；个别体质虚弱者，灸后可能出现低热、口渴、疲劳等不适，不用停灸，继续施灸，即可消失。如这种不适感觉较重，且出现口渴、尿黄、便秘等症状，为灸火伤阴之象，可予加味增液汤（生地黄、麦冬、玄参、肉苁蓉各15g，水煎服，每日1剂），即可消除。

其他灸法，灸后一般无不适感觉，不需特别调养。

七、艾灸疗法的注意事项

在应用艾灸疗法治疗时，还必须注意以下几点。

（1）术者要端正态度，不断提高灸术　术者在掌握操作、提高灸术的同时，应举止端庄，态度和蔼，操作认真，专心致志。切忌操作马虎，一心二用。

（2）患者要树立信心，密切配合　要取得患者配合，必须灸前做好病人工作，耐心解释，消除其顾虑和恐惧心理，以取得病人的信任和配合。应坚持治疗，切忌治治停停，影响疗效。若需要选用瘢痕灸时，必须征得病人的同意，方可使用。

（3）要辨证选方，合理施灸　选择灸治配方，一定要进行辨证论治，根据病人的体质和年龄、季节及区域不同，选择合适的灸法。施灸时取穴要准，灸穴不要过多，火力宜均匀，壮数需足量，切忌乱灸、暴灸。施灸时，既要注意施灸顺序，又要灵活掌握。患者体位既要舒适，又要便于施灸。

（4）要保持诊疗室内空气畅通　施灸前，室内窗户要打开，保持空气流通。施灸时，冒出的艾烟过浓，会使空气浑浊，使人呼吸不舒畅、难受而引起咳嗽等，特别是用灸较多时尤其如此。因此，要保持室内空气流通，防止空气浑浊。

（5）应注意清除艾灰　艾绒易燃，在施完艾条灸后，务必将艾条熄灭，避免引起火灾。艾灰积压过多时，可用手指轻击艾条，或用艾条轻击接灰杯杯口，除去艾灰后再灸。艾炷着肤灸时，当燃至1/3或3/5时，应除去残炷，另换新炷；

隔物灸时，当快要燃至隔物垫即除去艾灰，另换新艾炷。

（6）要防止皮肤起疱　起疱灸是一种灸法，但在通常灸治时，还是应防止起疱。施灸时，如温度未掌握好，刺激过猛，或者掉落火星灼伤患者皮肤，都可能引起水疱。为了防止灼伤起疱，要使艾条与皮肤保持适当距离，并且持艾条的手稳定有力，切忌晃动，此外，制作艾条或艾炷时，不能太松，防止掉落火星等。

（7）要防止灼烧衣服　施灸时，因火星、火灰掉落，稍一疏忽，很容易灼烧衣服等物。因此，一要及时除去艾灰；二要在靠近燃端处用布或纸遮住衣服。

（8）禁忌证、禁灸部位和穴位不要轻易施灸　但有些禁灸穴，如隐白、犊鼻，施灸很有疗效。

（9）施灸的壮数和时间　艾炷大小和壮数多少，应根据病人之年龄大小和体质强弱酌情增减。老人、小孩和身体虚弱、功能减退者，施灸时艾炷应当小些，壮数应少些，艾条灸的时间要短些；身体壮实的中年人艾炷应当大些，壮数应当多些，艾条灸的时间要长些。虚证、寒证施灸次数可多些，壮数应当多些，艾条灸的时间要长些。而实证、热证施灸次数要少些，时间可短些，而且要限定在某些施灸部位。在冬季，施灸的时间和次数可以多些，而春天和秋天，应当少些，夏天则又应更少些。艾条灸 1 分钟，相当于小艾炷灸 1 壮。一般中等艾炷约可燃烧 3 分钟。艾条灸一般每次可灸 5～15 分钟，个别达 30 分钟以上。艾炷灸一般每次可灸 3 壮，个别可达 10 多壮或更多。腰背部、小腹部的施灸时间可以长些，灸的壮数可以多些；而四肢、胸部和上腹部，施灸的壮数应少些，头颈部和阴囊部更要少些，或改用温和灸。总之要灵活掌握，具体而定。

用艾炷灸时，先将艾炷稳放在皮肤上（如遇难以放稳的穴位，可先在皮肤上涂些蒜汁或温水，使艾炷粘在皮肤上）方可点燃，以免艾炷掉落。

（10）防止晕灸　晕灸虽属罕见，但术者亦应注意。在施灸中，若患者突然出现头晕、眼花、恶心、心慌出汗、颜面苍白、手冷脉细、血压降低甚至晕倒等症状时，是为晕灸。应立即停止灸治，让病人平卧，急灸足三里穴（双），即可平复。

下篇

疾病的艾灸疗法

一、内科病症

感 冒

感冒是以外感风邪为主的四时不正之气（六淫）或兼夹时疫之气所引起的一种外感发热性疾病，即现代医学之上呼吸道感染。临床上以发热（体温一般不超过 39℃）、恶寒或恶风、头痛、全身酸痛、乏力、鼻塞流涕、打喷嚏、脉浮为主要特征。

【病因】 六淫外袭，风为首领。“风为百病之长”，风邪侵袭，善行数变，每多兼夹，尤以夹寒、夹热之邪为多，或夹时疫之气。身体虚弱，每遇气候变化、寒热失调时尤易罹患。一般来讲，感冒很少有发生传变的情况，且病程短而易愈，但时感重症、老年人、婴幼儿、体弱患者，有时亦可变生他病。尤其年老体弱患者，一旦感冒，且多缠绵难愈，或反复发作。

【症状】 病邪有兼夹，病情有轻重。根据临床表现，凡外感以风邪为主的，称为伤风，症见头痛、鼻塞、流涕、怕风，其证较轻；夹寒邪的为风寒感冒，症见恶寒、发热、无汗、头痛、肢节酸痛、鼻塞声重、时流清涕、喉痒、咳嗽、痰稀白、脉浮紧、舌苔薄白而润为主；夹热邪的为风热感冒，症见发热、微恶风寒、头痛头胀、咽喉肿痛、微渴欲饮、咳嗽、痰黄稠、汗出而不畅、脉浮数、舌苔薄黄为主；若兼夹时疫之邪，且发病急，病情比风热感冒严重，并有传染性，易引起暴发或大流行，故称为流行性感冒，古称时行感冒。

【疗法】

配穴方一 大椎、风门（双）、足三里（双）。

灸法：采用温和灸。每日早、晚各灸 1 次，每次灸 15～20 分钟，至愈为度。

主治：体虚感冒。

附记：此法有益气固表、健运脾胃之功，能增强人体免疫功能，也可用于预防感冒。

配穴方二 主穴：大椎、外关、足三里、曲池、风池。配穴：鼻塞加迎香；咳嗽加天突；头痛加太阳、印堂。

灸法：①温和灸，每次灸 20～30 分钟，每日 1～2 次，5～7 日为 1 个疗程；②隔姜灸：取艾炷如花生米大小，每穴灸 5～7 壮，每日 1 次，7 日为 1 个疗程。

主治：风寒感冒及风热感冒。

附记：此法有疏风散邪、宣肺解表之功，故用之多效。又用艾炷灸足三里穴 3～5 壮，可预防时行感冒。每日灸 1 次，每次灸 20 分钟，连续 3～5 日，效佳。

平时使室内通风，坚持户外活动和体育锻炼，以增强防御外邪的能力。

配穴方三　主穴：风池、风门、肺俞、列缺、合谷。配穴：气虚者，加足三里；全身酸痛者，加大杼。

灸法：①隔姜（或麻黄饼）灸，每次选2～4穴，各灸5～7壮，每日灸1～2次；②温和灸，每穴灸20～30分钟，以患者感到舒适为宜，局部皮肤潮红为度，每日灸1或2次。

主治：风寒感冒。

附记：此法有疏散风寒、宣肺解表之功，故用之有效。

中　暑

中暑，俗称“发痧”，是发生在夏季的一种急性病症。若不及时治疗或治不得法，可致死亡。根据临床表现，一般又分伤暑、暑风或暑厥。

【病因】 多因长期处在高温环境或烈日下（夏秋季节）作业，温热秽浊毒气侵入人体，使气血滞塞而发热。轻者为伤暑，重者为暑风或暑厥。

【症状】 猝然出现头晕、头痛、心中烦乱、无汗、眼发黑、恶心、倦怠、四肢发冷、指甲与口唇乌青，甚则突然晕厥、口噤不能言、转筋抽搐，或壮热、烦躁，或汗出气短、四肢厥冷、神志不清、血压下降，或腹痛剧烈、欲吐不出。

【疗法】

配穴方一　主穴阳证取大椎、曲池、合谷、内关、足三里；阴证取肾俞、神阙、气海、关元、阴郄、太渊。配穴：转筋者，加承山、承筋；惊厥者，加后溪、涌泉；暑热夹湿者，加阴陵泉。

灸法：①用艾炷着肤灸（无瘢痕灸），每穴灸3～5壮，每日1或2次；②用艾炷隔盐灸，在神阙穴灸5～7壮，每日1或2次；③用艾条悬起灸，每穴灸10～15分钟，每日1或2次。

主治：中暑重症之阳证或阴证。

附记：阳证方能清泄暑热；阴证方能益肾、补气、生津，故随证用之多效。

配穴方二　神阙、气海、关元、涌泉。

灸法：①用艾炷隔盐灸，在神阙穴隔盐灸，壮数不拘，以苏醒为度；②用艾炷隔姜灸，壮数不拘，以苏醒为度。

主治：中暑脱证。

附记：此法有回阳固脱之功，故用之有效。

配穴方三　主穴：关元、气海、神阙、百会。配穴：抽筋者，加承山、承筋、阳陵泉。

灸法：①用艾条温和灸，每穴灸5～10分钟，以苏醒为度；②用艾炷隔姜灸，取关元、气海、神阙穴，壮数不限，以苏醒为度；③用艾炷隔盐灸，限于神阙穴，壮数不限，以苏醒为度。

主治：中暑。症见面色苍白、四肢逆冷者。

附记：中暑发病急，必须及时就地抢救，将患者移至阴凉而通风良好的地方，解开衣扣，施以针灸、刮痧等方法。

眩　晕

眩谓眼黑；晕者，头旋也。眩晕是以头晕、目眩为主要表现的疾病。本病既可单独出现，也可继发于其他疾病，是临床常见多发病。

【病因】 多因肝风内动所致，或湿痰壅遏，或气虚夹痰上扰，或肾水不足，虚火上炎；或命门火衰，虚阳上越所致。由此观之，凡六淫外感，七情内伤和脏腑功能失调皆能致病。

【症状】 眼花头转，重则起立后晕倒。或伴随兼症，致因不同，兼证亦异，治当详察。

【疗法】

配穴方一　主穴：百会、风池、头维。配穴：少寐易怒者，加神门、三阴交、太冲、行间；腹胀纳呆者，加足三里、天枢；大便秘结者，加支沟、上巨虚；痰多吐涎者，加丰隆、阴陵泉；胸脘胀满者，加中脘、内关；气短自汗者，加膻中、复溜；五心烦热者，加内关、三阴交等。

灸法：①用艾条温和灸，每次取 2～4 穴，各灸 10～25 分钟，每日灸 1 次，10 次为 1 个疗程；②用艾炷无瘢痕灸，每次取 1～2 穴，艾炷如麦粒大，各灸 4～5 壮，隔日灸 1 次，3 次为 1 个疗程；③用温灸器灸，每次取 2～5 穴，各灸 10～20 分钟，每日灸 1 次，5～7 次为 1 个疗程。

配穴方二　第一组（肝阳上亢型）：风池、肝俞、肾俞、侠溪、行间、太冲。第二组（肾精不足型）：百会、肾俞、命门、太溪、三阴交、涌泉。第三组（心脾两虚型）：百会、膈俞、脾俞、肾俞、关元、足三里；第四组（痰浊中阻型）：中脘、内关、太渊、足三里、阴陵泉、丰隆。

灸法：随证选方，按法施灸。①第一组用艾炷隔芹菜根灸，每次取 3～5 穴，用鲜芹菜根切成 0.2cm 的薄片，置穴上，再放艾炷，各灸 3～5 壮，每日灸 1 次，10 次为 1 个疗程。②第一组用温针灸，每次取 2～4 穴，各灸 3 壮（或 10～20 分钟），每日或隔日灸 1 次，10 次为 1 个疗程。③第二至四组用艾炷隔姜灸，每次取 3～5 穴，各灸 3～7 壮，每日或隔日灸 1 次，5～10 次为 1 个疗程。④用艾条温和灸，随证选取一组穴位，每次取 3～5 穴，各灸 15～30 分钟，每日或隔日灸1次，10次为1个疗程。

配穴方三 印堂、太阳、百会、合谷、外关、太冲、大椎、肩井、肝俞、肾俞。

灸法：用艾炷隔姜灸大椎、肝俞、肾俞3穴，每穴灸3～7壮，2～3日1次；再用艾条温和灸印堂、太阳、百会3穴，然后再用艾条温和灸（每穴灸2～3分钟）或艾炷无瘢痕灸（1壮）合谷、外关、太冲、肩井4穴。发作期每日1～2次，缓解期2～3日1次。

主治：虚寒型眩晕。

头痛

头痛是人自我感觉到的一种病症，在临床上较为常见。头为“诸阳之会”“清阳之府”，脏腑经络气血皆上会于头，故无论外感或内伤都可通过经络气血直接或间接地影响头部而致头痛。

【病因】 致因虽多，无非外感（六淫）和内伤（七情）所致。伤于风者，上先受之。所以外感头痛，以风邪为多。因“风为百病之长”，为病每多兼夹，故又有风寒头痛、风热头痛、风湿头痛之分。内伤头痛多因七情内伤、脏腑失调、气血不足所致，故又有肝阳头痛、痰浊头痛、血瘀头痛、阴虚头痛、气虚头痛等。

【症状】 急性头痛多为外感，慢性头痛多为内伤。

外感头痛：起病较急，常伴有恶寒、发热、鼻塞、流涕等表证。主要有以下三型：①风寒头痛，症见头痛时作，遇寒则甚，痛引项背，恶风畏寒，口不渴，鼻塞，苔薄白，脉浮紧。②风热头痛，症见头痛且胀，伴眩晕，甚则如坐舟中，面目红赤，发热恶风，自汗，或尿短赤、便结，或渴欲饮，舌尖红，苔薄黄，脉浮数或弦数。③风湿头痛，症见头痛而沉重，如遇阴雨天气时尤甚，或伴有肢体困重疼痛，腰膝酸胀，有下坠之感，纳呆呕恶，苔白腻，脉濡缓。不过皆以头痛为主，其他伴随症状一般较轻。

内伤头痛：起病缓慢，时发时止，缠绵难愈。主要有以下五型：①肝阳（火）头痛，症见头痛眩晕，心烦易怒，面红目赤，口苦舌红，苔薄黄，脉弦有力。②痰浊头痛，症见头痛昏蒙，胸脘满闷，呕恶酸浊，苔白腻，脉滑或弦滑。③肾虚头痛，症见头痛且空，腰膝酸软，遗精带下，耳鸣眩晕，苔少，脉细或沉弱。④血瘀头痛，症见头痛日久，痛处固定不移，痛如锥刺，或有头部外伤史，舌黯有瘀斑，脉细涩。⑤气虚头痛，症见头晕目眩，乏力，面色㿠白。

【疗法】

配穴方一 主穴：阿是穴、百会、太阳、上星、列缺、合谷。配穴：前头痛加印堂、阳白，头顶痛加百会、四神聪、太冲、涌泉，后头痛加风池、昆仑。

灸法：①用艾条温和灸，每次选用6～8个穴位，每穴灸5～10分钟，偏寒、虚者可灸20分钟。每日灸1次，5次为1个疗程。②用艾炷隔物灸（凡附片、生姜片、葱白饼等均可选用），每穴灸3～5壮或5～10分钟。每日灸1次，5次为1个疗程。

附记：此法具有温经散寒、通络止痛之功，故用之效佳。灸时应注意不要烧伤头发和面部。

配穴方二　主穴：百会、太阳、头维、上星、合谷、阿是穴。配穴：目赤耳鸣者，加太冲、丘墟；头重者，加丰隆、中脘；痛有定处者，加膈俞、血海；面白神乏者，加血海、足三里、三阴交；五心烦热且口干者，加肝俞、肾俞、三阴交等。

灸法：①用艾炷着肤灸（无瘢痕灸），头部穴位可用小艾炷灸，每次选用4～5穴，每穴灸4～5壮，余穴用艾条温和灸各10分钟，每日灸1次。②用艾炷隔物灸，艾叶、附片、姜片均可随症选用。每穴灸5～10壮，每日灸1次。③用艾条温和灸，每次选用6～8穴，每穴灸10分钟，偏虚者可灸20分钟，每日灸1或2次。

主治：头风（内伤头痛）。

附记：凡瘀血头痛、肝阳头痛、痰浊头痛、阴虚头痛和气虚头痛均可用本法治疗。实证时间可短些、壮数少些；虚证则时间可长些，壮数多些。

配穴方三　主穴：百会、太阳、头维、上星、列缺、合谷、阿是穴。配穴：风寒者，加风池、风门；风热者，加大椎、曲池、外关；风湿者，加风府、足三里；气虚加脾俞、气海、足三里；血虚加膈俞、血海、三阴交；肾虚加肾俞、太溪；肝阳上亢加阳辅、太溪、太冲；痰浊加中脘、丰隆、足三里；瘀血加血海、三阴交、行间。

灸法：①用艾炷着肤灸（无瘢痕灸），寒性、虚证头痛，每次选3～5穴，每穴灸3～5壮，每日灸1次。头部穴位用小艾炷。②用艾炷隔附片（或姜片，或艾叶）灸，寒性、虚证头痛，每次选3～5穴，每穴灸5～10壮，每日灸1次。③用艾条温和灸，各种头痛，每次选3～5穴，各灸5～10分钟；寒性、虚证头痛可灸20分钟；气血不足头痛，可在百会、肝俞、脾俞、肾俞、气海、合谷、足三里各熏灸5～10分钟，每日灸1次。④用温针灸，各种头痛，每次选3～5穴，每穴灸3壮（或5～10分钟），每日灸1次。⑤用灯草灸，各种头痛，在印堂、前发际中线、阳白、后发际中线、颈百劳各灼灸1下，每3日灸1次。眉棱骨痛可在攒竹、鱼腰、阳白各灼灸一下，每日1次，均灼患侧。

主治：头痛（外感或内伤头痛）。

附记：此法有祛邪扶正、通络止痛之功，故用之效佳。艾灸治疗头痛有灸到痛止之效，配合针刺则疗效更佳。其中对非器质性头痛疗效满意，而对器质性头痛，只能起临时止痛的效果。

偏头痛

偏头痛是一种反复发生并伴有多种神经系统表现的原发性头痛，以发作性、多为偏侧、中重度、搏动样头痛为特征。发作可持续数小时或数日，以后逐渐减轻而至缓解，常在入睡后完全缓解。本病多见于女性，多在青春期发病，其中部分患者与月经周期有密切关系，男性亦可发生，而以中老年人为多见。

【病因】 多因痰浊中阻，或风邪上窜、清阳痰扰所致，病在少阳经，与肝胆有关。

【症状】 偏头痛多痛在一侧。开始发作前常有先兆症状，如患者先有嗜睡、倦怠、忧郁感或眼前出现闪光、暗点，有时还可出现面唇和肢体麻木、失语等。20～30 分钟后即发生偏头痛，剧痛难忍，但多可自行缓解。本病多为慢性，可延至数年或数十年之久。反复发作，缠绵难愈。

【疗法】

配穴方一 ①列缺、百会、太阳、风池穴；②阿是穴；③头维、百会、至阳、率谷、风池、肝俞、阴陵泉、足三里穴；④阴陵泉、足三里穴；⑤百会、太阳、头维、上星、列缺、合谷、风池、风门、阿是穴；⑥百会、太阳、头维、上星、列缺、合谷、肾俞、太溪、阿是穴。

灸法：①艾条灸：将艾条点燃熏烤头部阿是穴（酸痛点），边灸边揉，至不痛为止，每个阿是穴每天灸一遍。②悬灸法：单点温灸率谷、风池、百会、头维穴，每处穴位依次进行回旋、雀啄、往返、温和灸四步法施灸，先行回旋灸 2 分钟温热局部气血，继以雀啄灸 1 分钟加强敏化，循经往返 2 分钟激发经气，再施以温和灸开通经络。③用温灸罐，每穴灸 1 壮，每日 1 次。④艾炷直接灸，每次 3～5 壮，每日 1 次；艾炷隔物灸：艾叶、附片、姜片均可随症选用，每次每穴 5～10 壮，每日 1 次。⑤艾卷温和灸，每次选用 5～7 穴，每穴 20 分钟。

配穴方二 第一组：太阳、外关。第二组：风府、哑门、风池。

灸法：上列二组，临证时任选一组。其灸法为：①用艾炷灸，每穴灸 3 壮，每 3 日灸 1 次；②用艾条雀啄灸，每穴灸 10～15 分钟，每 3 日灸 1 次；③用温针灸，留针时灸 3 壮，每日 1 次。

配穴方三　阿是穴（在双侧肠俞穴处寻找压痛点）、头维、太阳、合谷、太冲。失眠配三阴交、神门。

灸法：①用艾炷隔姜灸，每穴灸3壮，每日1次；②用艾条温和灸，每穴灸5～10分钟，每日1次；③用灯草灸，每穴灼灸1下，每日1次。

失　眠

失眠又称不寐。明代张景岳说："不寐证，虽病有不一。然惟知邪正二字则尽知矣……有邪者多实证，无邪者皆虚证。"本病是临床常见多发病，既可单独出现，为病，也可继发其他疾病中，为症。

【病因】 多因思虑忧郁，劳倦过度；或心脾血虚；或病后、产后气血虚弱等因所致。病多内因，证有虚实。血虚为病之本，痰火、饮食、阳亢为病之标。盖血虚多责之于心、肝、脾三脏，而血虚则心火偏亢，或肝阳偏亢，或心肾不交。

【症状】 失眠，即当睡不睡，入睡困难；或整夜转侧难眠。多伴见面色不华，神疲乏力，精神不振，头晕目眩，记忆力减退；或烦躁多汗，口干舌燥；或胸闷，或夜梦纷纭，二便不畅等。

【疗法】

配穴方一　主穴：心俞、内关、神门、安眠。配穴：烦躁易怒者，加肝俞、太冲；头痛、头晕者，加风池；脘痞痰多者，加丰隆、内庭；耳鸣者，加听宫；多梦者，加魄户；神疲体倦者，加足三里、百会。

灸法：①用温针灸，每次取2～4穴，各灸3壮（或5～15分钟），每日灸1次，5～7次为1个疗程；②用艾条温和灸，每次取5～6穴，各灸15～20分钟，每日或隔日灸1次，10次为1个疗程；③用艾炷隔姜灸，每次取3～5穴，用黄豆大艾炷，各灸5～10壮，每日灸1次，5次为1个疗程。

主治：失眠，若睡前施灸则疗效更佳。

配穴方二　主穴：以神门为主，佐以完骨、足三里。配穴：心脾亏损者，加大陵、三阴交；心胆气虚者，加丘墟、百会；肾虚者，加照海、太溪；胃中不和者，加中脘、内关；情志抑郁，肝阳上扰者，加行间、肝俞、百会；久病体虚者，加神门或百会。

灸法：①先用针法，进针后，以提插、结合捻转，通调经气，依法施行补虚泻实，一般留针20～40分钟。每日施针1次，12～15次为1个疗程。②用艾条温和灸，部分久病体虚患者取神门或百会，以艾条温和灸20分钟。对入睡难者，睡前温灸，获效尤佳。

嗜　睡

嗜睡，指在非睡眠不足的情况下，发生睡眠过多的现象。多由肾阳虚所致，阳虚盛则瞑目，故可见神疲欲卧、闭目即睡、朦胧迷糊之症。一般多兼心虚或脾虚。

【病因】

虚证：心神失养、阳气不足。

实证：湿困、痰盛、热壅、瘀血内阻。

【症状】 嗜睡患者不论昼夜，时时欲睡，唤之能醒，醒后复睡。睡眠时常有不能自己控制的情况发生。

【疗法】

配穴方一　百会、风池、神门、足三里、太冲（后4穴均取双侧穴）。

灸法：①用艾条温和灸，在上述穴位上各灸10～15分钟，每日2次，中病即止。②用艾炷无瘢痕灸，每穴灸5～7壮，每日1次。

配穴方二　百会、四神聪、前额角发际点（痛点）、关元。

灸法：用艾条雀啄灸，每穴灸100下。每日1次，中病即止。

三叉神经痛

三叉神经痛属中医学“面痛”“偏头痛”范畴，是三叉神经分布区域内反复出现阵发性、短暂的电击样、刀割样、火灼样疼痛，无感觉缺失等神经功能障碍表现、检查无异常的一种病症。多发生于40岁以上，尤以女性为多。

【病因】 原因不明。中医学认为，其病因与头痛基本一致，多因风寒、风热阻络，或肝火上逆、气虚瘀阻等所致。

【症状】 三叉神经痛仅限于三叉神经感觉分布区内，不扩散至后头部。一般分为发作期与缓解期。发作期起病急骤，疼痛剧烈，为阵发性。痛如刀割、锥刺、火灼、电击样阵痛，其来去突然，持续时间仅几秒至几分钟。频率自1日数次至1分钟多次。多深夜发作，可使患者在熟睡中痛醒。疼痛常自一侧的颊部或下颌开始，因谈笑、刷牙、洗脸等诱发，该处称为扳机点。在发作数周或数月后常可自行缓解数日至数年，即为缓解期。病程越长，发作愈剧烈，缓解期愈短暂。

【疗法】

配穴方一　百会、太阳、头维、上星、列缺、合谷、阿是穴。

灸法：用艾炷隔蜂房灸，每次选 3～5 穴，取炒蜂房末适量，用黄酒调制成厚约 0.2cm 的小圆饼放穴上，各灸 3～5 壮，每日或隔日灸 1 次。

附记：此法有通经活络止痛之功，故用之每收良效。

配穴方二　阿是穴（可取压痛点 2～3 个，可在头面部处寻找）、颧髎、太阳、下关、颊车、合谷（只取患侧或重症取双侧）。

灸法：①用艾炷隔药饼灸，取当归、蜈蚣、蚯蚓、延胡索各等份，先将当归、蜈蚣、延胡索共研细末，入蚯蚓共捣烂，加陈醋或红花酒适量调成膏状，制成小圆形药饼若干个，每穴置一药饼，上放艾炷点燃灸之，各灸 3～5 壮。每日或隔日灸 1 次。②用艾条温和灸（或雀啄灸），每穴灸 5～10 分钟，每日 1 次。③用灯草灸，按操作方法每穴灼灸 1 下，隔日灸 1 次。

主治：三叉神经痛、偏头痛。

附记：此法有温经通络、祛风活血之功，坚持治疗，多可获得较好的疗效。

配穴方三　风池、头维、阳白、颧髎、颊车、下关、合谷、外关、足临泣、足三里、三阴交。

灸法：风池、头维、阳白、颧髎、颊车、下关 6 穴行艾条温和灸；其余诸穴均行艾条温和灸（每穴 2～3 分钟）或艾炷无瘢痕灸（每穴 3～5 壮）。每日 1 次。5 次为 1 个疗程。

发　热

发热多见于外感或内伤所致。由外感原因引起的发热，多为高热；而由内伤原因引起的脏腑功能、阴阳气血平衡失调出现的发热，一般多为低热。本症在临床上较为常见。

【病因】　外感发热多因外感温热或时疫之邪，由口鼻入气分所致。而内伤发热主要是由于劳倦过度、饮食失调、情志抑郁、血瘀内停、湿热滞留等因素引起脏腑、气血、阴阳失调所致。

【症状】　外感发热，多见于外感热性病中，而见高热不退，体温多在 39℃以上，无汗或伴有其他症状。

内伤发热可见于西医的功能性低热、肿瘤、血液病、结核病、结缔组织病、慢性感染性疾病、内分泌疾病等，且多为慢性低热。而低热有虚实之分，凡因气血阴阳偏虚引起的发热，属虚证；气郁、湿郁、血瘀引起的发热，属实证或虚实夹杂证。治当详察。

【疗法】

配穴方一　主穴：大椎、曲池（双）。配穴：恶风或恶寒明显者，加风门；咳嗽重者，加肺俞；体质虚弱者，加足三里。

灸法：用艾条温和灸，艾条距施灸部位2～3cm，每穴施灸10分钟。施灸时局部皮肤红润并有灼热感，以不烫伤皮肤为度。每日灸1次。

主治：外感风寒发热、倦怠无力、头项强痛、肢节酸楚、恶风恶寒、鼻塞流涕、咳嗽、无汗、咽痒或痛、不思饮食等。

配穴方二　主穴：脾俞、气海、足三里。配穴：气虚者，加百会、神阙、关元；血虚者，加膏肓、膈俞、合谷、悬钟（绝骨）。

灸法：①用艾炷隔姜灸，每次选3～5穴，各灸5～7壮，每日灸1次，10次为1个疗程；②用艾条温和灸、温灸盒灸，每次选3～5穴，各灸10～15分钟，以局部皮肤红润为宜，每日灸1次，10次为1个疗程；③用温针灸，每次选3～5穴，各灸3壮（或10～20分钟），隔日1次，10次为1个疗程。

主治：气血虚发热，低热缠绵不退，体温波动不定，劳累后发作或加剧，神疲乏力，舌淡苔薄，脉细弱。偏气虚者兼见短气懒言，食少便溏，自汗，易患感冒；偏血虚者兼见头晕眼花，心悸不宁，面色无华，唇甲色淡。

附记：此法有健脾益气、养血除热之功，效佳。

配穴方三　第一组：大椎、曲池、合谷、外关、曲泽、涌泉。第二组：耳尖、中冲。

灸法：第一组穴（除涌泉外）均行艾条温和灸，每穴2～3分钟；或行艾炷无瘢痕灸，每穴3～5壮，涌泉穴行艾条温和灸3分钟。第二组穴用三棱针点刺出血，挤出血液3～5滴。每日2次，热退即止。

主治：高热。

中　寒

中寒者，一身受病也。本病之作，多因素体阳虚，腠理疏豁，气血内损，寒气乘虚而入，为病非止一端也。其临床表现主要是口噤、肢挛、恶寒战栗、腹痛等症。

【病因】

外感寒邪：在严寒的环境下，若不避寒气，寒邪易侵袭人体。

阳虚体质：平素阳气不足之人，身体抵御寒邪的能力较弱，寒邪容易入侵并直中脏腑。

饮食因素：长期食用生冷、寒凉的食物，寒邪凝滞于胃肠，引发中寒症状。

生活习惯：过度劳累或长期缺乏运动，可导致脾胃气血运行不畅，阳气受损，使人体正气不足，给寒邪可乘之机。

【症状】

全身性症状：患者会出现恶寒战栗、肢体麻木、四肢冰冷挛痛、面青、咬牙、神志迟钝、昏迷僵直、呼吸缓慢、口鼻气冷、皮肤隐紫等症状。舌苔白滑，脉沉伏或沉迟，甚至一二动，严重时可能脉绝。

肺：若寒邪客于肺，患者会出现咳嗽气喘、咯吐白痰等症状。

胃肠：寒邪直中胃肠，临床表现为脘腹疼痛、呕吐腹泻等。腹部疼痛多为拘急疼痛，得温则舒，遇寒痛甚，痛处喜暖。患者还可能出现面色苍白、额冷汗出、肢冷不温等症状。小儿腹部中寒时，会表现为哭叫不安，得温痛减，甚则唇色紫暗，手足不温，或伴有呕吐、腹泻、小便清长等。

【疗法】

配穴方一　神阙（肚脐）、关元、气海。

灸法：用艾炷隔姜灸，取麝香、半夏、大皂角各0.5～1g。共研细末，填脐中，将生姜切薄片，取1片贴之，放艾炷于姜片上，点燃，重灸37壮，并灸关元、气海各20壮。

附记：灸后，热气通于内，寒气逼于外，阴自退而阳自复矣。故临证用之效佳。

配穴方二　神阙、关元、肾俞。

灸法：用艾炷隔附片灸，取附子切片，置附片于穴位上，上放中艾炷，点燃，灸之，每穴灸7～15壮。每日灸1次，至愈为度。

支气管炎

支气管炎，属中医学咳嗽、痰饮等范畴。临床以咳嗽、咳痰或干咳为特征，为临床常见病、多发病。

【病因】《内经》云：“五脏六腑皆令人咳。”无论外感与内伤皆可诱发本病。根据临床表现，一般分为急性支气管炎和慢性支气管炎两大类。急性多因外感风寒、风热或风燥之邪；或由口鼻而入，或由皮毛而受。邪袭肺卫，以致肺气不宣，清肃失职，痰饮滋生，肺气上逆，或感受燥气，肺津受灼，痰涎胶结所致。此多属外感咳嗽。慢性多因脏腑有病，或脏腑功能失调，累及于肺所致。或因急性失治，或治疗不彻底，或因反复发作，可转变成慢性支气管炎，多为内伤咳嗽。

【症状】 初起常有喉痒、干咳等上呼吸道感染症状，发病一二日后，咳出少量黏痰或稀薄痰，以后逐渐转为黄稠痰或白色黏痰，可持续2～3周，常伴有发热、头痛等全身症状，此为外感咳嗽。慢性支气管炎，则早晚咳嗽加重，痰多呈白色，稀薄或为黏性痰涎，反复发作。如继发感染，可伴有全身症状和吐脓痰。如经久不愈，严重者可导致肺气肿或肺源性心脏病，且患者的体质多比较虚弱。

【疗法】

配穴方一 ①肺俞、脾俞、太渊、合谷、丰隆，胸脘痞闷重者，加足三里、内关；②大椎、身柱、肺俞、脾俞、肾俞、气海、丰隆；③肺俞、膏肓、肾俞、命门、神阙、关元。

灸法：随证选方，按法施灸。①用艾炷瘢痕灸，每次取2～4穴，各灸3～7壮，每月灸1次，连续3次。亦可于三伏天施灸，每伏灸1次。②用艾炷无瘢痕灸，每次取3～4穴，各灸3～5壮，每日灸1次。③用艾炷隔姜灸，每次取3～5穴，各灸3～5壮，每日或隔日1次，7～10次为1个疗程，每疗程间休息7日。如在三伏天施灸，有预防或减轻发作效果。④用艾条温和灸，每次取3～4穴，各灸10～15分钟，灸至局部皮肤潮红或感温热舒适为度。每日或隔日灸1次，5～10次为1个疗程。每疗程间休息7日，再行下一个疗程。

上述灸法均可适用痰湿咳嗽、气虚咳嗽和阳虚咳嗽。而气虚咳嗽还可用温盒灸：选大椎、肺俞（或风门）、膏肓。每穴灸15～20分钟，每日灸1次。

主治：慢性支气管炎（痰湿型用方①，气虚型用方②，阳虚型用方③）。

附记：坚持施灸，每收良效。若加用病理反应点（可在背部和胸部寻找）施灸，可提高治疗效果。

配穴方二 主穴：大椎、肺俞、身柱、天突、外关。配穴：头痛者，加上星；痰多者，加脾俞、丰隆；肢体酸楚者，加昆仑；热甚者，加曲池。

灸法：用艾条温和灸，或雀啄灸，每穴灸5～10分钟，每日灸1次。也可用温针灸，每穴灸3～5壮，每日1次。

主治：急性支气管炎（外感咳嗽）。

配穴方三 主穴：肺俞、大椎、风门、天突。配穴：痰多者，加脾俞、丰隆；脾肾两虚者，加肾俞、脾俞、足三里；肺气虚者，加太渊、膏肓；外感引起者，加身柱、风池。

灸法：①用艾条温和灸，每穴灸10～20分钟，每日灸2～3次，5～7日为1个疗程。②用艾炷隔姜灸，艾炷如枣核大，每穴灸5～7壮，隔日灸1次，10日为1个疗程。③用艾炷隔蒜灸，艾炷如枣核大，每穴灸5～7壮，隔日灸1次，急、重症每日1次，10日为1个疗程。④用发疱灸，用斑蝥粉如米粒大，置于肺俞、脾俞、肾俞穴上，以胶布固定，12～24小时揭去胶布，即见小水疱，任其自然吸收。如已溃破，则涂以碘伏。此法适用于慢性咳嗽发作期。

主治：外感或内伤咳嗽。孕妇禁用。

附记:《万病回春》灸咳逆法：灸乳根穴 7 壮，或灸气海穴 3～5 壮。

支气管哮喘

支气管哮喘是临床常见的慢性气道炎症性疾病，以反复发作的喘息、气急、胸闷或咳嗽为主要表现。无论成年人或小儿，一年四季均可发病，尤以冬季及气候急骤变化时发病较多。

【病因】 多因身体素虚或因肺有伏痰，遇外感风寒、精神刺激、抑郁或环境骤变、吸入粉尘及饮食不节等因素，皆可触动肺内伏痰，诱发本病。发作时，痰随气动，气因痰阻，相互搏击，阻塞气道，肺气上逆而致哮喘发作。

【症状】 突然发作，呼吸急促，胸闷气粗，喉间有哮鸣声，喘息不能平卧，多呈阵发性发作；或伴有烦躁，神萎，面色苍白；或伴有发绀，出汗，甚则神志不清等症状。临床一般分为急性（发作期）和慢性（缓解或迁延期）两类。前者病变在肺，证分寒热；后者累及脾肾，三脏皆虚。

【疗法】

配穴方一　主穴：天突、膻中、中府（双侧）、云门（双侧）、大椎、定喘（双侧）、肺俞（双侧）、肾俞（双侧）。配穴：外感风寒，流涕、鼻塞者，加风池、风门、太渊、合谷（每次选灸 1～2 个穴位）；痰多胸满不得卧者，加足三里或丰隆。

灸法：用艾炷隔姜灸。把直径大于艾条的生姜切成 3mm 厚的生姜片，置于穴位上。艾炷点燃置生姜片上，以患者感觉皮肤灼热为度，或以忍受热度为度。一穴灸完，即把生姜片及燃着的艾炷置另一穴位上。以此类推，灸完所需灸的穴位为止。每日灸 1 次，21 次为 1 个疗程，一般灸 1～2 个疗程。

同时佐以辨证论治内服中药。中药基本方：核桃仁 50g，五味子 10g，蝉蜕、乌梅各 15g，熟地黄 20g，罂粟壳 9g。肺寒证加制附子 10g，桂枝 4～6g，蛤蚧（研粉冲服）12g；肺热证去熟地黄，加天竺黄 8g，浙贝母 10g，生牡蛎 15g；气冷结滞者，加炙麻黄 5g，杏仁 10g。每日 1 剂，水煎服。

附记：本法疗效寒证优于热证，轻、中度患者优于重度患者。

配穴方二　主穴：气喘、定喘、天突、膻中、肺俞。配穴：肺脾气虚加脾俞；脾肾阳虚加脾俞、肾俞、气海。

灸法：艾炷瘢痕灸（化脓灸）。先取麝香 3g，肉桂、丁香各 30g，冰片 1.3g，麻黄、细辛、干姜各 12g，天南星 24g。共研细末，1g 艾绒加上药末 0.2g，制成药艾炷。治时选大暑至立秋时节，先于穴位上涂些蒜汁，每取黄豆或枣核大艾炷灸 5～7 壮，灸后贴灸疮膏，使之化脓，每天更换 1～2 次膏药，约 40 天收口结痂。

配穴方三　第一组：大椎、肺俞；第二组：天突、灵台、肺俞、风门、大椎、大杼、膻中。

灸法：用艾炷瘢痕灸。15 岁以下小儿取第一组穴，各灸 9 壮，一般只灸治 1 次。成人取第二组穴，第 1 次灸天突、灵台、肺俞各 9 壮；第 2 次灸风门、大椎各 9 壮；第 3 次灸大杼 9 壮，膻中 7 壮。每年灸 1 次或 2 年灸 3 次，一般共灸 3 次。灸治时间以农历小暑至白露期间最为适宜。化脓期以 1 个月为宜。

附记：凡年龄在 50 岁以下，病程 10 年以内者，疗效满意，尤以虚寒型效果较佳。

呕　吐

呕吐指胃中之物从口吐出，常伴痞闷不适、恶心等表现的疾病。中医学认为，有声有物为呕，有物无声为吐，有声无物为干呕。在临床上，呕与吐常常同时出现，故统称呕吐。无论男女老幼，皆可发生，是临床常见多发病。

【病因】　主要是胃失和降、胃气上逆所致。此多因胃腑被外邪所伤，或因喜食生冷之物，损伤脾胃；或饮食不节、食滞伤胃；或脾胃虚弱、胃阳不足所致；或痰饮内阻、肝气犯胃等脏腑病邪干扰所引起。

【症状】　临床以恶心、呕吐为主症。病有急性和慢性之分，证有寒热虚实之辨。病情复杂，兼症颇多。如呕吐清水痰涎、口干渴、喜热饮、四肢厥冷为寒吐；呕吐酸苦或嗳气、喜冷饮、口渴、小便短赤为热吐。急性多突然呕吐，临床多见，为病；慢性多时吐时止，反复发作，多并发于其他疾病中，为症。

【疗法】

配穴方一　第一组：内关、中脘、足三里、公孙。第二组：中脘、上脘、足三里、脾俞、胃俞、内关。第三组：中脘、足三里、胃俞、内关穴。第四组：中脘、膻中、期门。

灸法：①艾炷灸：艾炷隔姜片或附片灸第一组穴位，每次 3～5 壮，隔日 1 次，10 次为 1 个疗程。②艾卷灸：第二组前三个穴和后三个穴交替使用，采用艾卷温和灸法，每穴每次灸 10～30 分钟，每天 1 次，6 次为 1 个疗程。③温针灸：采用针上加灸法灸第三组穴位，每次灸治 20 分钟，每天 1 次，6 次为 1 个疗程。④艾炷隔物灸：取胡椒 10g、绿茶 3g、酒曲 2g、葱白 20g 共捣烂成糊状，分别摊于4张直径3cm油纸上，放在第四组穴位上，其中期门穴为双侧，同时取小艾炷放在药饼上点燃，燃熄后用胶布固定于穴位上6～12小时，每穴每天1次，6次为1个疗程。

配穴方二　主穴：大椎、外关、中脘、期门、膻中、丰隆、足三里、阴陵泉、脾俞、胃俞、神阙。配穴：肠鸣加大肠俞；腹泻加上巨虚、天枢。

灸法：①用艾条温和灸，每次取3～5穴，各灸10～20分钟，每日灸1～2次，5日为1个疗程。②用温针灸，每次取5～7穴，各灸3壮（或10～15分钟），每日灸1次，5～7次为1个疗程。③用艾炷隔姜灸，每次取2～4穴，各灸5～7壮，每日灸1～2次，5日为1个疗程。④用艾炷隔盐灸，取神阙穴，将食盐填满脐孔，上置艾炷点燃灸之。每次灸1～5壮，灸至腹部有较明显温热感向腹中扩散为度。每日灸1次，中病即止。⑤用艾炷无瘢痕灸，每次取2～3穴，各灸3～5壮，每3日灸1次，中病即止。

配穴方三　主穴：中脘、足三里、神阙、脾俞、胃俞。配穴：伴恶寒发热者，加风池、大椎、风门；呕吐痰涎者，加丰隆、章门、公孙；宿食不化者，加下脘、璇玑；干呕者，加间使；肝郁者，加太冲、阳陵泉；呕吐黄水者，加丘墟。

灸法：①用艾条温和灸，各灸10～15分钟，每日灸2～3次，7日为1个疗程；②用艾炷隔姜灸，将姜片置穴上，取如花生米大的艾炷置姜片上点燃，各灸3～5壮，每日灸1次，10次为1个疗程；③用艾炷隔盐灸，取神阙穴，填满食盐，上置如枣核大的艾炷，点燃灸之，每次灸5～7壮，每日灸1次，10日为1个疗程。

反　胃

反胃，又称翻胃，是指食入不化，脘腹痞胀，朝食暮吐，暮食朝吐的一种病证。

【病因】　多因饮食不节，或长期忧思郁怒，损伤脾胃而导致中焦虚寒，食滞胃中，终形成痰凝、气滞、血瘀而引起幽门痉挛、梗阻或胃中肿物阻塞所致。

【症状】　脘腹胀满，朝食暮吐，暮食朝吐，吐出宿食痰涎，吐尽始舒，不思饮食，形瘦神疲，便少乏力；或眩晕耳鸣，腰膝酸软，四肢不温；或口燥唇干，大便不行，舌淡苔白或干红苔少，脉细弱或沉细无力。

【疗法】

配穴方一　脾俞、胃俞、中脘。

灸法：用艾条温和灸，各灸5～10分钟，每日灸1次。

主治：幽门梗阻。

配穴方二　主穴：脾俞、胃俞、中脘、章门、足三里、中魁。配穴：肾阳虚者，加肾俞、气海、关元；气阴两虚者，加梁门、天枢、三阴交。

灸法：①用艾炷无瘢痕灸，每次取3～5穴，以中魁穴为主。各灸3～5壮，每日灸1～2次。②用艾炷隔姜（或附片或胡椒饼）灸，每次取3～5穴，各灸5～7壮，每日灸1次。③用艾条温和灸或温灸盒灸，每次取3～5穴，各灸10～15分钟，每日灸1次。④用温针灸，每次选3～5穴，各灸3壮（或10～15分钟），每日灸1次。⑤用灯草灸，每次取3穴，各灼灸1下，3日1次。

慢性胃炎（胃脘痛）

慢性胃炎属中医学胃脘痛范畴，而胃脘痛又是多种胃病常出现的一个共同症状。这里所指的是慢性单纯性胃炎、浅表性胃炎、萎缩性胃炎和肥厚性胃炎等，属临床常见病、多发病，男女皆可发生，尤以中年人居多。

【病因】 多因长期饮食不规则，饥饱失常；或饮食不节，喜食辛辣，过食生冷，损伤脾胃；或因精神刺激，情志不畅，气机逆乱，肝邪犯胃；或外邪内侵，劳累受寒，克犯脾胃等因所致。每遇劳累过度、饮食失节、精神刺激或气候变化而反复发作，迁延不愈或加剧。

【病状】 临床多以胃脘部（上腹部）疼痛为主症，多数患者呈胃脘隐痛，神疲乏力，伴泛吐清水等脾胃虚寒症状；或胃脘疼痛，痛及两胁，嗳气吞酸，口苦等肝气犯胃症状；或饥或饱则痛剧。本病发生常与饮食、情绪、气候变化有关，多呈节律性。由于致因不同，兼症亦较为复杂。根据中医辨证分型，一般分为脾胃虚寒、肝气犯胃、湿热蕴蒸、胃阴不足、瘀血阻络等型。临床所见，尤以肝气犯胃和脾胃虚寒型为多见。

【疗法】

配穴方一　主穴：脾俞、胃俞、中脘、足三里、内关。配穴：脾胃虚寒者，加气海、关元；肝气犯胃者，加章门、肝俞、期门；胃酸过多者，加阳陵泉。

灸法：①用艾条温和灸，每次取4～5穴，各灸10～15分钟，每日灸1次，10次为1个疗程。每疗程间休息5日，再行下一个疗程。②用艾炷隔姜（或附片）灸，每次取2～4穴，各灸5～7壮，每日1次或隔日1次，10次为1个疗程。③用温针灸，每次取3～5穴，各灸3壮（或10～15分钟），每日灸1次，10次为1个疗程。

主治：慢性胃炎、浅表性胃炎及萎缩性胃炎。

配穴方二　第一组（寒凝气滞型）：中脘、梁门、内关、足三里、公孙。第二组（脾胃虚寒型）：脾俞、胃俞、中脘、神阙（禁直接灸）、足三里。

灸法：随证选方，按法施灸。①用艾炷无瘢痕灸，随证选第一组或第二组，每次取2～4穴，各灸3～5壮，每日灸1次，10次为1个疗程。②用艾炷瘢痕灸，每次取2穴，各灸3～5壮，灸毕贴灸疮膏。每月灸1次，可灸3次。此法适用于脾胃虚寒型胃痛。③用艾炷隔姜（或附片）灸，随证选第一组或第二组，每次取3～5穴，各灸5～7壮，每日灸1次，10次为1个疗程。④用艾条温和灸，随证选第一组或第二组，每次每穴灸10～20分钟，每日灸1～2次，10次为1个疗程。⑤用温灸盒灸，随证选第一组或第二组，每次每穴各灸10～20分钟，每日灸1或2次，10次为1个疗程。⑥用温针灸，随证选第一组或第二组，每次取2～4穴，各灸3壮（或10～15分钟），每日灸1次。⑦用艾炷隔盐灸，在神阙穴隔盐灸2～5壮，以脐部有明显温热感或向腹中扩散为佳。每日或隔日灸1次，10次为1个疗程，每疗程间休息5日。此法适用于脾胃虚寒型胃痛。

附记：本法对寒凝气滞及脾胃虚寒型胃脘痛疗效较好。

配穴方三　中脘、梁门、内关、足三里、三阴交、太溪、胃俞、脾俞。

灸法：用隔姜灸中脘、梁门、内关3穴，每穴灸3～5壮；其他诸穴行艾条温和灸，每穴2～3分钟，或行艾炷无瘢痕灸，每穴灸3～5壮。每日或隔日灸1次。10次为1个疗程。

附记：对浅表性胃炎效果较好，但疗程较长，一般不少于4～6个月。

胃及十二指肠溃疡

本病是胃肠道与胃液接触部分的慢性溃疡，其形成和发展可能与中枢神经系统功能紊乱和胃液中胃酸及胃蛋白酶的消化作用有关，故亦称消化性溃疡。属中医学的胃脘痛、胃心痛、心口痛范畴，是临床常见多发病。

【病因】　本病多因饮食不节，饥饱、劳逸无度；或暴饮暴食，损伤脾胃；或情志不舒，肝郁气滞，疏泄失职，横逆犯胃侮脾而致气血壅滞不畅，脾胃升降失常；或气滞血瘀，脉络受损所致；或由慢性胃炎（胃脘痛）转化而成。

【症状】　胃溃疡多在进食后30～60分钟出现上腹稍偏左疼痛，并持续1～2小时后方可缓解。十二指肠溃疡多在空腹饥饿时或饭后2～4小时则痛作，于上腹稍偏右，得食而缓解。凡溃疡病有节律性，疼痛自觉有压迫感、膨胀感、钝痛、灼痛、隐痛或剧痛，一般多呈周期性发作。常伴恶心、呕吐、嗳气、吞酸。

胃俞和膈俞、肝俞穴处出现压痛。

【疗法】

配穴方一　主穴：中脘、章门、胃俞、脾俞。配穴：脾胃虚寒型，加足三里、三阴交；偏虚寒疼痛者，取中脘、足三里，加艾条熏灸，配用黄芪建中汤加减；脾胃不和型偏火郁者，加阳陵泉、期门、大陵；偏气滞者，加足三里、行间。

灸法：①用针灸法，针刺手法用提插捻转补泻，每次留针 30 分钟。偏虚寒疼痛者，针后取中脘、足三里穴加用艾条熏灸 15～30 分钟。每日治疗 1 次，50 天为 1 个疗程。②用温针灸，每次取 2～4 穴，各灸 3 壮（或 10～15 分钟），每日或隔日 1 次，10 次为 1 个疗程。

主治：消化性溃疡。

配穴方二　主穴：脾俞、胃俞、中脘、梁门、足三里。配穴：肝胃不和者，加肝俞、阳陵泉、太冲；胃阴不足者，加三阴交、内庭；瘀血阻络者，加膈俞、公孙。

灸法：①用艾炷无瘢痕灸，每次取 3～5 穴，各灸 7～9 壮，灸至局部皮肤温热为度。每日灸1～2次，15 日为1个疗程。②用艾炷隔姜灸，每次取3～5穴，各灸 7～9 壮，每日灸 1 次，15 次为 1 个疗程。③用艾条温和灸，每次取 3～5 穴，各灸 10～15 分钟，以灸至胃脘部发热为佳。每日灸 1 次，15 次为 1 个疗程。④用温针灸，每次取 2～4 次，各灸 3 壮（或 10～15 分钟），每日灸 1 次，10 次为 1 个疗程。

主治：消化性溃疡。

配穴方三　中脘、胃俞、大肠俞、足三里、内关、公孙、章门。

灸法：①用艾炷隔姜灸，每次取 3～4 穴，各灸 5～7 壮，每日或隔日灸 1 次，15 次为 1 个疗程。②用艾条温和灸，每次取 3～4 穴，各灸 10～20 分钟，每日灸 1 次，15 次为 1 个疗程。③用温针灸，每次取 2～4 穴，各灸 3 壮（或 10～15 分钟），每日或隔日灸 1 次，10 次为 1 个疗程。

附记：坚持施灸，效果甚佳。若配合复方元胡散（延胡索、海螵蛸各 30g，瓦楞子、高良姜、制香附各 15g。共研细末。每服 1.5～3g，用温开水送服，日服 3 次）内服，则效果更佳。

胃黏膜脱垂

胃黏膜脱垂是指胃窦黏膜脱入十二指肠所引起的病症，属中医学胃脘痛、呕吐范畴。本病好发于 40～60 岁，男性多于女性。

【病因】 多因素体脾胃虚弱、饮食、劳倦内伤、久病不愈、药物等损伤脾胃；或情志不畅，肝气犯胃而致脾胃功能紊乱，寒凝或湿热中阻。

【症状】 X线钡剂检查可明确诊断。胃脘痛，左侧卧位则痛缓解。并发幽门梗阻时则痛剧，上消化道出血时则恶心呕吐，伴有上腹部胀满、嗳气反酸、恶心呕吐等。

【疗法】

配穴方一　中脘、神阙、内关、足三里。

灸法：①用艾炷无瘢痕灸，每穴灸3～5壮；其中神阙穴，用食盐填满脐窝，上置姜片，艾炷置姜片上，点燃，灸5～7壮。每日灸1次，10次为1个疗程。②用艾炷隔姜灸，每穴灸3～5壮，每日或隔日灸1次，10次为1个疗程。③用艾条温和灸，每穴灸10～20分钟，灸至以局部皮肤出现温热感为度。每日或隔日灸1次，10次为1个疗程。④用温针灸，每穴灸3壮（或10～15分钟），每日灸1次。

附记：坚持施灸，确有一定效果。若配合药物治疗，可提高疗效。如并发幽门梗阻、上消化道出血应及时送医院治疗。

配穴方二　胃俞、中脘、足三里。

灸法：①用艾炷隔姜（或附片）灸，每穴灸3～5壮，每日灸1次，10次为1个疗程。②用艾条温和灸（或悬灸），每穴灸10～20分钟，每日或隔日灸1次，10次为1个疗程。③用温针灸，每穴每次灸3壮（或10～15分钟），隔日1次，10次为1个疗程。

主治：胃黏膜脱垂（脾胃虚寒型）。

附记：坚持施灸，效果甚佳。若配合药物治疗，可提高疗效。

呃　逆

呃逆俗称打呃，是以气逆上冲，喉间频频作声，声短而频，持续不能自制的一种病状。本病大多单独出现，亦可继发于其他疾病中。

【病因】 主要是胃气上逆所致，与脾、肾、肝关系密切。多因受寒凉刺激而干扰胃气；或因饮食过急，或饮食不节、过食生冷、损伤胃气；或情志抑郁，肝气犯胃；或脾胃虚弱，中气虚损所致。亦可因肾不纳气，致使气逆上冲动膈，而作呃逆连声，其病较重。

【症状】 呃逆连声。症有轻重之分，若偶然发作，大多轻微。若反复发作，迁延不止者，其症多重。若继发于其他疾病中，其症尤重，治当详察。

【疗法】

配穴方一　第一组（胃中寒湿型）：膈俞、天突、膻中、中脘、梁门、内关、足三里。第二组（气滞痰阻型）：膈俞、巨阙、期门、天枢、内关、丰隆、太冲、内庭。

灸法：随证选方，按法施灸。①用艾炷隔姜灸，随证选第一组或第二组，每次取3～4穴，各灸3～5壮（或10～20分钟），每日灸1～2次，中病即止。②用艾条雀啄灸，第一组穴位每次取3～5穴，各灸10～20分钟，每日灸1～2次，中病即止。③用温针灸，随证选第一组或第二组，每次取2～4穴，各灸3壮（或10～15分钟），每日灸1次，中病即止。④用灯草灸，第二组穴位每次取1～2穴，各灼灸一下，3日1次。此法适用于气滞痰阻型呃逆。⑤用艾条温和灸，第二组穴位每次取3～5穴，各灸15～20分钟，每日灸1～2次，中病即止。

配穴方二　膈俞、肾俞、脾俞、膻中、气海、关元、内关、足三里、太溪。

灸法：用艾炷无瘢痕灸，每次取2～3穴，各灸3～5壮，隔日灸1次。

主治：呃逆（脾肾阳虚型）。

附记：临证应用中西药物治疗原发病为主，并辅以艾灸，可缓解呃逆。同时还可配合虚呃散敷灸：取附子、干姜、广木香、母丁香、小茴香、食盐各10g，共捣碎烘热布包，熨灸胸膈部，以呃止为度。或共研细末，每取药末15g，撒于直径5cm圆形胶布中央，敷灸膈俞、膻中、气海、关元，然后取麦麸适量炒热布包，隔衣熨灸，每穴30分钟，每日1次。效佳。

配穴方三　第一组：膈俞、内关、巨阙、行间、内庭。第二组：中脘、膈俞、内关、神阙。第三组：天突。

灸法：①用艾炷无瘢痕灸第一组，每次灸3壮，每日灸1～2次。②用艾炷隔姜灸第二组，每次取3～4穴，各灸5～7壮，隔日灸1次。③灯草灸：取粗灯心草1根，蘸以桐油或食油，在酒精灯上点燃，迅速在天突穴灼灸，当灸及皮肤时可听到轻微的“啪”声，灸后大部分灯火即灭，灸灼部位可出现轻微的火灼焦点。

冠心病

冠心病的全称为冠状动脉粥样硬化性心脏病，又称缺血性心脏病，属中医学胸痹范畴，是中老年人常见多发病。

【病因】多因心阳不足、六淫寒邪乘心，以致寒凝血涩，拘急收引；或饮食不慎，膏粱厚味，变生痰湿，痰湿侵犯，占据清旷之区；或痰热灼络，火性上炎；或气血津液阴阳不足，以致气虚而血行缓慢；或七情内伤，气机郁滞，均可导致气滞血瘀，血脉瘀阻，郁遏于胸。

【症状】胸痹（心绞痛）或心肌梗死、心律失常、心力衰竭等。正如《金匮要略》所说“胸痹不得卧，心痛彻背”，“胸痹，胸中气寒，短气”，“阳微阴弦，即胸痹而痛”。而冠心病痹阻轻者，常无自觉症状，仅有心电图心肌缺血性表现。又因致因不同，故兼症亦异。

【疗法】

配穴方一　内关（双侧）、膻中、心俞（双侧）。

灸法：用艾条悬灸法，患者取仰卧位，充分暴露腧穴部位。点燃艾条一端后，先施灸一侧的内关穴，灸火距皮肤 0.5～1 寸，采用温和灸法，使患者局部有温热感而无灼痛为宜。施灸 5 分钟，以局部皮肤呈红润为度。然后再以同样方法施灸另一侧内关穴，施灸 5 分钟。再依次以同样方法施灸膻中、心俞，各灸 5 分钟。每日灸 1 次，6 次为 1 个疗程，休息 1 日后再行下一个疗程。

配穴方二　主穴：膻中、内关、郄门、阴郄、心俞、厥阴俞、巨阙。配穴：恶寒者，加肺俞、风门；胸闷纳呆者，加足三里、中脘；痰多口黏者，加太渊、丰隆；遇寒痛甚者，加气海、关元；腰膝酸软且耳鸣者，加肾俞、太溪、三阴交等。

灸法：①用艾炷无瘢痕灸，多在膻中或巨阙穴施麦粒灸，灸 10～50 壮。每日或隔日灸 1 次，10 次为 1 个疗程。②用艾条温和灸，每次取 5～6 穴，各灸 10～15 分钟，灸至局部皮肤潮红透热为度，每日灸 1 次，10 日为 1 个疗程。③用温针灸，每次取 4～5 穴，各灸 5 壮（或 20～30 分钟），每日或隔日灸 1 次，7～10 次为 1 个疗程。每疗程间休息 3 日，再行下一个疗程。

主治：胸痹心痛。

配穴方三　第一组（心血瘀阻型）：心俞、膻中、厥阴俞、阿是穴；第二组（痰浊壅塞型）：膻中、巨阙、中脘、足三里。

灸法：上列二方，随证选用施灸。①用艾条温和灸第一组，每次各灸 5～10 分钟，每日或隔日灸 1 次，10 次为 1 个疗程。灸后敷药，方药附后。②用艾炷无瘢痕灸第二组，每次各灸 3 壮，每日或隔日灸 1 次，10 次为 1 个疗程。灸后敷药，方药附后。

主治：心血瘀阻型用方①，痰浊壅塞型用方②。

附记：多年使用，药灸合用，效果颇佳。①心血瘀阻型心绞痛，方用麝香 1g，猪牙皂 14g，薤白、白芷各 10g，冰片 5g，红花 8g，紫丹参 15g。共研细末，每取适量用生姜汁调为糊状，贴敷于第一组穴位上，外加包扎固定。24 小时换药 1 次。②痰浊壅塞型心绞痛，方用红花、血竭、芙蓉叶、冰片、樟脑各 10g。共研细末。取第二组穴，每穴取药粉 0.5g，置于穴位上，外用麝香大王膏固定。隔日换药 1 次。

肺源性心脏病

肺源性心脏病，属中医学咳喘、痰饮、心悸、水肿等病范畴。本病是由慢性支气管炎、肺气肿等肺胸疾病或肺血管病变引起肺循环阻力增加，致使右心室增大、右心衰竭的疾病。

【病因】 多因外邪犯肺或脏腑有病累及于肺，日久不愈，肺气渐虚，久则影响心脏，必导致心脉瘀阻，心气心血不足而致。再则人之一身，五脏之气相干，又必累及于肝、脾、肾等脏，互为因果，为病尤危。

【症状】 咳喘、心悸气短，呼吸困难，发绀，头痛，乏力，纳差、腹胀，水肿、尿少等，甚则痰蒙心窍，发生昏迷或引起肝风内动等症。至晚期则出现心肺功能不全的表现。

【疗法】

配穴方一　肺俞、脾俞、肾俞、天突、中府、膻中、巨阙、气海、尺泽、内关、神门、足三里、丰隆。

灸法：①用艾炷无瘢痕灸，每次取 3～5 穴，取麦粒大的艾炷，各灸 3～5 壮，隔日灸 1 次，10 次为 1 个疗程，每个疗程间休息 7 日，再行下一个疗程。②用艾炷隔姜（或附片）灸，每次取 3～5 穴，取小艾炷各灸 3～5 壮，隔日灸 1 次，10 次为 1 个疗程。急性发作时，在百会穴灸 3～5 壮，每日灸 1 次。③用艾炷隔盐灸，急性发作时在神阙穴隔盐灸 3～7 壮，每日灸 1 次。④用艾条温和灸，每次取 3～5 穴，各灸 15～20 分钟，每日或隔日灸 1 次，10 次为 1 个疗程，每疗程间休息 7 日。

主治：慢性肺源性心脏病。

配穴方二　第一组：肺俞、尺泽、丰隆、心俞、膻中、气海、内关。第二组：厥阴俞、巨阙、中府、天突、神门、关元、足三里。

灸法：每次取 1 组穴，交替施灸。①用艾炷隔附子饼（或姜片）灸，每次取 1 组穴，各灸 3～5 壮，每日或隔日灸 1 次，10 次为 1 个疗程。②用艾条温和灸，每次取 1 组穴，各灸 10～15 分钟，每日或隔日灸 1 次，10 次为 1 个疗程。每疗程间隔 5～7 日。

附记：本病应以药物治疗为主，以本疗法为辅，内外并治，可提高治疗效果。

心律失常（心悸）

心律失常，中医学称心悸，是指心脏收缩的频率或心脏节律的异常，患者惊慌不安、不能自主或有脉搏跳动参差不齐的一种证候。各种心脏病、神经官能症、甲状腺功能亢进、贫血等均能引起心悸。还可见于多种器质性病变或单纯性功能障碍。临床一般呈阵发性，随情志波动或劳累过度而发病。

【病因】 多因心气不足，心血亏虚或心脉被痰瘀痹阻；或受惊吓；或运动过量；或痰热内蕴，痰火上扰心神所致。

【症状】 心跳不规律、心慌、心烦，甚至有紧张之感，或伴有气短、倦怠、眩晕、失眠、健忘、呼吸急促，或胸部有压迫感等症。

【疗法】

配穴方一 心俞、巨阙、内关、少海、阴郄。

灸法：①用艾炷隔姜（或附子饼）灸，每次取3～5穴，各灸3～5壮，每日或隔日灸1次，10次为1个疗程；②用艾条温和灸，每穴各灸5～10分钟，每日灸1次；③用温针灸，每次取2～4穴，各灸3壮（或10～15分钟），隔日1次，7次为1个疗程；④用灯草灸，每次取心俞、内关一侧穴，各灼灸一下，隔日灼灸1次，5次为1个疗程。

配穴方二 内关、郄门、膻中、神门、三阴交、大陵、心俞、厥阴俞。

灸法：用艾炷隔姜灸内关、郄门、膻中3穴，每穴灸3～5壮；其余诸穴均行艾条温和灸，每穴2～3分钟，或行艾炷无瘢痕灸，每穴灸3～5壮。每日或隔日1次，10次为1个疗程。

附记：本疗法对心律失常有较好疗效。尤其内关、郄门、神门穴具有双向的良性调整作用，既可治疗心动过速，也可治疗心动过缓。

低血压

低血压是指成年人肱动脉血压低于90/60mmHg，或收缩压较原先降低40mmHg的状态。属中医学虚损、眩晕、晕厥范畴。临床一般分为原发性（体质性）低血压、直立性低血压和症状性低血压。

【病因】 多因素体虚弱，气阴两虚所致。

【症状】 症见头晕眼花，头痛，健忘，心慌气短，倦怠乏力，面色萎黄，精神不振，畏寒肢冷，形体消瘦等。

【疗法】

配穴方一 百会、脾俞、肾俞、神阙、关元、足三里、涌泉。

灸法：①用艾炷无瘢痕灸，每次取2～4穴，将麦粒大的艾炷置于所取的穴位上，各灸3～5壮，隔日灸1次，10次为1个疗程；②用艾条温和灸，每次取3～5穴，各灸10～15分钟，每日或隔日灸1次，10次为1个疗程。

附记：此法具有温补脾肾、振奋阳气、提升血压之功，故用之多效。

配穴方二　百会、心俞、脾俞、肾俞、关元、厥阴俞。

灸法：①用艾炷隔附子饼灸，每次取3～5穴，各灸5～7壮，每日或隔日灸1次，10次为1个疗程。②用艾条温和灸，每次取3～5穴，各灸10～20分钟，每日或隔日灸1次，10次为1个疗程。③灸后配用指压法，一手以拇指和示指按住足踝正后面，另一手固定脚并以拇指按住涌泉穴，从左到右，一面缓慢吐气，一面强力按压6秒，一压一松，反复做20回。每日1次。

附记：若能配合辨证内治，则效果更佳。

配穴方三　百会、印堂、大椎、内关、曲池、足三里、三阴交、血海、气海、关元、太溪、膈俞、脾俞、肾俞。

灸法：用艾炷隔姜灸气海、关元、足三里、血海4穴，每穴灸3～5壮；百会穴行艾条温和灸2～3分钟。其余诸穴均行艾条温和灸或艾炷无瘢痕灸，每穴2～3分钟或1壮。

附记：坚持施灸，每获良效。上述穴位每次不必全取，或取3～5穴，交替使用，效果亦佳。

关节炎

关节炎又分风湿性关节炎与类风湿关节炎，属中医学痹证范畴，是临床常见多发病。

【病因】《内经》云："风寒湿三气杂至，合而为痹也。其风气胜者为行痹，寒气胜者为寒痹，湿气胜者为着痹也。"又三气杂至，非寒不成，虽有风有湿，亦附于寒而已。又寒从阳化热，遂成热痹。种种不一，皆因从化之故也。又三气杂至，非虚不受，故《内经》云："正气存内，邪不可干，邪之所凑，其气必虚。"所以本虚标实而以标为急，邪客关节，痹阻不通，不通则痛，遂成斯疾。

【症状】 关节炎皆以痛、酸、麻、重为主要临床特征。或有屈伸不能，活动受限，或红肿灼热，或关节变形。其痛多游走不定，或固定不移，或沉重胀麻。

【疗法】

配穴方一　大椎、命门、阿是穴，相应经络循行线。

灸法：用艾条温和灸。①全身酸痛、麻木者，可用固定式艾条熏灸器长时间熏灸大椎穴，每次2小时以上，待灸感到达命门穴以下，加熏灸命门穴；再等待灸感抵病痛关节以下，更加熏灸病痛关节处的经络穴或压痛点（阿是穴）。灸后病痛感觉范围会逐渐缩小，再依下述办法施灸。②在背部或有不适感处先找出痛点，再用点燃的艾条在痛区巡回熏灸（没有压痛点则在肤温降低区，或者功能障碍的关节处熏灸，灸时如有特殊感觉直往体内钻，钻得最快，最深的点就是该病区的反应点）。长时间熏灸反应点，会取得满意的疗效。③如果病痛只在一条经络的某一节段，则这一节段上的任何一点，接近艾火马上就产生条状灸感，而灸其他任何经络的任何节段都不会出现此现象。如果条状灸感不趋向肢端方向，则改灸有感线的上端（近心端），灸感就会下行。循着这条有感线相距约 3 寸处各灸 5 分钟，灸至不再有灸感出现的地方，便称完成一次灸治。每天可灸 3 次，逐日灸下去，有感线会自上端起逐渐缩短，病痛也跟着逐渐转好。

主治：风湿性关节炎（风湿病）。

配穴方二　主穴：以患部和辨证取穴为主。膝关节部取犊鼻、内膝眼、阳陵泉、梁丘；踝关节部取申脉、照海、丘墟、昆仑。配穴：行痹加风市、血海；痛痹加阿是穴；着痹加足三里、阴陵泉；热痹加三阴交；久病体弱、得气较慢者，加肾俞、命门。

灸法：用温针灸。针法：行痹、热痹用泻法；痛痹、着痹用平补平泻法；有瘀血者，加刺络法。每次留针 30 分钟，中间行针 1～2 次，留针期间均加灸（各灸 3 壮或 10～15 分钟），每日 1 次，10 次为 1 个疗程，未愈者休息 5 天后，再行第 2 个疗程。

主治：风湿性关节炎。

腰腿痛

腰腿痛，是以腰、腿疼痛为主症的疾病。本病既可以腰痛或腿痛单独出现，亦可同时出现，且临床所见居多。腰腿痛多继发于临床各科诸多疾病中。

【病因】 多因风寒湿热等外邪侵袭或劳累外伤等而致经络阻滞，气血不畅所致；或因禀赋不足，久病体虚，年老体衰，纵欲伤肾等因而致精血亏损，经脉失于濡养所致。前者不通则痛多属实，以湿邪引起者为多；后者不荣则痛多属虚，且以肾虚所致者为多。

【症状】 一侧或双侧的脊柱正中疼痛、隐痛、灼痛、刺痛，或伴腰酸胀、僵硬，或影响屈伸转侧，痛连骶髋，牵引及腿，也可仅表现为腰痛或腿痛。

【疗法】

配穴方一　第一组（风寒湿型）：肾俞、命门、志室、腰阳关、气海俞、大肠俞、阳陵泉。第二组（肾虚型）：肾俞、命门、环跳、关元、太溪、然谷。

灸法：随证选方，按法施灸。①用艾炷无瘢痕灸，每次取 3～5 穴，各灸 3～5 壮，肾俞可灸 10 壮，每日灸 1 次，7 次为 1 个疗程。②用艾炷隔附子饼灸，每次取3～5穴，各灸3～5壮，肾俞、腰阳关可灸10～15壮，或肾俞、关元及痛点各灸15壮，每日或隔日灸1次，第一组7次为1个疗程；第二组15次为1个疗程。③用艾条温和灸，每次取3～5穴，各灸10～15分钟，肾俞、腰阳关可灸20～30分钟，每日灸1～2次。急性腰扭伤、踝关节扭伤等，可在局部痛点灸10～15分钟，以局部热透为度，每日或隔日灸1次，注意急性损伤24小时内用冷敷以加强止血作用，24小时后才用艾灸以活血化瘀，通络止痛。④用温针灸，每次取3～5穴，各灸3壮（或10～15分钟），每日1次，中病即止。⑤用拍火灸，取荆芥、防风、胡椒各10g，共研细末，撒于痛处施拍火灸。每日或隔日1次。

主治：风寒湿型腰腿痛。

附记：艾灸治疗腰腿痛有良好的止痛作用，与针刺同用疗效更好。

配穴方二　阿是穴、膈俞、志室、气海俞、承山、悬钟（绝骨）。

灸法：①用艾炷（或隔附子饼）灸，慢性腰肌劳损，每次取3～5穴，各灸3～5壮，阿是穴、志室穴各灸10壮，每日灸1次。②用艾条温和灸，慢性腰肌劳损、髌骨下脂肪垫劳损、足底痛，每次取3～5穴，各灸5～10分钟；志室、阿是穴各灸20～30分钟，每日灸1次。③用温针灸，腰肌劳损可在肾俞、大肠俞、气海俞各灸3壮（或10～15分钟），隔日1次。④用雷火神针灸、百发神针灸，在压痛点施灸，至疼痛缓解为度，每日1次。

主治：腰肌劳损、陈伤劳损、腰腿部僵直酸痛或腰扭伤等。

坐骨神经痛

坐骨神经痛，其痛始于臀部，沿股后侧、腘窝、小腿后外侧而放射至足背，属中医学痹证范畴，是临床常见病、多发病。本病多为慢性，病程缠绵，根治颇费时日。

【病因】　多因风寒、湿邪侵袭，阻滞经络所致。或为椎间盘突出、坐骨神经附近各组织的病变如髋关节及骶髂关节疾病、脊椎炎、肌炎、子宫及前列腺癌肿、腰骶脊髓及其神经根的肿瘤等均能引起本病的发生。前者多属痹证范畴，后者多继发于其他疾病。

【症状】　腰和下肢疼痛多限于一侧，痛先从臀部开始，并向大腿的外侧后面、小腿的外侧后面、外踝、足背等处放射，痛为间歇性或持续性，在走路、运动、咳嗽及用力大便时则痛剧，夜间加重。直腿抬高试验阳性，沿坐骨神经走向有多处压痛。

【疗法】

配穴方一　秩边、环跳、风市、阳陵泉、悬钟。

灸法：①用艾炷无瘢痕灸，每次取3～5穴，各灸3～5壮，每日灸1～2次，20次为1个疗程。疗程间休息5日，再行下一个疗程。②用艾条温和灸，每次取3～5穴，各灸15～20分钟，每日或隔日灸1次，15次为1个疗程。每疗程间休息3日。③用温针灸，每次取3～5穴，各灸3壮（或10～15分钟），每日1次，10次为1个疗程。每疗程间休息3日。

配穴方二　肾俞（双侧）、腰阳关、大肠俞（双侧）、十七椎、秩边、环跳、委中、阳陵泉、足三里、悬钟。

灸法：用温针灸，让病人取侧卧位，健腿下伸，患腿上屈。除环跳、秩边穴用3寸长毫针外，其余诸穴均用1.5寸长毫针为宜。再剪取1寸长艾条3节备用。腰阳关、十七椎二穴均采用直刺进针，针刺深度1.2寸，针感局部酸胀。肾俞、大肠俞均采用直刺进针，进针后向脊柱方向斜刺1.3寸深，针感局部酸胀、麻感，若能向下肢传导则疗效更好。环跳、秩边二穴均采用直刺进针，针刺深部2.5寸左右，使局部有酸、麻、胀感或有触电感向足跟放射，然后行提插捻转手法，使下肢出现2～3次肌肉抽动，则疗效显著。委中、阳陵泉、足三里、悬钟4穴均采用直刺进针法，使针感达到局部酸、胀或沿经脉向下传导为宜（出现放射性感应时，将针略提起，以免损伤神经）。取3cm长艾条3节，点燃后分别套在环跳、秩边、足三里3穴针柄上。针柄下各垫一6cm^2的硬纸片，以防烧伤皮肤。针后，还可在腰部及环跳穴处加拔火罐15～20分钟。每日1次，10次为1个疗程。

配穴方三　环跳、秩边、风市、阳陵泉、悬钟（均取患侧，间配健侧）或配委中（刺血）。

灸法：①用艾炷无瘢痕灸，每取3～5穴，各灸3～5壮，每日或隔日灸1次，10次为1个疗程。实证加刺委中放血。②用艾炷隔姜灸，每次取3～5穴，各灸3～5壮，每日或隔日灸1次，10次为1个疗程。③用艾条温和灸，各灸15～20分钟，每日灸1次，10次为1个疗程。或用雀啄灸、悬灸等。

上法每疗程间休息3日后，再行下一个疗程。

附记：笔者常配用灸疗，可缩短疗程，提高治疗效果。

胁　痛

《内经》云：“肝病者，两胁下痛引少腹。”胁痛是指一侧或两侧胁肋部（胸壁两侧从腋下至第11肋间肝胆经脉循行部位）出现疼痛，是一种患者常见的自觉症状，主要与肝胆疾病有关，可见于肝、胆、胸膜等急慢性疾病及外伤、肋间神经痛等病。

【病因】 多因情志不舒、饮食不节，或外邪侵袭而导致肝胆湿热，或失血伤阴、久病体虚，或外伤等而引起肝气郁结，气滞血瘀，肝络不通所致。

【症状】 胁痛常表现为隐痛、胀痛、刺痛或窜痛，食后尤甚，一般轻者多可忍受，并伴有胸闷、嗳气、口苦咽干、食欲缺乏；重者则疼痛如刺如绞，突然发作，阵发性加重，或辗转不安，面色苍白，大汗淋漓，恶心呕吐，或伴发热、黄疸等症状。治当详察。

【疗法】

配穴方一 第一组：胆俞、期门、日月、阳陵泉、阴陵泉、足三里。腹胀恶心者，加中脘、内关。第二组：肝俞、期门、支沟、阳陵泉。嗳气反酸者，加足三里、公孙。第三组：膏肓、肝俞、肾俞、阴郄、支沟、三阴交。头晕目眩者，加百会、风池；隐痛甚者，加章门、京门。第四组：肝俞、膈俞、血海、大包、行间。气滞者，加膻中；刺痛甚者，加内关。

灸法：随证选用，按法施灸。①用艾炷无瘢痕灸，每次取3～5穴，各灸3～5壮，每日灸1次，灸至疼痛缓解为度。5次为1个疗程。此法适用于湿热、肝郁及瘀阻型胁痛。②用艾条温和灸，各灸10～15分钟，灸至疼痛缓解为度，每日灸1～2次，5～10次为1个疗程。此法适用于湿热、肝郁、阴虚及瘀阻型胁痛。③用灯草灸，每穴灼灸一下，每日或隔日灸1次，灸至疼痛缓解为度。此法适用于肝郁型胁痛。④用太乙神针灸，在期门、阳陵泉、三阴交等穴各灼灸10～15分钟，灸至疼痛缓解为度，每日或隔日灸1次。此法适用于阴虚型胁痛。⑤用艾炷隔蒜灸，在肝俞或疼痛处灸3～5壮，每日灸1次，10次为1个疗程。此法适用于瘀阻型胁痛。⑥用温针灸，每次取3～5穴，各灸3壮（或10～15分钟），每日灸1次，10次为1个疗程。此法适用于瘀阻型胁痛。

上法每疗程间休息3日后再行下一个疗程。

主治：胁痛（湿热型用第一组，肝郁型用第二组，阴虚型用第三组，瘀阻型用第四组）。

配穴方二 主穴：肝俞、期门、阳陵泉、太冲、足三里、三阴交。配穴：呕恶者，加中脘；瘀血内停，痛有定处者，加膈俞；口苦者，加内关、中脘；头晕者，加百会。

灸法：①用艾条温和灸，各灸5～10分钟，每日灸1次，7次为1个疗程。②用艾炷无瘢痕灸，各灸3～5壮，每日灸1～2次，7次为1个疗程。③用灯草灸，每次取2～3穴，各灼灸一下，每日或隔日灸1次，至病愈为度。④用温针灸，每次取 3～5 穴，留针 20～25 分钟，各灸 3 壮（或 10～15 分钟），每日灸 1 次，10 次为 1 个疗程。每疗程间休息 3 日后再行下一个疗程。

慢性肝炎

慢性肝炎属中医学的胁痛、黄疸、湿阻、虚证等范畴。在临床上较为常见，且病程缠绵，较难根治。

【病因】 多由急性肝炎失治或治疗不彻底转化而成。病由实至虚，终成肝郁脾虚，肝肾不足，脉络瘀阻等虚实夹杂的病理表现。

【症状】 肝区（或胁）作痛，头晕乏力，面色少华，肝大，口苦，胁胀或脘腹胀满；或纳谷不香；或形体消瘦；或睡眠不佳。实验室检查有肝功能异常。

【疗法】

配穴方一　膈俞、肝俞、脾俞、期门（右）、承满、天枢、足三里。

灸法：用艾炷无瘢痕灸，每次取 2～3 穴，用小艾炷各灸 3～5 壮，隔日灸 1 次。

配穴方二　肝俞、胆俞、期门、中脘、足三里、三阴交。

灸法：①艾条温和灸，每次取 3～5 穴，各灸 10～15 分钟，每日或隔日灸 1 次，10 次为 1 个疗程。②用艾炷隔姜灸，每次取 3～5 穴，各灸 3～5 壮，每日或隔日灸 1 次，10 次为 1 个疗程。③用温针灸，每次取 3～5 穴，各灸 3 壮（或 10～15 分钟），每日或隔日 1 次，10 次为 1 个疗程。

上法每疗程间休息 3 日后再行下一个疗程。

附记：治疗本病，应以药物辨证治疗为主，以本疗法为辅，内外并治，疗效颇佳。

配穴方三　内关、孔最、膈俞、肝俞、胆俞、脾俞、期门（右）、天枢、承满、足三里、行间。

灸法：①用艾炷无瘢痕灸，每次取 3～5 穴，用麦粒大艾炷直接灸，各灸 5～7 壮，灸至以局部皮肤灼热红润但不起疱为度，隔日灸 1 次；②用艾条温和灸，每次取 3～5 穴，各灸 5～10 分钟，以局部皮肤红润灼热为度，隔日灸 1 次。

脂肪肝

脂肪肝，中医学无此病名。近年来本病在临床上多见。肥胖型体质者尤易诱发。

【病因】 本病之作，多因肝郁脾虚，湿热内蕴；或饮食不节，长期营养不良等因而致肝胆湿热蕴结，瘀血阻滞。慢性感染或中毒时，肝内脂肪大增，易形成脂肪肝。

【疗法】

配穴方一 第一组：肝俞、脾俞、大椎、至阳、足三里。第二组：期门、章门、中脘、膻中。

灸法：上述两组，交替使用。①用艾炷无瘢痕灸，每次取 2～4 穴，用麦粒大艾炷各灸 5～7 壮，隔日灸 1 次，10 次为 1 个疗程；②用艾炷隔姜灸，每次取 3～5 穴，用麦粒大艾炷各灸 7 壮，隔日灸 1 次，10 次为 1 个疗程；③用艾条温和灸，每次取 1 组穴，各灸 10～15 分钟，每日灸 1 次，10 次为 1 个疗程。

配穴方二 至阳、期门、阳陵泉、足三里、肝俞。

灸法：①用艾炷无瘢痕灸，每次取 3～5 穴，用麦粒大艾炷各灸 3～5 壮，每日或隔日灸 1 次，10 次为 1 个疗程；②用艾炷隔姜灸，每次取 3～5 穴，各灸 5～7 壮，每日或隔日灸 1 次，10 次为 1 个疗程；③用艾条温和灸，每次取 3～5 穴，各灸 10～15 分钟，每日灸 1 次，10 次为 1 个疗程；④用温针灸，每次取 3～5 穴，各灸 3 壮（或 10～15 分钟），每日或隔日灸 1 次，10 次为 1 个疗程。上法每个疗程间隔 3 日后再行下一个疗程。

胆道蛔虫病

胆道蛔虫病，指蛔虫窜入胆道，引发剧烈疼痛的病症，中医学称为蛔厥，是临床的急腹症之一。

【病因】 多因消化道功能紊乱，肠管蠕动失常，激惹虫体异常活动；或胆道口括约肌松弛，致使肠道蛔虫钻入胆道所致。虫体进入胆道内而导致肝气逆乱，胆管痉挛，胆汁淤滞而产生各种临床症状。

【症状】 剑突下突然发生阵发性“钻顶”样剧烈疼痛或绞痛。患者抱腹屈膝、伏卧床上，或辗转不安、恶心、呕吐，或大汗淋漓、呻吟不止，或伴见面色苍白、四肢厥冷，或寒战、高热、黄疸等。疼痛有时向肩背或腰部放射。

【疗法】

配穴方一 胆俞、日月、期门、阳陵泉。

灸法：①用艾条温和灸，双侧同取，每穴悬灸 10～15 分钟，每日 1～2 次，中病即止。②用温针灸，取穴同上。每穴灸 5～7 壮（或 15～20 分钟），每日 1 次。③用艾炷隔姜灸，每次选 2 穴，交替使用。每穴灸 10～15 壮，每日 1 次，中病即止。

附记：若先服食醋 100～150ml，再艾灸，可提高治疗效果。

配穴方二　阿是穴（在背脊部寻找压痛点）、胆俞（右侧）、足三里（双侧）。

灸法：先用手指强压上穴各 5 分钟以止痛，再施以艾炷隔姜灸，每穴灸 10～15 壮。每日 1～2 次，中病即止。

急慢性肠炎

急慢性肠炎属中医学泄泻、腹泻范畴。一年四季、男女老幼皆可发病，是临床常见多发病。

【病因】　多因湿邪所侵和脾胃功能障碍引起。急性者多因湿邪侵袭、寒凉内犯或饮食所伤引起，且以实证居多，慢性者多因脾胃虚弱或肝木侮土，或命门火衰，不能腐熟水谷等所致。病在肠胃，但与肝肾有关。

【症状】　腹痛、肠鸣、大便次数增多（一日数次或数十次），稀便，甚至泻物如水样，但无脓血和里急后重之证。外邪（寒湿或暑湿）、饮食所伤，多为急性肠炎，且发病急骤；脾肾不足，多为慢性肠炎，且反复发作，日久不愈。

【疗法】

配穴方一　神阙、关元。

灸法：用艾炷隔盐灸，先将艾叶搓绒，做成圆锥形堆，备适量精盐。嘱患者仰卧屈膝，取盐填或撒于 2 个穴位上，稍高于皮肤 2mm，直径大于艾炷底平面，点燃艾炷，分别置于盐层上。待患者感到灼热时，另换艾炷，如此每穴灸 8 壮。每天灸 1 次，急性肠炎，一般灸 1 次或 2 次即愈。

主治：急、慢性腹泻。

配穴方二　中脘、神阙、关元、天枢（双侧）、足三里（双侧）。

灸法：用艾炷无瘢痕灸。①艾炷制备：将陈艾叶、细辛以 10∶1 的比例混合捣成绒，将艾绒放在平板上，用手指搓捏成圆锥状，其高约 2cm，底面直径为 2cm。②方法：先将施灸穴位涂以少量京万红软膏，以增加黏附作用并可防烫伤，再放上艾炷点燃，待艾炷烧剩 2/5 左右，病人感到疼痛时即更换艾炷再灸，每穴灸 5 壮，以局部皮肤充血、红润为度。每日灸 1 次，10 次为 1 个疗程。每疗程间休息 3 天，一般灸 1～4 个疗程，2 个疗程结束后，复查粪便，真菌阴性者停灸观察，阳性者继续施灸。

主治：真菌性肠炎。

配穴方三　天枢、大横、关元、合谷、足三里、上巨虚、下巨虚、阴陵泉、公孙、脾俞、大肠俞、神阙。

灸法：慢性肠炎患者以上诸穴（除神阙穴外）用艾炷隔姜灸，每穴灸 3～5

壮，2～3 日 1 次；急性肠炎患者对以上诸穴均行艾条温和灸或艾炷无瘢痕灸，每穴灸 2～3 分钟，每日 1～2 次。重症患者对神阙穴行隔盐灸。不计壮数，以脉起肢温为度。

溃疡性结肠炎

溃疡性结肠炎是一种原因不明的直、结肠黏膜表浅性非特异性炎症病变。中医学无此病名，一般认为似属久泻、痢疾，也有人认为属肠风、脏毒。

【病因】 多因感受暑热、寒湿，或饮食生冷，胃肠受损，运化传导失常，湿热蕴结，下注大肠，脏气不利，气血凝滞，伤及肠络所致；或脾虚生湿，直迫大肠而起。

【症状】 腹泻每日数次至十数次，粪便伴有脓血和黏液，大便性状异常，腹痛、便血、里急后重，发热，腹痛多为隐痛或下腹绞痛。肠镜检查可见大小深浅不同的溃疡。

【疗法】

配穴方一　主穴：天枢、气海、关元、足三里、上巨虚。配穴：肝旺脾弱者，加肝俞、阳陵泉、行间；脾胃虚弱者，加脾俞、胃俞、公孙；肾虚者，加肾俞、命门。

灸法：①用艾炷瘢痕（化脓）灸，在足三里、上巨虚穴各灸 5～7 壮，每月灸 1 次。②用艾炷无瘢痕灸，每次取 3～5 穴，各灸 7～9 壮，隔日灸 1 次，10 次为 1 个疗程。每疗程间休息 5 日。③用艾条温和灸，每次取 3～5 穴，各灸 10～20 分钟，每日灸 1 次，10 次为 1 个疗程。每疗程间休息 5 日。

配穴方二　大肠俞、中脘、足三里、天枢、脾俞。

灸法：①用艾条温和灸，每次取 3～5 穴，各灸 15～30 分钟，每日或隔日灸 1 次，10 次为 1 个疗程；②用艾炷无瘢痕灸，每次取 3～5 穴，各灸 5～7 壮，隔日灸 1 次，10 次为 1 个疗程；③用艾炷隔姜灸，每次取 3～5 穴，各灸 3～5 壮，每日或隔日灸 1 次，10 次为 1 个疗程。上法 1 个疗程未愈者，休息 3 日后再行下一个疗程。

附记：配合药物治疗为宜。

腹　痛

腹痛其病变范围较广，这里是指在肚脐以下、耻骨以上的整个部位发生疼痛者，概称为腹痛，是临床常见多发病，男女老幼皆可发生。本病既可单独出现，为病；由肝、脾、胃、肠、胰腺、腹膜炎症及胃肠痉挛、功能紊乱、消化不良、消化道肿瘤、盆腔病变、寄生虫病、阑尾炎、膀胱炎及神经症等引起的腹痛则为症。治当详察。

【病因】 多因外感风寒、暑、湿；或过食生冷、内伤饮食；或情志失畅、气滞血瘀所致。或由其他疾病引起。

【症状】 腹痛病位有大腹、小腹、少腹之分，证有寒、热、虚、实之辨。治当详察。

【疗法】

配穴方一　第一组：中脘、神阙、天枢、合谷、足三里。第二组：脾俞、胃俞、中脘、章门、神阙、气海、关元、足三里、三阴交。第三组：下脘、大横、气海、足三里、公孙。

灸法：上述三组穴位，随证选用，按法施灸。①用艾炷无瘢痕灸，每次取3～5穴，各灸3～5壮，每日灸1～2次，中病即止。②用艾炷隔盐灸，在神阙穴隔盐灸3～10壮，每日灸1次，至愈为止。此法适用于寒凝腹痛。③用艾炷隔姜（或隔附子饼）灸，每次取2～3穴，各灸3～5壮，以肢温痛减为度。每日灸1次，至治愈为度。此法适用于寒凝腹痛。④用艾条温和灸，每次取2～4穴，各灸10～15分钟，每日灸1次，至愈为止。⑤用温针灸，在足三里、天枢穴各灸3壮（或10～15分钟），每日1次，至愈为止。此法适用于寒凝腹痛。⑥用雷火神针灸，在下脘、大横、气海、足三里、公孙穴施灸，每次各灸3～5下，每日灸1次。⑦用温灸器（盒）灸，每日取3～5穴，各灸10～20分钟，每日灸1次，至愈为止，此法适用于虚寒腹痛。

配穴方二　神阙。

灸法：用艾炷隔盐灸，先取食盐（研细炒）5～10g，艾炷（或用烟丝）数壮。令患者仰卧露腹，取食盐铺匀于脐眼（神阙穴），厚约0.3cm，直径2～3cm，再上置艾炷1壮，点燃。待烧至刚有温热感时用汤匙压灭其火（注意不宜烧得过度和压得过猛，以防烫伤），脐部有较明显的烧灼感，向腹中扩散，从而加强了艾灸温通经脉的效果。每日灸1次，每次灸3～7壮，以痛止为度。

主治：重症腹痛。

配穴方三　阿是穴（在蹈趾、次趾下中节横纹当中）、风市、气海、外陵（脐左右各旁开1.5寸处）、太冲、中脘、关元、膏肓、大椎、肺俞。

灸法：用艾炷无瘢痕灸。①诸气心腹痛、疝气小腹急痛，在阿是穴灸5壮

（男左女右），极妙。又治疝气偏坠。②小肠气痛、腹内虚鸣，灸风市穴5～7壮，气海穴7壮，外陵穴（双）各灸7壮。③腹中雷鸣，呕逆不食，灸太冲（不拘壮数），灸至痛止为度。④腹中坚满，气结心痛，吐下、食不消，灸中脘5壮。⑤脐下绞痛，发作无时，灸关元、膏肓5壮。

上法均为每日灸1次，灸至腹痛止为度。

腹 胀

单纯性腹胀较为少见，多见于其他疾病（如急性肠炎、肝病、胃病、小儿疳积、术后等）或与腹痛并见。

【病因】 多由湿热、食积、气滞所致，其证多实，但亦有久病虚胀，多与宿疾或术后有关。大概食后胀甚者，多在肠胃；二便通调者，胀多在脏。

【症状】 腹胀时轻时重或食后胀甚；或遇情绪变化而加重，矢气稍舒；或与腹痛并见。腹胀一般多有兼证。

【疗法】

配穴方一　第一组：中脘、天枢、足三里、上巨虚。第二组：建里、天枢、足三里、太白、关元、中脘。

灸法：上述两组穴位，随证选用，按法施灸。①用艾条温和灸，每次各灸5～15分钟，每日灸1次；②用艾炷隔姜灸，每次取2～3穴，各灸3～5壮，每日灸1次，5次为1个疗程；③用温针灸，每次取2～3穴，各灸3壮（或10～15分钟），每日1次，5次为1个疗程。

主治：腹胀（实证用第一组，虚证用第二组）。

配穴方二　天枢（双侧）、上巨虚（双侧）。

灸法：用艾炷隔葱盐灸。取葱白90g，生食盐30g，共捣烂如泥制成葱盐饼数个，厚0.5～0.8cm，置于穴位上，上放艾炷，点燃灸之。两穴同时灸至穴位皮肤微充血为度，每日灸1次或2次。灸治次数，可视病情而定。

主治：各种腹部术后腹胀。

附记：因天枢穴系两侧同时灸治，因此，两侧选穴亦以切口不经天枢穴之部位为宜，对于经天枢穴部位之手术切口，如部分剖腹探查术、原脐旁的大切口之胃大部切除术等则不宜用本法。此外，灸治时应注意火候，不宜过热，以免烫伤皮肤，增加感染机会。

肠梗阻

肠梗阻是指任何原因引起的肠内容物通过障碍的疾病。

【病因】 一般分器质性和功能性两类，前者多因蛔虫、食积、肠套叠等所致；后者多因肠麻痹或肠痉挛等引起。

【症状】 腹部绞痛、腹胀、呕吐（呕吐物可含有胆汁和粪便）、排便障碍、肛门不排气，听诊可闻及尖锐的肠鸣音。

【疗法】

配穴方一　大肠俞、大横（左）、关元。

灸法：①用艾炷隔姜灸，每次各灸3～5壮，每日灸2～3次。②用艾条衬垫灸，取桂枝、白芷、公丁香、急性子、王不留行各等份，共研细末，拌入适量面粉，调成稀糊状，制成药物衬布，铺于穴位上，用艾条点燃，置布上按灸3～7下，每日灸1～2次。注意防止烫伤。

主治：麻痹性肠梗阻。须同时配合外科诊治。

配穴方二　神阙、关元。

灸法：用艾炷隔葱盐灸，取食盐（研细）、葱白各适量，共捣烂如泥做成小圆饼状，厚约0.5cm，直径大于艾炷底部，覆盖在穴位上（在神阙穴上再盖1片生姜），上置艾炷，点燃各灸3～5壮，每日灸1～2次，至愈为止。

配穴方三　主穴：至阴（双侧）。配穴：呕吐明显者，加针内关、下脘；泄泻明显者，加刺足三里、阴陵泉；腹痛明显者，加刺内庭、中脘。

灸法：用温针灸，取主穴，交替刺激。令患者仰卧，助手握住四肢，避免其动弹。针刺至阴穴，加灸15～20分钟（须防烫伤），至局部皮肤微红为度，每日1次。同时根据包块部位，用手揉按腹部包块处，先用手指轻轻提捏，逐渐加重手法揉按，直至包块消散。

主治：肠套叠。须同时配合外科诊治。

便　秘

便秘又称功能性便秘或称习惯性便秘，在临床上较为常见，尤以老年性便秘居多。

【病因】 多因排便动力缺乏或津液枯竭所致。如年老体弱，气血双虚，津液不足，肾阳虚衰；或忧愁思虑，情志不畅，日久伤脾，脾运功能低下；或多食辛辣厚味，胃肠积热；或饮食太少，水分缺乏，食物缺少膳食纤维；或多次妊娠，过度肥胖，分娩后缺乏定时排便习惯等因素，皆可导致便秘。也可继发于其他疾病。

【症状】 大便秘结不通（2 日以上排便 1 次），时发时止；或干燥坚硬，状如羊屎，中医学一般分为热秘、冷秘、气秘、血秘、虚秘。前 2 种多为实证，后 3 种多为虚证。

【疗法】

配穴方一　天枢（双侧）。

灸法：用温针灸，每穴温针灸 4 节段，每段艾条长 2.5cm。20 分钟后起针，再过 30 分钟左右排便，每日 1 次，10 次为 1 个疗程。

主治：老年习惯性便秘。

配穴方二　第一组：（虚证）天枢、大肠俞、气海、足三里。（实证）天枢、支沟、大肠俞。第二组：脾俞、胃俞、大肠俞、天枢、支沟、足三里、三阴交。第三组：肾俞、关元俞、大肠俞、气海、关元、足三里、太溪穴。第四组：脾俞、胃俞、大肠俞、天枢、支沟、足三里、三阴交。第五组神阙。

灸法：①艾条灸第一组，每穴灸 10～20 分钟，每日 1 次，10 次为 1 个疗程。②艾卷温和灸第二组，每穴灸 10～15 分钟，每日 1 次，10 次 1 个疗程，中间休息 5 天。③艾炷直接灸第三组，每穴 5～7 壮，每日或隔日 1 次，10 次为一个疗程。④艾炷隔蒜灸第四组，穴位上放蒜片，上面放小艾炷点燃，每次每穴 3～5 壮，每日 1 次，10 次为 1 个疗程，中间休息 5 日。⑤艾炷隔盐灸第五组，将少许食盐放入肚脐，取小艾炷放在盐上点燃，每次 5～10 壮，每日或隔日 1 次，10 次为 1 个疗程。

配穴方三　第一组：脾俞、胃俞、大肠俞、天枢、支沟、足三里、三阴交。第二组：肾俞、关元、大肠俞、神阙、气海、关元、足三里、太溪。

灸法：①用艾炷隔蒜灸，每次取 3～5 穴，各灸 3～5 壮，每日灸 1 次，10 次为 1 个疗程，疗程间隔 5 日。多用于虚秘。②用艾条温和灸，每次取 3～5 穴，各灸 10～15 分钟，10 次为 1 个疗程，疗程间隔 5 日。多用于虚秘、冷秘。③用艾炷隔盐灸，取食盐适量，填满脐中，再覆盖姜片，将艾炷置姜片上，点燃，各灸 5～10 壮，或灸至皮肤潮红为度，每日或隔日灸 1 次，10 次为 1 个疗程。多用于冷秘。④用温针灸，每次取 3～5 穴，各灸 3 壮（或 10～15 分钟），隔日 1

次，10 次为 1 个疗程。多用于冷秘。

主治：便秘（虚秘用第一组，冷秘用第二组）。

肾　炎

肾炎又称肾小球肾炎，属中医学水肿范畴。一年四季均可发病，是临床常见病。一般来说，急性肾炎多属中医学阳水，多见于儿童及青少年；慢性肾炎多属中医学阴水，多见于中老年人。急性易治，慢性难疗。

【病因】 病变三脏（肺、脾、肾），基本在肾。多因肺、脾、肾三脏功能失调所致。急性肾炎多由外邪犯肺，肺失宣降所起，日久不愈，三脏必虚，“穷必归肾”而致慢性肾炎。或先由三脏病变，功能失调而致水湿内停，复感风邪所致。

【症状】 起病较急，水肿始自眼睑，次及头面与全身，多伴寒热、咳喘或腰痛，尿检有红细胞、白细胞及蛋白或血压增高，或咽喉肿痛，多属急性肾炎。或全身水肿，腹水膨满，肢冷畏寒，重在脾虚；水肿重在下部，腰膝酸软，动则气喘，则重在肾虚；或周身肿胀，腹水明显，胸腹胀满，重在三焦壅滞等。凡肌肤肿胀处以手指按之，迅即复起，多为阳水；迟缓而复者，多为阴水。阳水责之肺脾；阴水责之肾脾。总之三脏相干，唯各有侧重而已。

【疗法】

配穴方一　肺俞、膀胱俞、三焦俞、水道、水分、阴陵泉、三阴交。

灸法：①用艾炷无瘢痕灸，每次取 3～5 穴，各灸 3～5 壮，每日灸 1 次；②用艾炷隔赤小豆灸，每次取 3～5 穴，用赤小豆研末，以淡盐水调制成小圆饼置穴上，上面再放艾炷，点燃，各灸 6～8 壮，每日灸 1 次；③用艾条温和（或回旋）灸，每次取 3～5 穴，各灸 15～20 分钟，每日灸 1 次；④用灯草灸，每次取 2～4 穴，用明灯爆灸法，各灼灸一下，每日灸 1 次，直至肿消。

主治：水肿（阳水）。

附记：此法有宣肺利水、健脾祛湿之功，故用之效佳。

配穴方二　主穴：脾俞、肾俞、命门、气海、水分、足三里、复溜。配穴：尿少者，加膀胱俞、三阴交。

灸法：①用艾炷无瘢痕灸，每次取 3～5 穴，各灸 3～5 壮，每日灸 1 次，10 次为 1 个疗程；②用艾条温和灸，每次取 3～5 穴，各灸 10～15 分钟，每日灸 1 次，10 次为 1 个疗程；③用温针灸，每次取 3～5 穴，各灸 3 壮（或 10～15 分钟），每日灸 1 次，10 次为 1 个疗程；④用灯草灸，每次取 2～4 穴，用阴灯灼灸法，各灼灸一下，每日灸 1 次，可连灸至肿消为止；⑤用太乙神针灸，在脾俞、命门、水分、足三里穴施灸，每穴灸10～15分钟，每灸5～7次为度。

主治：水肿（阴水）。

附记：此法有健脾化湿、温肾行水之功，故用之多效，久用效佳。

配穴方三　气海、关元、水分、足三里、三阴交、阴陵泉、太溪、三焦俞、肺俞、脾俞、肾俞、京门。

灸法：气海、关元、水分3穴行艾炷隔姜灸，每穴灸5～7壮；其他诸穴均行艾条温和灸或艾炷无瘢痕灸，每穴2～3分钟或1壮。急性肾炎每日1～2次，慢性肾炎每周1～2次。

附记：若病重者，应以药物治疗（内治）为主，本疗法为辅，内外并治，可提高疗效。

尿路感染

尿路感染是指肾盂、输尿管、膀胱、尿道等部位感染的总称，属中医学淋证范畴。本病是临床常见多发病。

【病因】 本病多因湿热下注，蕴结下焦，使之膀胱功能失调所致。现代医学认为，多由大肠埃希菌、链球菌、葡萄球菌侵犯尿路，引起尿道、膀胱、输尿管、肾盂等发炎所致。

【症状】 尿频、尿急、尿痛、腰酸腰痛或伴有发热、周身不适、下腹坠胀等症状。

【疗法】

配穴方一　百会、脾俞、肾俞、膀胱俞、气海、关元、水道、中极、血海、阴陵泉、足三里、三阴交、太溪、京门。

灸法：①用艾炷无瘢痕灸，每次取3～5穴，各灸5～10壮，每日或隔日灸1次，7次为1个疗程，每疗程间休息3日。多用于膏淋、劳淋、冷淋。②用艾炷隔姜灸，每次取3～5穴，各灸3～5壮，每日或隔日灸1次，7次为1个疗程。③用艾炷隔附子饼灸，可在肾俞、关元、太溪穴施灸，各灸5～7壮，每日灸1次，7次为1个疗程。多用于乳糜尿。④用艾炷隔盐灸，用食盐填满脐窝，每次灸5～10壮，每日灸1次，7次为1个疗程。多用于冷淋。⑤用艾炷隔知柏地黄丸灸，取知柏地黄丸（大丸）切成薄片，用针刺数孔。每次取2～4穴，将药片置穴上，上放艾炷，点燃，各灸3～5壮，每日或隔日灸1次，7次为1个疗程。多用于血淋。⑥用艾炷隔补中益气丸灸，取补中益气丸（大丸），切成薄片，用针刺数孔，每次取2～4穴，将药片置穴上，上放艾炷，点燃，各灸3～5壮，每日或隔日灸1次，7次为1个疗程。多用于气淋。⑦用艾炷隔山药灸，取鲜山药用盐水浸泡10分钟后，取出切成0.2cm薄片。每次取3～5穴，将药片置穴上，上面再放艾炷，点燃，各灸4～8壮，每日灸1次，7次为1个疗程。⑧用艾条温和灸，急性尿路感染每次取3～5穴，各灸10～20分钟，每日灸1次，10次为1个疗程。每疗程间休息5日；前列腺肥大在关元、足三里穴各灸20分钟，每日灸1次，10次为1个疗程。每疗程间休息3～5日。⑨用温针灸，每次取3～5穴，各灸3壮（或10～15分钟），每日或隔日灸1次，7次为1个疗程。

附记：对慢性尿路感染有良好效果，急性尿路感染应配合药物、针刺综合治疗，以迅速解除症状和根治。

配穴方二　第一组：肾俞、次髎、膀胱俞、三焦俞、水道、中极、三阴交。第二组：肝俞、脾俞、小肠俞、大椎、曲池。

灸法：一般灸疗取第一组穴，急性或热毒甚者再取第二组穴配合针疗或刺血，用泻法。①用艾炷无瘢痕灸，每次第一组穴中3～5穴，各灸3～7壮，每日灸1次，7次为1个疗程。②用艾炷隔药片灸，每次取第一组穴中3～5穴，取对证药丸或药物，切成薄片置穴上，上放艾炷点燃灸之，各灸5～7壮，每日或隔日灸1次，7次为1个疗程。③用艾条温和灸，取第一组穴，各灸5～15分钟，每日或隔日灸1次，7次为1个疗程。④用温针灸，每次取第一组穴中3～5穴，各灸3壮（或10～15分钟），每日灸1次，7次为1个疗程。

主治：急慢性尿路感染。

附记：多年使用，效果甚佳。若配用车前草（每次用15～30g）煎水代茶饮，可提高疗效。在治疗期间，应禁食辛辣、肥腻、油炸食品，绝禁房事，避免过劳。

配穴方三　肾俞、膀胱俞、次髎、气海、水道、中极、阴陵泉、三阴交、金门。

灸法：用艾条温和灸，每次选3～5穴，每穴悬灸10～15分钟。每日1次。同时每日取车前草30～50g，水煎服，日服2次，5次为1个疗程。

主治：膀胱炎及尿道炎。

癃　闭

癃闭是指排尿困难，甚则闭塞不通，多属危候，现代医学则称为尿潴留或称尿闭。

【病因】　多因肾虚而气不化液、膀胱不利所致。且与肺、脾、肾三脏功能失调有关。如上焦肺热气壅，中焦湿热不解，下焦肾阳不足，均可导致膀胱气化无度而致病。

【症状】 小便短涩仅点滴而下，小腹坠胀不舒；或小便闭塞不通，小腹胀急欲死，多属危候。

【疗法】

配穴方一　主穴：肾俞、膀胱俞、中极、水道、三阴交。配穴：癃闭急症者，加内关、归来、小肠俞；脾肾阳虚者，加内关、命门、归来、关元；肺热壅盛者，加三焦俞、大椎、尺泽、归来、肺俞。

灸法：①用艾炷无瘢痕灸，每次取3～5穴，各灸5～7壮，每日灸1～2次，至小便通畅为止；②用艾条温和（或雀啄）灸，每次取3～5穴，各灸10～15分钟，每日灸1～2次，至小便通畅为止；③用温针灸，每次取3～5穴，各灸3壮（或10～15分钟），每日1次。

必要时，每次灸后指压神阙与曲骨连线的中点，并逐渐加大力度，压到一定程度即可排尿，继续按压至尿完全排出为止。

附记：同时应配合对症汤剂内服，以增强疗效。

配穴方二　第一组（实证方）：三焦俞、小肠俞、水道、中极、阴陵泉、三阴交、太冲、涌泉。肺气壅滞者，加尺泽；瘀血阻滞者，加次髎。第二组（虚证方）：脾俞、肾俞、三焦俞、气海、委阳、阴谷。肾阳虚惫者，加命门；中气不足者，加足三里；肾阴亏耗者，加太溪、涌泉；心烦者，加内关。

灸法：①用艾炷无瘢痕灸第一组：每次取2～3穴，各灸5～7壮，每日灸1～2次，适用于实证；治关格吐逆而小便不利，先灸气海、天枢各3～7壮，然后口服六一散等以利小便，每日灸1次。中病即止。②用艾条雀啄灸第一组：每次取3～5穴，各灸10～20分钟，每日灸1～2次，中病即止，此法适用于实证。③用温针灸第一组：每次取2～3穴，各灸3壮（或10～15分钟），每日1次，中病即止，此法适用于实证。④用艾炷隔姜（或葱饼、附子饼）灸第二组：每次灸3～5穴，每日灸1～2次，中病即止；慢性肾功能衰竭，在大椎、肾俞、命门、气海（每次取3～4穴）隔附子饼各灸3～5壮，每日或隔日灸1次，15次为1个疗程。此法适用于虚证。⑤用艾条温和灸第二组：每穴灸10～30分钟，每日灸1次。前列腺肥大、小便不利者，在关元、会阴、足三里各灸20分钟。膀胱炎，在命门、关元穴各灸5～10分钟，每日灸2次。此法适用于虚证。⑥用温灸盒灸第二组：每穴灸10～30分钟，每日灸1次，此法适用于虚证。

尿失禁

尿失禁又称小便不禁，是指尿液不能控制，从膀胱经尿道自行外溢的一种病症。本病在临床上并不少见，尤以老年人及病后、产后体弱者为多，白天多见。

【病因】 多因肾虚固摄失权所致。

【症状】 小便失禁或频数。根据临床表现一般可分为压力性尿失禁、急迫性尿失禁、反射性尿失禁和充盈性尿失禁等类型。

【疗法】

配穴方一　肾俞、膀胱俞、关元、气海、足三里。

灸法：用温针灸，可分两个阶段，先让患者俯卧，取背部俞穴，每穴温针灸3个艾段，每段2.5cm长，10～15分钟后起针；然后再让患者仰卧，取腹部穴位及足三里，方法同上。隔日1次，15次为1个疗程。

配穴方二　神阙。

灸法：用艾炷隔盐灸，先以细盐、肉桂末拌匀，覆盖于神阙穴，将脐窝填平，再盖上厚约3mm、刺有数孔的姜片，上置枣核大小的艾炷，点燃连灸3壮，每日灸1～2次，中病即止。

配穴方三　肾俞、膀胱俞、关元、中极、三阴交。

灸法：①用艾条雀啄灸，每次取3～4穴，各灸10～15分钟，每日灸1～2次，中病即止；②用艾炷隔葱饼灸，每次取3～5穴，先取葱白适量，捣烂如泥制成小圆饼状，盖在穴位上（或再上放一生姜片），上置艾炷，点燃施灸，各灸3～5壮，每日灸1～2次，中病即止；③用温针灸，每次取2～4穴，各灸3壮（或10～15分钟），每日1次，中病即止。

糖尿病

糖尿病属中医学消渴范畴。男女老少皆可发病，是目前临床多发病，根治颇难。

【病因】《外台秘要》云：“此则肾虚所致，每发即小便至甜。”病因虽多，其本则均是阴虚。

【症状】 一般以“三多一少”临床表现和化验检查血糖增高、尿糖阳性为特征。“三多”即多饮（口干思饮，渴饮无度）、多食（消谷善饥，食不知饱）、多尿（饮一溲二，尿频量多，夜间尤甚）和“一少”——形体消瘦。其因不一，证有虚实，兼症亦异。临床所见，以虚证、热证为多，实证、寒证较少，尤以虚热和气阴两虚之证居多。

【疗法】

配穴方一　主穴：第8胸椎棘突下旁开1.5寸（胃脘下俞）、三焦俞、外关、脾俞、肺俞、肾俞。配穴：烦渴舌燥者，加尺泽、鱼际；嘈杂善饥者，加中脘、内关、足三里；腰膝酸软且畏寒面浮者，加太溪、气海、命门等。

灸法：①用艾条雀啄灸，每次取5～6穴，各灸10分钟左右，每日灸1次，10次为1个疗程；②用艾炷隔姜灸，每次取3～5穴，各灸10～20壮，隔日灸1次，1个月为1个疗程；③用艾炷隔橘皮温针灸，先将鲜橘皮剪成$2cm^2$大小，并切一长约1cm的切口。进针后，行平补平泻手法，然后将艾炷（或艾段）插入针柄顶端并与之平齐，取橘皮套在针身靠近皮肤处，使橘皮内侧贴于皮肤，取一硬纸片隔在艾段与橘皮之间，从靠近皮肤一端点燃艾段。每日灸1次，10～15次为1个疗程。

配穴方二　①足三里、中脘；②命门、身柱、脾俞；③气海、关元；④脊中、肾俞；⑤华盖、梁门；⑥大椎、肝俞；⑦行间、中极、腹哀；⑧肺俞、膈俞、肾俞。辅助穴用9个：上消证（上焦有余热、口渴较甚者），加配金津（针刺）、玉液（针刺）、内关、鱼际、少府；中消证（胃热较盛、纳食过多者），加配大都、脾俞；下消证（有肾虚症状，饮一溲二者），加配然谷、涌泉。

灸法：用艾炷隔姜灸，上述8组，每次用一组，轮流使用。再根据临床症状加用辅助穴。取鲜生姜片（厚3～4mm，直径2cm）置于穴上，再取艾炷（直径为1.5cm，高2cm，重0.5g）放在姜片上，每穴灸10～30壮，隔日灸1次，5次为1个疗程。

配穴方三　胰俞、肺俞、脾俞、肾俞、命门、关元、中脘、足三里、三阴交、复溜、太溪、身柱、气海、脊中、华盖、梁门、大椎、肝俞、腹哀、中极、胃俞、行间。

灸法：①用艾炷无瘢痕灸，每次取3～5穴，各灸3壮，隔日灸1次，10次为1个疗程。②用艾炷隔姜灸，中脘、足三里组；身柱、脾俞、命门组；气海、关元组；脊中、肾俞组；华盖、梁门组；大椎、肝俞组；腹哀、关元、中极组；肺俞、膈俞、肾俞组。每次选一组穴位，各灸10～30壮，隔日灸1次，交替运用。③用艾条温和灸，每次取3～5穴，各灸5～10分钟，每日灸1次，10次为1个疗程。④用温灸器灸，每日灸关元穴10～30分钟，10次为1个疗程。⑤用温针灸，在肺俞、肾俞、胃俞、关元、行间各灸3壮（或10～15分钟），隔日1次，10次为1个疗程。

附记：艾灸治疗本病以轻症或早期疗效较好，对阴阳两虚型效果尤佳。但因糖尿病病因未明，难以根治和速愈，故须坚持施灸才能收效。同时还须配合中西药物，饮食控制和适量运动，才能更好地控制病情，防止并发症。

肥胖症

肥胖症是体内脂肪组织总含量或（和）局部脂肪组织含量过多的一种临床综合征。多由营养不平衡和内分泌失调所造成，可发生于任何年龄，但以40岁以上多见。长期过度肥胖的人，常易伴发糖尿病、高血压、高脂血症、动脉粥样硬化、冠心病、脑血管病、胆囊炎、胆石症等。女性可伴有月经不调、闭经及不孕。

【病因】 多因暴饮暴食或挑食和生活无规律性，或睡前进餐、食后就睡，或过食油腻食物和甜食，或用药不当，或戒烟等所致，从而影响人体的自身调节能力，引起内分泌及新陈代谢失调，导致脂肪积蓄过多过快，亦与长期不运动有关。

【症状】 目前以体质指数［体重（kg）除以身高（m）的平方］作为肥胖症的评估标准。体质指数达到28.0kg/m^{2}且低于32.5kg/m^{2}为轻度肥胖；达到32.5kg/m^{2}且低于37.5kg/m^{2}为中度肥胖；达到37.5kg/m^{2}且低于50kg/m^{2}为重度肥胖；达到或超过50kg/m^{2}为极重度肥胖。因致因不同，可伴有不同兼症。

【疗法】

配穴方一　主穴：上巨虚、丰隆、内庭、曲池、三阴交、阴陵泉；耳穴取脾、胃。配穴：肠燥便秘者，加天枢、支沟，耳穴加肺、大肠；易饥饿者，加足三里（手法重泻）；自幼发胖者，加肾俞，耳穴加肾；产后肥胖者，加曲泉、石门，耳穴加屏间；月经不调者，加地机、血海，耳穴加屏间；下肢肿胀者，加水分，耳穴加三焦。

灸法：体针，实证用泻法，虚证用补法，虚寒证加灸，每次留针20～30分钟，隔日1次，15次为1个疗程。耳穴按压王不留行籽或埋揿针，嘱其于每日进餐前半小时自行按压1分钟左右，酸痛为度，5天更换1次，6次为1个疗程。

配穴方二　中脘、气海、足三里、三阴交、脾俞、丰隆。

灸法：①用艾炷隔姜灸，每次取3～5穴，各灸5～7壮，每日或隔日灸1次，1个月为1个疗程，每疗程间隔3日；②用艾条雀啄灸（或温和灸），每次取3～5穴，各灸15～30分钟，隔日灸1次，1个月为1个疗程，疗程间隔3日。

主治：单纯性肥胖症。

附记：临床屡用，确有较好的疗效，但须久治缓图，其效始著。待体重基本恢复正常后，改为3日1次，调治数月，以巩固疗效。若能配合药物治疗，则效果更佳。同时应多食清淡，少食油腻厚味，忌食晚餐，坚持锻炼，常可收到事半功倍之效。

甲状腺功能亢进

甲状腺功能亢进，简称甲亢，属中医学“气瘿”范畴，是一种由多种原因引起的甲状腺激素分泌过多所致的常见内分泌疾病。尤以中年女性发病率较高。

【病因】 多因肝郁脾虚，肝郁气滞，脾虚聚湿生痰或痰气交结，蕴结于颈项及上客于目所致。肝郁化火，痰气伤阴，或下灼肾阴，或横逆犯脾而致。

【症状】 甲状腺（颈项）肿大、目突，常伴有易饥多食、消瘦、怕热、心悸、急躁、易怒、口燥咽干，久则还可引起多种并发症。

【疗法】

配穴方一 第一组：风府、大椎、身柱、翳风（双侧）、肩井（双侧）。第二组：大杼（双侧）、风门（双侧）、肺俞（双侧）、天宗（双侧）。

灸法：用艾炷无瘢痕灸，两组穴交替，每日取一组。每穴灸 7 壮，每日灸 1 次，星期日停灸。

配穴方二 第一组：风池、肝俞、肾俞、阴陵泉、太冲、神门。第二组：风门、脾俞、命门、天突、内关、手三里、三阴交。

灸法：每用一组，交替使用，按法施灸。①用艾炷无瘢痕灸，每次取一组穴，各灸 3 壮，每日或隔日灸 1 次，10 次为 1 个疗程。②用艾条温和灸，每次取一组穴，各灸 10～15 分钟，每日或隔日灸 1 次，10 次为 1 个疗程。

附记：若能配合方药内治，其效颇佳。

甲状腺功能减退

甲状腺功能减退，简称甲减，属中医学虚劳、水肿范畴。患者以 30 岁以上女性较多。

【病因】 多因甲状腺激素不足，长期缺碘所致。中医学认为，多因肝虚气郁，脾虚失运，痰气交结，阻遏颈项，功能降低所致。与饮食、环境和情志因素有关。

【症状】 初起食欲缺乏，畏寒乏力，纳差，水肿，月经不调，嗜卧，健忘；渐则皮肤水肿而肥厚，尤以颜面肌肉肥厚为甚。眼睑肿胀，颊部下垂，表情淡漠呆钝，口唇隆起，容貌丑恶为本病之特征。项肌、手足背肌肥厚，皮肤干燥，易疲劳，反应迟钝，指甲脆裂，毛发干枯脱落，体重增加，关节僵直疼痛等。

【疗法】

配穴方一 主穴：大椎、风池、肾俞、命门、天突、膻中、气海、关元、丰隆。配穴：精神症状明显者，加百会、四神聪、神门；脾阳虚明显者，加脾俞、胃俞、中脘；水肿者，加肺俞、脾俞、三焦俞。

灸法：①用艾炷无瘢痕灸，每次取3～5穴，各灸3～5壮，隔日灸1次，15次为1个疗程；②用艾炷隔附子饼灸，每次取3～5穴，各灸3～5壮，隔日灸1次，15次为1个疗程；③用温针灸，每次取3～5穴，各灸3壮（或10～15分钟），隔日1次，15次为1个疗程。

附记：艾灸能调整免疫功能和甲状腺功能，治疗甲减有较好疗效。对缺碘引起的甲减在艾灸的同时应补充碘。病重者应结合药物治疗才能收效。

配穴方二　第一组：风池、膏肓、三阴交、足三里、中脘、关元。第二组：翳风、脾俞、肝俞、阳陵泉、神门、中极、气海。

灸法：两组穴位交替使用，按法施灸。①用艾炷无瘢痕灸，每次取一组穴，各灸3～5壮，每日或隔日灸1次，15次为1个疗程。②用艾炷隔姜（或附子饼）灸，每次取一组穴，各灸3～5壮，每日或隔日灸1次，15次为1个疗程。③用艾条雀啄灸，每次取一组穴，各灸10～15分钟，每日或隔日灸1次，15次为1个疗程。

附记：久治缓图，其效始著。若配合药物治疗，则疗效更佳。

癫　痫

癫痫是一种常见的神经病症，表现为突然、短暂的中枢神经系统功能异常，并可反复发作。临床上以青少年与小儿多见。

【病因】 多因痰气交结，蒙蔽神明，或因外伤、气血瘀阻所致；或因胎儿在母腹中受惊，或从小受风寒暑湿、饥饱失宜、逆于胎气而得之；或因受惊吓及精神刺激，伤及肝肾所致。病在心肝，关乎脾肾，与遗传有关。

【症状】 发作性突然神志昏迷，眩晕颠倒，不省人事，意识丧失，尿失禁，或两目上视，口吐涎沫，或四肢抽搐，背脊强直。病发时壅遏气促，致喉间作响。移动时，顷刻苏醒，醒后起居饮食如常，或伴有失眠多梦、心烦等症。

【疗法】

配穴方一　主穴：百会、风府、大椎、心俞、腰奇、中脘、内关、神门、后溪、太冲、崇骨、会阴、神庭、印堂、太阳、哑门、神道。配穴：抽搐重者，加风池、合谷、阳陵泉；痰湿盛者，加气海、足三里、丰隆；日间发作，病在阳跷加申脉；夜间发作病在阴跷加照海；小发作加内庭；局限性发作加合谷、太冲、阳陵泉、三阴交；精神运动性发作加丰隆、间使。

灸法：①用艾炷隔姜灸，每次取3～5穴，各灸10～30壮，每日灸1次，灸至停止发作为止。②用艾条温和灸，每次取3～5穴，各灸10～15分钟，每日灸1次，灸至停止发作为止。③用灯草灸，小儿癫痫轻症在百会、崇骨、会阴穴各灼灸一下，半月1次；重症选百会、神庭、印堂、太阳、哑门、大椎、身柱、崇骨、神道、脊中、命门、长强、会阴、至阴。每次选5～7穴，各灼灸一下，半月1次。

主治：发作期癫痫。

配穴方二　心俞、肾俞、神阙、气海、足三里、丰隆、三阴交、太溪。

灸法：①用艾炷瘢痕（化脓）灸，每次取1～2穴，各灸3～5壮，每月灸1次，共灸4次。②用灯草灸，每次取3～4穴，各灼灸一下，半月1次。③用阳燧锭灸，取艾叶500g，硫黄120g，麝香6g，雄黄、赤石脂各0.9g。先将艾叶置铜锅内加水1000ml煎取浓汁120ml，依法制成阳燧锭。施灸时每次选1穴，先于穴位上放一圆形薄纸片，再取麦粒大阳燧锭1块置纸片中央穴位上点燃施灸。每次灸1壮，灸后局部起小水疱，用敷料包扎固定，让其自然吸收，每月灸1次。

主治：休止期癫痫。

附记：若能经常在申脉施灸可预防癫痫日间发作，灸照海可预防癫痫夜间发作。

配穴方三　主穴：发作期用百会、内关、阳陵泉、筋缩、丰隆、行间；休止期用心俞、神阙、气海、足三里、丰隆、太溪、三阴交。配穴：夜间发作者，加照海；白天发作者，加申脉；发作持续昏迷不醒者，加涌泉、气海；痰湿盛者，加脾俞、足三里。

灸法：①用艾条温和灸，每次取4～6穴，各灸15～25分钟，每日灸1次，10次为1个疗程；②用艾炷隔姜灸，每次取3～4穴，用黄豆大的艾炷，各灸10～20壮，每日灸1次，7次为1个疗程；③用艾炷瘢痕（化脓）灸，每次取3～4穴，各灸3～5壮（艾炷如黄豆大），每20～30天灸1次；④用灯草灸，每次取4～5穴，各灼灸一下，每10天灼灸1次。

抑郁症

抑郁症在中医学称为“郁病”，不是某一疾病之专名，可见于多种疾病之中，尤以妇女发病居多。

【病因】　多因情志不舒，肝气郁滞所致。或忧郁伤神、心脾两虚、阴虚火旺等兼之而起。

【症状】　抑郁善忧，情绪不宁；或易怒善哭，精神不振；或胸闷胁胀，善太息；或不思饮食，失眠多梦，健忘；或咽中如有物堵塞等。根据临床表现，一般可分为忧郁伤神、气郁化火、肝气郁结、阴虚火旺和心脾两虚五型。

【疗法】

配穴方一　主穴：太冲、内关、三阴交、心俞、神门。配穴：月经不调者，加蠡沟；吐苦水者，加日月、行间；善惊易怒者，加胆俞、肝俞；烦躁者，加四神聪、阳陵泉；神疲倦怠者，加脾俞、足三里；胸胁痛者，加阳陵泉、支沟、期门等。

灸法：①用温针灸，每次取 4～6 穴，各灸 20 分钟，隔日灸 1 次，10 次为 1 个疗程；②用艾条雀啄灸，每次取 4～6 穴，各灸 15 分钟，每日灸 1 次，7 次为 1 个疗程；③用艾炷无瘢痕灸，每次取 3～4 穴，用黄豆大的艾炷，各灸 3～5 壮，隔日灸 1 次，5 次为 1 个疗程。

配穴方二　心俞、脾俞、肝俞、期门、神门、内关、阳陵泉、太冲。

灸法：①用艾条无瘢痕灸，每次取 3～5 穴，各灸 3～5 壮，隔日灸 1 次，5 次为 1 个疗程；②用艾条温和灸，每次取 3～5 穴，各灸 5～15 分钟，每日灸 1 次，10 次为 1 个疗程；③用艾炷隔姜灸，每次取 3～5 穴，各灸 3～5 壮，每日或隔日灸 1 次，10 次为 1 个疗程。

此外，温针灸、艾条雀啄灸、艾炷隔药物灸等也可随证选用。徐徐调治，必收良效。

附记：艾灸治疗不可操之过急，若能久治缓图，多可收到较好的疗效。但配合心理疗法也很重要，切不可忽视。

配穴方三　百会、风池、间使、劳宫、太冲、丰隆、三阴交、神门、内关、心俞、厥阴俞、肝俞。

灸法：百会、风池 2 穴行艾条温和灸，各灸 2～3 分钟；其余诸穴均行艾条温和灸或艾炷无瘢痕灸，每次 2～3 分钟或 1 壮。每日或隔日 1 次，10 次为 1 个疗程。躁狂甚者，灸治后加用三棱针点刺风池、太冲、肝俞穴放血，挤出血液 3～5 滴。

腓肠肌痉挛

腓肠肌痉挛，古谓小腿转筋。在临床上较为常见。

【病因】　多因登山、步行、游泳、站立时间过久，导致腓肠肌过度疲劳所致，每在午夜发作。或由他病继发而来。

【症状】　腓肠肌呈强直性之痉挛而疼痛，伸缩转动则痛剧。若由疲劳过度而致者，静息时易发作。

【疗法】

配穴方一　承山、解溪、昆仑。

灸法：先在患肢小腿部揉捏、拍打 5 分钟，继而拔伸牵引之。然后采用艾条温和（或雀啄）灸，每穴 3～5 分钟，多可一次见效。

配穴方二　承山。

灸法：用温针灸，用 2.5 寸毫针对准承山穴刺入 1.5～2 寸，行提插平补平泻手法，使针感放射至足底部，然后把艾条剪成 3cm 长，插到针柄头上，实施温针灸，待燃烧完毕，留针 15 分钟，每日 1 次。

自汗、盗汗

自汗、盗汗是指全身或局部（如手足、头面部等）出汗过多。醒则汗出为自汗，睡则汗出为盗汗。

【病因】　多因阴阳失调，腠理不固所致。亦可因情绪波动（如恐惧、惊吓等）或体虚等所致。古谓：“自汗阳虚，气虚为多，盗汗则属阴虚，阴虚火旺为多。”

【症状】　白昼时时汗出，动辄益甚者为自汗；寐中汗出，醒则自止为盗汗。或遇精神紧张时汗出尤甚。病多缠绵难愈。

【疗法】

配穴方一　阴郄（左）。

灸法：用艾条熏灸器灸，灸至 5 分钟，多热感自阴郄穴沿手少阴心经上传至心前区；20 分钟后，阴郄穴处无感觉，而心前区则感热如火灼，约 40 分钟，此感消失而停灸。

主治：自汗。

附记：屡用效佳。灸 1 次即愈，可再灸 1 次巩固疗效。

配穴方二　气海、关元、复溜、阴郄。

灸法：用艾炷无瘢痕灸，每穴灸 3～5 壮。每日灸 1 次，至汗止为度。

主治：自汗。

配穴方三　百会、肝俞、阴郄、三阴交、后溪。

灸法：①用艾条温和灸，各灸 10～15 分钟。②用艾炷无瘢痕灸，各灸 3～5 壮。每日 1 次，至汗止为度。

主治：盗汗。

其他内科疾病

配穴方一　足三里、三阴交、血海、关元、气海、百会、神阙、膈俞、脾俞、肾俞、大椎、太溪。

灸法：足三里、三阴交、血海、关元、气海 5 穴行艾炷隔姜灸，每穴灸 3～5 壮；百会、神阙 2 穴行艾条温和灸，每穴灸 3～5 分钟；膈俞、脾俞、肾俞、大椎、太溪 5 穴均行艾条温和灸或艾炷无瘢痕灸，每次 2～3 分钟或 1 壮。每日或隔日 1 次，10 次为 1 个疗程。每疗程间隔 3 天。

主治：缺铁性贫血。

配穴方二　内关、郄门、大陵、神门、安眠、三阴交、心俞、厥阴俞。

灸法：内关、郄门、大陵 3 穴行艾炷隔姜灸，每穴灸 3～5 壮；其余诸穴均行艾条温和灸或艾炷无瘢痕灸，每次 2～3 分钟。每日或隔日 1 次，10 次为 1 个疗程。每疗程间隔 2～3 天，再行下一个疗程。

主治：神经衰弱。

配穴方三　百会、风池、内关、神门、三阴交、大陵、心俞、厥阴俞、脾俞、肾俞。

灸法：百会、风池 2 穴行艾条温和灸，每穴灸 3～5 分钟；其余诸穴均行艾条温和灸或艾炷无瘢痕灸，每次 2～3 分钟或 1 壮。每日或隔日 1 次。

主治：阿尔茨海默病（老年性痴呆）。

配穴方四　间使、太冲、丰隆、三阴交、神门、内关、心俞、肝俞。

灸法：对以上诸穴用艾条温和灸或艾炷无瘢痕灸，每穴均灸 2～3 分钟或 1 壮。每日或隔日 1 次。

主治：癔症。

配穴方五　风池、颊车、下关、阳白、颧髎、合谷、手三里、足三里、三阴交。

灸法：风池穴行艾条温和灸 3～5 分钟；其他诸穴均行艾条温和灸或艾炷无瘢痕灸，每穴 2～3 分钟。隔日 1 次。

主治：面肌痉挛。

配穴方六　中极、关元、气海、次髎、三阴交、阴陵泉、太溪、肾俞、膀胱俞。

灸法：中极、关元、气海 3 穴用艾炷隔姜灸，每穴灸 3～5 壮；其他诸穴均行艾条温和灸或艾炷无瘢痕灸，每穴 2～3 分钟或 1 壮。每日或隔日 1 次。

主治：尿路结石。

配穴方七　大杼、大椎、肾俞、阳陵泉、足三里。

灸法：上穴依次用艾条温和灸，各灸3～5分钟，或5～10分钟；或用艾炷隔药饼灸，也可用艾炷无瘢痕灸。每穴灸3～5壮。隔日或3日1次。

主治：动脉粥样硬化。

二、妇科病症

月经不调

《医学心悟》云："方书以趱前为热，退后为寒，其理近似，然亦不可尽拘也"，说明月经未按月来潮，而紊乱反至者谓之月经不调，是妇科常见病。

【病因】　多因情志内伤（如思虑伤脾，恼怒伤肝，过劳伤气等）；或嗜食辛热，肠胃积热；或因吐血下血，而致营血损伤，血海不充；或因产后，多产或流产，冲任受损等所致。致因虽多，但概括言之，不外乎血热、寒凝、气滞、血瘀、气血亏虚5种因素互为因果。

【症状】　月经先期、后期或先后无定期。月经之色、质、量等亦随之出现异常。

【疗法】

配穴方一　月经先期方：关元、气海、血海、三阴交、足三里。烦热口渴者，加曲池、中极。月经后期方：关元、血海、三阴交、气海。小腹冷痛拒按者，加归来、天枢；小腹冷痛喜按者，加命门、肾俞；血虚者，加肝俞、肾俞、脾俞；肝郁者，加太冲、地机、蠡沟。先后无定期方：关元、三阴交、血海。肝郁者，加太冲、支沟、地机；肾虚者，加太溪、肾俞、命门。

灸法：上列3方，随证选用，按法施灸。①用温针灸：每次取3～5穴，于月经预期该至之前3～5日施常规温针灸法，各灸3壮（或15～20分钟），每日灸1次，月经先后无定期方每穴可连灸2次，10～15次为1个疗程。多用于月经先期、后期和先后无定期。②用艾炷隔姜灸：月经先期方取2～3穴，灸5～7壮；月经后期方取3～5穴，灸7～10壮。每日灸1次，10次为1个疗程。多用于月经先期和月经后期。③用艾炷无瘢痕灸：每次取3～5穴，取黄豆粒大小艾炷直接着肤灸，各灸5～8壮，以局部皮肤潮红为度。每日灸1次，10次为1个疗程。多用于月经先期。④用艾条温和（或雀啄）灸：每次取3～5穴，各灸15～20分钟，每日灸1～2次，15日为1个疗程。多用于月经后期和先后无定期。

配穴方二　第一组（血热证）：关元、血海、三阴交。实热者，加行间、太冲；虚热者，加复溜、太溪、然谷。第二组（气虚证）：脾俞、气海、关元、足三里。

灸法：上列两方，随证选用，按法施灸。①用艾炷隔姜灸：取第一组穴，各灸5～10壮，每日灸1次。②用温针灸：第一组穴中复溜用补法，余穴采用泻法；第二组穴用补法。各灸3壮（或10～15分钟），每日或隔日灸1次。③用温盒灸：取第一组穴各灸10～15分钟，每日灸1次。④用艾炷无瘢痕灸：取第二组穴，各灸5～10壮，脾俞可灸10～15壮，以局部皮肤潮红为度，于两次月经中间开始施灸，每日灸1次，中病即止。⑤用艾条温和灸：每次取第二组穴，各灸15分钟，每日灸1次。

主治：月经先期。

配穴方三　第一组：气海、血海、三阴交。实寒者，加天枢、归来；虚寒者，加命门、关元。第二组：膈俞、脾俞、气海、归来、血海、足三里、三阴交。

灸法：上列两方，随证选用，按法施灸。①用艾炷无瘢痕灸：每次取3～5穴，第一组每穴各灸3～5壮，腹部穴位可灸10壮，每日灸1次。第二组每穴各灸5～7壮，于两次月经中间连续施灸3～5日。②用艾炷隔姜灸：每次第一组穴，各灸5～10壮，每日灸1次。③用艾条温和灸：取第二组穴各灸15～20分钟，每日灸1次。或取第二组穴各灸5～10分钟，于两次月经中间连灸3～5日。④用温针灸：各灸3壮（或10～15分钟）。第一组隔日灸1次。第二组于两次月经中间连灸3～5日。

主治：月经后期（寒伤冲脉用第一组，血虚用第二组）。

痛　经

痛经是指月经来潮及行经前后出现下腹部疼痛、坠胀，伴有腰酸或其他不适症状。本病属月经病范畴，是妇科常见病。

【病因】　多因气滞血瘀，寒湿凝滞，气血虚损等所致。气血瘀阻，冲任失调，不通则痛，故发生痛经。

【症状】　行经或经前、经后小腹痛，或伴腹胀、乳房胀痛，或胸胁胀痛。经前痛多属寒凝；痛在经期多属气滞血瘀；痛在经后多属气血虚损。

【疗法】

配穴方一　主穴：关元、中极、气海、三阴交。配穴：气血瘀滞者，加太冲、曲泉；胸胁、乳房痛甚者，加外关、肝俞；小腹剧痛者，加次髎；寒湿凝滞者，加水道、地机；气血虚弱者，加脾俞、足三里。

灸法：①用艾条温和灸，每次取4～5穴，各灸20分钟左右，以局部皮肤潮红为度。每日灸1次，至疼痛止。②用艾炷隔盐灸，根据辨证取背部及腹部穴位，穴上铺垫食盐，取艾炷如蚕豆大小，置盐面上灸之，各灸6～7壮，至疼痛止。

配穴方二　命门、肾俞、关元、足三里、中极、水道、地机。

灸法：①灸关元和足三里穴，各灸5壮。每日或隔日灸1次。②用艾炷隔盐灸，命门、肾俞和关元垫食盐，在盐面上用艾炷灸疗，此法各穴均可酌情加灸数壮，至疼痛止。每日或隔日灸1次。③用艾条温和灸，艾条点燃后，在各穴位上由远而近慢慢烘烤，令穴位局部红润温热舒适为佳，往往此时疼痛即停止。每日或隔日灸1次。

配穴方三　中极、关元、气海、子宫、归来、次髎、血海、地机、三阴交、太冲、肝俞、脾俞、肾俞。

灸法：上述穴位，每次选用3～5穴，交替使用。腹部穴位用艾炷隔姜灸，每穴灸3～5壮；背部及下肢穴位均用艾条温和灸或艾炷无瘢痕灸，每穴2～3分钟或1壮。每日或隔日1次。

闭　经

闭经又称经闭，指无月经或月经停止6个月以上，属月经病范畴。

【病因】　闭经之因较为复杂，凡精神不舒、饮食不节、劳倦过度、房劳多产以及失血、寒邪湿浊侵袭均可导致心、肝、脾、肾及冲任失调而引起闭经。此外，精神过度紧张也可引起闭经。概括而言，主要是因虚致闭（如气血不足、肝肾亏虚）和因实致闭［如气滞血瘀、寒（痰）湿阻遏等］两类。

【症状】　闭经。常伴有厌食、消瘦或肥胖等症。

【疗法】

配穴方一　第一组：膈俞、肝俞、脾俞、肾俞、气海、关元、归来、足三里、三阴交。脾胃虚弱者，加胃俞、中脘；肝肾不足者，加命门、阴谷、腰夹脊；潮热盗汗者，加膏肓；心悸怔忡者，加内关、神门。第二组：中极、合谷、血海、丰隆、三阴交、地机、太冲。胸胁胀满者，加期门、支沟；小腹胀痛者，加归来、水道；呕恶者，加内关；神疲乏力者，加足三里。

第一组穴灸法：①用艾炷无瘢痕灸，每次取3～5穴，各灸3～5壮，隔日灸1次，15次为1个疗程；②用艾炷隔姜（或胡椒饼）灸，每次取3～5穴，各灸3～5壮，每日或隔日灸1次，15次为1个疗程；③用艾条温和灸，每次取3～5穴，各灸10～15分钟，每日灸1次，15次为1个疗程；④用温针灸，每次取3～5

穴，各灸 3 壮（或 10～15 分钟），隔日灸 1 次，15 次为 1 个疗程。上法，每疗程间隔 5 日后再行下一个疗程。

第二组穴灸法：①用艾炷隔姜灸，采用泻法，在中极灸3～5壮，每日灸1次；②用温针灸，采用泻法，在血海、三阴交等余穴各灸 3 壮（或 5～10 分钟），每日灸 1 次。

主治：闭经（血虚经闭用第一组，血瘀闭经用第二组）。

附记：艾灸治疗闭经有良好疗效，尤其治疗精神因素引起的闭经效果更好。

配穴方二　虚证取膈俞、肾俞、脾俞、关元、气海、足三里。实证取膈俞、肝俞、气冲、行间。

灸法：①用温针灸，在患者吸气时进针，在针柄上置艾条段灸灼。每次取 3～5 穴，各灸 5～10 分钟，每日灸 1 次。②用艾条温和灸，除背俞穴可以请他人帮助外，腹部和下肢穴均可自行灸疗，每穴灸 15～30 分钟，每日灸 1 次，15 次为 1 个疗程，每疗程间休息 3～5 日。

配穴方三　第一组：关元、肾俞、三阴交、曲骨、足三里。第二组：中脘、关元、气海、归来、命门、肾俞、三阴交。

灸法：①用温针灸，取第二组穴，每穴灸 1～2 壮后，留针 10 分钟，每日灸 1 次，10 次为 1 个疗程，疗程间隔 2 天。此法适用于血寒凝滞、气滞血瘀型闭经。②用艾炷隔姜灸，每次取第二组穴中的 3～5 穴，各灸 3～5 壮，以灸至局部皮肤红润为宜，每日或隔日灸 1 次，10 次为 1 个疗程，疗程间隔 5 日。

崩　漏

崩漏古谓经乱之甚，同属子宫不规则出血。凡经血量多而阵下、大下者为崩；量少而持续不止或止而又来、淋漓不断者为漏。本病多发生于青春期及绝经期的妇女。

【病因】　多因血热、血瘀或肝肾虚热；或心脾气虚、冲任失调所致；或因脾肾阳虚而起。

【症状】　经血量多或时多时少，或淋漓日久不止，或经血紫暗有块。一般不伴腹痛，可有头晕目眩，心悸气短，腰膝酸软，形瘦神疲，面色萎黄或苍白。若突然大量出血可引起出血性休克。

【疗法】

配穴方一　大敦（双侧）、隐白（双侧）。

灸法：用艾炷无瘢痕灸，患者仰卧，取双侧大敦或隐白穴（肝郁气滞型取大敦穴，脾气虚型取隐白，肝脾失调型取大敦、隐白同时灸），均用麦粒大艾炷直接灸，每次灸5～7壮，每日灸1次。每壮待焰熄火存时将火按灭，续灸下一壮。灸后局部不做任何处理。

配穴方二　主穴：隐白、关元、三阴交、肝俞、脾俞、肾俞。配穴：血瘀者，加血海、合谷；脾气虚者，加足三里、地机；肾气虚者，加气海、命门、中极。

灸法：①用艾炷直接（无瘢痕）灸，每次取3～5穴，取艾炷如麦粒大，每穴每次灸7～10壮，每日灸1次，15次为1个疗程，疗程间隔3～5日。②用温针灸，每次取3～5穴，各灸4壮（或15～20分钟），每日灸1次，中病即止。③用艾炷隔姜灸，每次取3～5穴，各灸5～7壮，可灸至穴位皮肤起小水疱，任其自然吸收。

配穴方三　主穴：①百会、肝俞、脾俞、肾俞、命门、关元、血海、三阴交、隐白；②脾俞、气海、中极、血海、地机、三阴交。配穴：属血热者，加太冲、大敦；血瘀者，加气冲、冲门、支沟；气虚者，加膏肓、足三里、阴交；阴虚者，加太溪、阴谷、然谷。

灸法：①用艾炷无瘢痕灸，小艾炷灸隐白或大敦穴5～10壮，出血量即可减少。血崩在百会、气海、隐白穴各灸10～20壮，肝俞、脾俞、肾俞穴各灸10壮，血海、三阴交、地机穴各灸5壮。虚寒者，加灸命门、中极穴各20壮；血热者，加灸太冲、大敦穴各5壮；血瘀者，加灸气冲、冲门穴各灸3壮，支沟5～7壮。每日灸1次。②用艾炷隔姜灸，在气海、关元、中极、隐白穴各灸5～7壮，每日灸1次。③用艾条温和灸，在神阙穴悬灸20分钟，出血量可减少。重点灸气海、关元、中极、隐白穴各灸15～20分钟，灸至以局部皮肤潮红为度，每日1～2次。④用温针灸，每次取3～5穴（隐白不针），各灸5～10分钟，每日1次，中病即止。⑤用温灸盒灸，在中极、子宫穴各灸20～30分钟，每日1～2次。

主治：功能失调性子宫出血。

带　下

带下是指妇女经常从阴道流出黏液如涕、如唾液样分泌物的一种妇科病，是临床常见多发病。

【病因】 多因脾虚生湿，湿郁化热，湿热下注；或气血虚弱，外邪入侵所致；或因肾阴或肾阳亏虚，或脾虚湿困等而起。

【症状】 带下有五：白、黄、青、赤、黑五带。临床所见以白带、黄带为多。或伴有种种不同兼症。

【疗法】

配穴方一　主穴：带脉、三阴交、足三里、气海、次髎。配穴：肝肾阴亏型，加肝俞、肾俞、神阙等；脾虚湿困型，加阴陵泉；湿热内蕴型，加归来、蠡沟等。

灸法：①用温针灸，每次取3～5穴，施用常规温针灸法，各灸20分钟左右，隔日灸1次，10次为1个疗程；②用艾炷隔姜（或附片）灸，每次取3～5穴，各灸5～7壮，每日灸1次，10次为1个疗程；③用温灸器灸，选取肝俞、肾俞等背部穴，或选气海、神阙等腹部穴位，每日灸1～2次，每次灸20～30分钟，7日为1个疗程。

配穴方二　第一组：脾俞、肾俞、白环俞、次髎、气海、关元、带脉、足三里、三阴交、地机。肾阴虚者，加中极、太溪。第二组：中极、带脉、阴陵泉、三阴交、行间。

第一组穴灸法：①用艾炷无瘢痕灸，每次取3～5穴，各灸3～5壮，每日灸1次，10次为1个疗程；②用艾炷隔附子饼灸，在气海穴灸10～20壮，每日灸1次，10次为1个疗程；③用艾条温和灸，每次取3～5穴，各灸20～30分钟，每日灸1次，15次为1个疗程；④用温灸盒灸，在脾俞、命门、气海、关元、三阴交穴各灸10～20分钟，每日灸1次，10次为1个疗程；⑤用温针灸，每次取3～5穴，各灸3壮（或10～15分钟），每日或隔日灸1次，10次为1个疗程；⑥用太乙神针灸，在脾俞、肾俞、气海、关元、中极、三阴交穴各灸10～15分钟，隔日灸1次，7次为1个疗程。

第二组穴灸法：①用艾炷隔黄柏细辛饼灸，采用泻法，每穴灸5～7壮，每日灸1次，7次为1个疗程；②用温针灸，采用泻法，每穴灸3壮（或10～15分钟），每日灸1次，7次为1个疗程。

主治：带下病（白带用第一组，黄带用第二组）。

附记：本灸法治疗白带效果较好，黄带次之。

配穴方三　脾俞、足三里、带脉、次髎、关元、隐白。

灸法：①用艾炷无瘢痕灸，每次取3～5穴，各灸3～5壮，每日或隔日灸1次，10次为1个疗程。②用艾炷隔姜（或附片）灸，每次取3～5穴，各灸5～7壮，每日或隔日灸1次，10次为1个疗程。③用温针灸，每次取3～5穴，各灸3壮（或10～15分钟），每日或隔日1次，10次为1个疗程。

主治：各类带下病，尤以白带为佳。

附记：屡用效佳，若配用熏洗法，效果尤佳。方用自拟苦参汤：苦参、川黄柏各50g，蛇床子、白鲜皮、蝉蜕各15～30g，白矾6g。煎水，趁热熏洗阴部

(先熏后浸再洗)，每日早晚各1次，每次15～30分钟。适用于各种带下病和单纯性阴道炎、外阴瘙痒、滴虫性阴道炎、真菌性阴道炎等。

经行乳房胀痛

经行乳房胀痛是指行经前后或经期乳房出现胀痛的一种综合征，在临床上并不少见。

【病因】 多因肝郁气滞或脾虚痰滞、阴虚火旺所致。

【症状】 经前或经期乳房胀痛或乳头痒痛，痛甚不可触衣。常伴有胸胁胀满，烦躁易怒，或食少纳呆，月经量少，或头痛头晕，失眠健忘等症。

【疗法】

配穴方一　主穴：膻中、关元、气海、三阴交、太冲。配穴：乳房有硬结者，加阳陵泉；潮热者，加颈百劳、膏肓。

灸法：①用温针灸，每次取3～5穴，各灸1～2壮后留针10～15分钟，隔日1次，10次为1个疗程，于经前7天开始施灸，经期暂停。②用艾条温和灸，每次取3～5穴，各灸10～15分钟，每日灸1次，10次为1个疗程，经期暂停。

配穴方二　肝俞、膻中、行间、三阴交。

灸法：①用艾条温和灸，在上述穴位各灸10～15分钟，每日灸1次，10次为1个疗程。经期暂停施灸。②用艾炷隔药饼灸，取香附、延胡索各等份，共研细末，备用。每穴取药末5g以茶水调和成软膏状，搓成直径约2cm薄片，置于穴上，再将中、小号艾炷置药饼上，点燃施灸，各灸3～5壮，每日或隔日灸1次，10次为1个疗程。③用温针灸，每次取3～4穴，各灸2壮（或5～10分钟），每日1次，10次为1个疗程。经期暂停施灸。

绝经综合征

绝经综合征是指女性绝经前后出现性激素波动或减少所致的一系列躯体及精神心理症状，是绝经期前后妇女的常见病。

【病因】 多因肾虚或肝肾亏虚、或心脾两虚所致。

【症状】 眩晕、耳鸣，腰膝酸软，背痛、潮热汗出，情绪烦躁，易怒，心悸、失眠、多梦、水肿，不思饮食，精神倦怠，口干唇燥，月经异常等症。

【疗法】

配穴方一　主穴：关元、气海、肾俞、三阴交、脾俞、足三里。配穴：心烦加大陵；潮热加复溜、照海；纳少便溏者，加中脘；失眠多梦者，加神门。

灸法：①用温针灸，每次取3～5穴，各灸20～30分钟，每日1次，10次为1个疗程。②用艾炷无瘢痕（着肤）灸，每次取2～3穴，取艾炷如黄豆大小，直接着肤灸，各灸5～7壮，每日灸1次，10次为1个疗程。③用艾条温和灸，每次取3～5穴，各灸10～15分钟，每日灸1～2次，10日为1个疗程。

主治：绝经前后诸症。

配穴方二　肾俞、次髎、关元、足三里、三阴交。

灸法：①用艾条温和灸，每穴灸10～15分钟，每日1次，10次为1个疗程。②用温针灸，按常规用毫针刺入，得气后，挂上艾炷点燃，各灸3～5壮（或15～20分钟），每日1次，10次为1个疗程。③用艾炷无瘢痕灸，各灸5～7壮，每日或隔日1次，10次为1个疗程。

配穴方三　风池、内关、关元、三阴交、太冲、心俞、肝俞、肾俞。

灸法：用艾条温和灸风池穴3～5分钟；用艾炷隔姜灸关元穴5～7壮；其他诸穴均行艾条温和灸或艾炷无瘢痕灸，每穴2～3分钟或1壮。隔1～2日1次，10次为1个疗程。

盆腔炎

盆腔炎属中医学的带下、妇人腹痛等病症，是子宫内膜炎、输卵管炎、盆腔腹膜炎等盆腔炎症的总称，常由分娩、流产、妇科手术后病原菌入侵感染所致，多发生于30～40岁，是妇科临床常见多发病。

【病因】　多因湿浊热毒或寒湿凝滞，结于下焦，继而导致气滞血瘀、邪瘀血结所致。但湿热、寒湿、气滞、血瘀又互为因果，病机转化极为复杂。然病有急性和慢性之分，急性多属湿热蕴结之炎症型，慢性多属气滞血瘀之包块型。

【症状】　高热、下腹剧痛，腹肌紧张而拒按，带下黄赤，月经量多，苔黄腻，脉数，多为急性盆腔炎。而慢性则见低热或不发热，少腹绵绵作痛，经前后为甚，带下量多或色黄，或形成癥瘕包块，且病程较长；若继发感染，又多呈急性发作。

【疗法】

配穴方一　主穴：气海、中极、归来。配穴：根据症状不同，可加配大肠俞、次髎。

灸法：①用艾炷隔姜灸，用艾绒做成直径1.5cm、高1.8cm、重约800mg的艾炷，置于0.4cm厚的鲜姜片上（放在所选的穴位上）点燃灸之，每穴灸3壮，每壮6～7分钟；②用隔姜光照灸，将经穴灸疗仪的灸头固定在穴位上，其光斑处放0.2cm厚的姜片，每次光照20分钟。

上法治疗时均要求其灸点皮肤温度保持在病人较为舒适的温热感为准。每日治疗1次，每次20分钟左右，10次为1个疗程，连治2～3个疗程。

主治：慢性盆腔炎。

配穴方二　第一组：大椎（刺血）、中极、三阴交、十宣（刺血）。第二组：中极、关元、关元俞、八髎、肾俞、五枢、三阴交。

灸法：①用艾条温和灸兼刺血法：取第一组穴，用艾条悬之温和灸中极、三阴交（双侧）穴各5～10分钟，再用三棱针点刺大椎、十宣穴各放血少许，每日或隔日治疗1次，5次为1个疗程。②用艾炷无瘢痕灸：每次取第二组穴中的3～5穴，各灸3～5壮，每日或隔日灸1次，10次为1个疗程。③用艾炷隔姜灸：每次取第二组穴中的3～5穴，各灸3～5壮，每日或隔日灸1次，10次为1个疗程。④用温针灸：每次取第二组穴中的3～5穴，各灸3壮（或10～15分钟），每日或隔日1次，10次为1个疗程。

主治：盆腔炎（急性用第一组，慢性用第二组）。

附记：若能配合药物治疗，内外并治，可缩短疗程，提高疗效。

配穴方三　神阙、归来、中极、气海、大肠俞、次髎、三阴交。

灸法：用艾炷隔姜灸（或隔饼灸），根据症状中极、神阙、气海、归来等穴各灸3～5壮，余穴则施用艾条温和灸，每穴灸5～10分钟，以灸至局部皮肤灼热红润为度，每日或隔日灸1次。

附记：配合药物治疗，可缩短疗程，提高疗效。

不孕症

不孕症是指生育年龄的妇女，其配偶生殖功能正常，过正常性生活2年以上不孕；或曾有过生育而后2年以上未避孕而不再受孕者。前者为原发性不孕；后者为继发性不孕。

【病因】 导致不孕症的原因极为复杂，主要是由于先天不足，冲任亏损；或风寒侵袭，寒凝胞脉；或痰瘀阻滞；或子宫寒冷；或因内分泌功能紊乱；或生理缺陷等因素所致。

【症状】 女性不孕症致因不同，兼症亦异。

【疗法】

配穴方一　第一组：命门、气户、神阙、阴交、气海、曲骨、关元、中极、子宫、足三里、三阴交。第二组：中极、太冲、合谷、三阴交。气结加气户、阴廉；痰湿加阴陵泉、丰隆；血瘀加归来、次髎、子宫、太冲。

灸法：①用发疱灸，第一组每次取腹部及下肢各1穴，于每月经期第12日施发疱灸，每穴灸3～5壮，每个月经周期灸1次。②用艾炷无瘢痕灸，第二组选中极、太冲穴为主，用麦粒大艾炷，每穴灸3～5壮，隔日灸1次。③用艾炷隔附子饼灸，每次取第一组中3～5穴，各灸3～5壮，每日灸1次，10次为1个疗程。④用艾炷隔盐灸，用食盐填满脐窝，上置艾炷，灸3～5壮，隔日灸1次，10次为1个疗程。⑤用艾条温和灸，在气海或中极穴灸15～20分钟，每日灸1次，10次为1个疗程。⑥用温针灸，第一组取命门、阴交、气海、曲骨穴，于月经期开始，采用补法，各灸3壮（或10～15分钟），隔日灸1次，15次为1个疗程。第二组选中极穴，采用泻法，灸1壮（或5～10分钟），隔日灸1次。

附记：艾灸作为一种调整排卵、促进受孕的治疗手段，需坚持较长时间治疗才能显效。

配穴方二　肾俞、中极、气海、子宫、足三里、三阴交。

灸法：①用艾炷无瘢痕灸，每次取3～5穴，各灸3～5壮，每日或隔日灸1次，15次为1个疗程；②用艾炷隔姜（或附片）灸，每次取3～5穴，将姜片或附片置穴位上，上置麦粒大艾炷，点燃灸之，各灸3～5壮，每日或隔日灸1次，15次为1个疗程；③用艾条温和灸，每次取3～5穴，各灸10～30分钟，每日灸1次，15次为1个疗程；④用温针灸，每次取3～5穴，各灸1～3壮（或5～15分钟），每日或隔日1次，15次为1个疗程。

附记：治疗不孕，应以药物治疗为主，灸疗为辅，内外并治，比单一疗效为优。

配穴方三　主穴：关元、命门、三阴交、足三里、中极。配穴：肾阳虚加肾俞；痰湿重加丰隆；腹胀加天枢；胁痛加阳陵泉。

灸法：①用温针灸，每次取3～5穴，各灸3壮（或10～15分钟），每日1次，10次为1个疗程，每疗程间隔5天。②用艾炷瘢痕（化脓）灸，每次取2～3穴，穴上涂适量蒜汁，取黄豆大的艾炷，着肤施瘢痕灸，每穴每次灸3～5壮，灸疮化脓为佳。6周左右结疤，留永久瘢痕。③用艾炷隔姜灸，每次取3～4穴，各灸5～7壮，隔日灸1次，15日为1个疗程。每疗程间隔5日。

胎位异常

胎位异常中医学则有倒生、逆产、横生、坐生等名，是指妊娠28周后，胎儿在子宫体内的位置不正（包括枕后位、臀位、横位、斜位）而言，故又称胎位异常，常见于经产妇或腹壁松弛的孕妇。临床所见，尤以臀位最为常见，而横位对母婴的危害最大。

【病因】 致因虽多，不离虚实。因虚者，孕产妇气血虚弱，胎儿难盛，欲转不能而致横位、倒生；因实者，多因孕妇嗜食肥甘，胎儿过大，兼产妇脏气郁滞，不能推动胎儿正位所致。

【症状】 经产前检查，B超确诊胎位异常。

【疗法】

配穴方一　至阴。

灸法：①用艾炷无瘢痕灸，用麦粒大的艾炷，灸3～5壮，以局部灼热或起小水疱为度。灸毕以膝胸卧位休息20分钟，隔日灸1次，至胎位转正为止。②用艾条温和灸，灸30分钟后，取膝胸位，臀部抬高休息20分钟，每日灸1次，至胎位转正为止。

配穴方二　至阴、足三里、肾俞。

灸法：用艾炷无瘢痕灸，取至阴、肾俞、足三里穴，用如黄豆或麦粒大小的艾炷，直接着肤灸，各灸5～7壮，每日灸1次，灸毕嘱孕妇呈膝胸卧位，臀部抬高，持续20～30分钟，每日灸1次，至胎位转正为止。

妊娠恶阻

妊娠恶阻，又称妊娠恶心呕吐，指妊娠早期出现较重的恶心呕吐、头晕厌食、甚则食入即吐为主要表现的疾病。

【病因】 多因三焦气机不畅，胃气失于下降而上逆所致。若夹肝热或痰浊，其证尤重。

【症状】 一般在受孕40余天后，出现形寒、体倦、嗜酸、恶心呕吐，甚则入食即吐，不能饮食，多日不愈，呈现全身性虚弱状态。

【疗法】

配穴方一　主穴：内关、中脘、足三里、阴陵泉、太冲。配穴：腹胀者，加天枢；胸闷者，加膻中；痰湿甚者，加丰隆。

灸法：①用艾条温和灸，根据辨证选取 3～5 穴，各灸 20～30 分钟，每日灸 1 次，10 次为 1 个疗程；②用艾条雀啄灸，每次取 3～5 穴，各灸 10～15 分钟，每日灸 1～2 次，10 次为 1 个疗程；③用灯草灸，每次取 2～3 穴，各灼灸一下，每日灸 1 次，10 次为 1 个疗程。

配穴方二　足三里、中脘、天突、巨阙、神门、上脘、间使、内关、太冲、公孙。

灸法：①用艾条温和灸，取陈艾叶 250g，苍术 30g。先将苍术研成细末，再将艾叶搓成细绒，两者混匀，制成长 20～25cm、直径 1～2cm 的艾卷即可。取中脘、天突、巨阙、内关、神门、足三里穴，灸至局部皮肤呈潮红色，患者感到局部温热舒适为度。每日灸 1 次。②用艾条雀啄灸，取上脘、太冲、公孙、足三里、间使穴，各灸 5～10 分钟，每日灸 2 次。

配穴方三　主穴：中脘、建里、幽门、内关、足三里、三阴交。配穴：脾虚痰盛者，加脾俞、阴陵泉、丰隆；肝胃不和者，加内庭、太冲、公孙。

灸法：①用艾条温和灸，每次取 3～5 穴，各灸 10～15 分钟，每日灸 1 次。于临睡前施灸效佳。②用艾条熏灸法，取紫苏叶、苍术、艾叶各等份，依法制成药物艾条，点燃熏灸上述穴位，每穴灸 5～10 分钟，每日灸 1 次。

附记：艾灸治疗妊娠呕吐有良好的效果。尤其是近年来采用药物艾条温和灸，效果显著，深受患者欢迎。

产后缺乳

缺乳是指产妇哺乳期间乳汁分泌过少或全无的一种病症。在临床上并不少见。

【病因】　盖乳汁由血所化生，赖气以运行。因此，乳汁多少与气血关系极为密切。若脾胃虚弱，气血生化乏源；或肝气郁结，气机不畅，经脉运行受阻等可致。

【症状】　乳汁少或全无，或乳房胀满，乳汁不行而伴心悸，气短或胸腹胀满等症。

【疗法】

配穴方一　乳三针取法，先定一条标定线，令患者屈肘微握拳，拳与肩平，手心向前方，从大陵穴起至少海穴旁开 2 分为止，此长度为标定线。再用此标定线量取乳源、乳海、乳泉三穴。

乳源：以标定线长度从膻中穴起平行至该线之尽头为穴。

乳海：将标定线对折成为1/2长，从乳头起（平第4肋间隙、锁骨正中为起点）向下垂直量至尽点即穴。

乳泉：取标定线的1/2长，以乳源穴起平行向背后量至尽头即穴。

灸法：用乳三针灸法，乳三针逐一针之，向乳中心方向针刺1～1.3寸，施小幅度捻转，乳房内有胀感为得气。再施针膻中穴，向下平刺1.5寸，得气后均留针5分钟，乳三针再加艾条灸5分钟，每日治疗1次。肝郁气滞者，加针太冲（或少泽），泻之，以疏肝解郁通络；气血亏虚者，加针足三里，以补气健脾养血；伴头痛失眠者，加针风池，意在清头宁神。

配穴方二　第一组：少泽、膻中、乳根、足三里、脾俞。第二组：少泽、膻中、乳根、内关、太冲。

灸法：①用温针灸：将毫针分别针入第一组各穴，再以艾条少许置针柄上，慢慢灼烧，每穴每次20～30分钟，每日1次。第二组则施用常规温针灸法，每穴每次15～20分钟，每日1次。②用艾炷直接灸：取第一组的少泽、膻中两穴，取艾炷如麦粒大小，着肤直接灸，每穴可灸3～5壮，每日灸1次，5次为1个疗程。③用艾炷隔姜灸：取第二组诸穴，取艾炷如黄豆大小隔姜灸，每穴灸5～7壮，每日灸1次，7次为1个疗程。

主治：产后乳少（气血虚弱型用第一组，肝气郁滞型用第二组）。

附记：屡用有效。第一组还可用艾条温和灸、温盒灸，第二组也可用艾条温和灸。同样收效。

配穴方三　第一组：膻中、中脘、脾俞、胃俞、足三里、合谷。第二组：膻中、乳根、天宗、期门、少泽、内关。第三组：膻中、膺窗、乳根、内关、足三里。

灸法：①用针后加灸法，第一组诸穴用捻转补法，针后加灸，留针10～15分钟。②用针刺法，第二组穴用捻转泻法，留针20分钟，每5分钟行泻法1次。③用针后灸法，第三组穴用平补平泻法，留针15分钟，针后可灸。

主治：产后乳少（虚证用第一组，实证用第二组，虚实夹杂型用第三组）。

产后腹痛

产后腹痛多由产后子宫收缩引起，是产后常见病症。轻者一般3～4日后可自行消失，不药而愈；重者则痛剧或持续腹痛不止。

【病因】　多因产后气血虚弱，运行不畅，经脉失养所致；或因产后受寒，寒凝血瘀；或情志不畅，肝郁失疏，瘀血内停，恶露不净所致。

【症状】　分娩后小腹疼痛。

【疗法】

配穴方一　关元、三阴交、归来、气海。

灸法：用艾条温和灸，对上述穴位各灸5～10分钟，每日灸1次，以腹痛止为度。

配穴方二　中极、神阙、三阴交、足三里。

灸法：①用艾条温和灸，在上述穴位各灸10～15分钟，每日灸1次，以痛止为度；②用艾炷隔姜灸，在中极、神阙穴隔姜灸，各灸3～5壮，每日灸1次，以痛止为度；③用温针灸，取中极、三阴交、足三里穴各灸3壮（或10～15分钟），在神阙穴隔盐灸3～5壮，每日灸1次。

配穴方三　天枢（双侧）、关元、足三里（双侧）。

灸法：①用艾炷隔姜灸，取上述穴位，各灸5～7壮，每日1次，中病即止。②用温针灸，在上述穴位依法进针，得气后，挂上艾炷点燃，各灸3壮（或10～15分钟），每日1次，中病即止。

产后尿潴留

产后尿潴留是指产后6～8小时不能排尿，属中医学癃闭范畴。

【病因】　多因膀胱和三焦功能失常所致。与肺、脾、肾三脏功能失调有关，其证多虚。

【症状】　产后排尿困难，甚至小便不通。

【疗法】

配穴方一　曲骨、中极、三阴交（双侧）。

灸法：用电子针灸法，采用2Y-5型电子针灸按摩器，针灸频率调至8.5～10.0Hz，分别置于上述穴位上，每穴持续刺激3～5分钟。

附记：注意治疗时要安慰患者，消除其紧张情绪，并鼓励患者排尿。

配穴方二　水道、少泽。

灸法：用艾条温和灸，各灸10～15分钟，每日灸1～2次；然后沿下腹正中线（自脐正中开始至耻骨联合处）用艾条回旋灸3～5分钟，每日灸1～2次。

恶露不净

恶露不净又称恶露不绝。一般妇女分娩后，胞宫内残留的余血和浊液（统称恶露），产后2周左右即可排净，若超过此段时间仍淋漓不断者，即称恶露不绝。

【病因】 致因虽多，概括有三：气虚、瘀阻、血热是也。

【症状】 产后恶露淋漓，日久不绝。

【疗法】

配穴方一 主穴：中极、关元、气海、血海、三阴交。配穴：脾气虚者，加脾俞、足三里；面色潮红者，加太溪、行间；口干者，加照海；血瘀者，加地机。

灸法：①用温针灸，根据辨证每次取3～5穴，施用常规温针灸法，各灸1～2壮（或5～10分钟），每日治疗1次，10次为1个疗程；②用温灸器灸，常取中极、关元、气海等下腹部穴位，各灸20～30分钟，每日灸1～2次，7日为1个疗程。

配穴方二 脾俞、足三里、神阙、气海、血海、三阴交。

灸法：①用艾条温和灸，根据辨证，每次取3～5穴，各灸10～15分钟，每日灸1～2次，7日为1个疗程。②用温盒灸，每次取3～5穴，各灸15～30分钟，每日灸1～2次，7日为1个疗程。③用艾炷隔药饼灸，取丹参、茯苓各15g，红花6g，共研细末。每取药末5～10g，用冷开水适量调和制成一药饼置于神阙穴上，将艾炷置药饼上，点燃灸3～5壮，每日或隔日灸1次，灸至恶露干净为止。

配穴方三 取神阙穴。

灸法：用艾炷隔盐灸，用食盐填满脐窝，上置艾炷（如麦粒大），点燃施灸3～5壮。每日灸1次，7次为1个疗程。

产后血晕

产后血晕在妇产科临床上并不少见。

【病因】 多因产妇体质气血虚弱，加之产时失血过多，阴血下夺，孤阳上越，阴阳乖离；或恶露不下，瘀血上攻；或因产时起居不慎，风寒侵入胞中，血被寒凝，恶血当下而不下，反而血随气逆，上扰神明。凡此种种，皆可导致本病的发生。

【症状】 产后突然头晕，目眩眼花，不能起坐；或胸闷胀满；或恶心呕吐，甚则突然晕倒，不省人事；或面色苍白，口开，肢冷；或小腹硬结拒按，烦乱如狂等。

【疗法】

配穴方一 主穴：水沟、百会、神阙、关元、三阴交。配穴：血虚气脱者，加气海、足三里；胸闷欲吐者，加内关；出血不止者，加隐白；心悸者，加神门；血瘀气逆者，加中极、支沟。

灸法：①用温针灸，先以毫针刺水沟，行捻转泻法，强刺激，然后针刺关元、气海、三阴交等穴，施以常规温针灸法，每穴每次灸 30 分钟左右或至苏醒为止；②用艾炷无瘢痕灸，取百会、关元、三阴交，取艾炷如黄豆大小，置穴上直接灸之，每穴连续灸 10～20 壮，直至苏醒为止；③用艾炷隔盐灸，将青盐敷于神阙穴，取艾炷如黄豆大小，置于盐上，点燃灸之，可连续灸 15～20 壮，直至苏醒为止。

配穴方二　水沟、神阙、血海、三阴交。

灸法：①用温针灸，先以毫针刺水沟、血海、三阴交，随证行捻转补泻法，留针 10～15 分钟，此时取艾炷套在针柄上，点燃灸之，各灸 3 壮（或 10～15 分钟），灸至苏醒为止；②用艾炷无瘢痕灸，取黄豆大小艾炷置于水沟、血海、三阴交上，点燃灸之，不计壮数，灸至苏醒为止；③用艾条雀啄灸，取艾条点燃，在上述穴位上，行雀啄灸，各灸 10～30 分钟，直至苏醒为止。

子宫脱垂

子宫脱垂中医学谓阴挺，多发生于产后妇女。

【病因】 多因素体气虚，加之产后损耗；或产后过早操劳；或房劳过甚；或生育过多，耗损肾气，以致脾肾气虚，中气下陷，进而引起胞脉松弛不固所致。

【症状】 子宫脱垂。在过劳、剧咳、排便用力太过等情况下，往往引起发作。根据症状轻重不同，一般分为一、二、三度子宫脱垂。

【疗法】

配穴方一　百会、脾俞、肾俞、气海俞、关元、气海、足三里。

灸法：①用艾炷无瘢痕灸，在气海、关元各灸 5 壮，每日灸 1 次，10 次为 1 个疗程。每疗程间休息 5 日。②用艾炷隔附子饼（或姜）灸，每次取 3～5 穴，各灸 10 壮，每日灸 1 次，10 次为 1 个疗程，每疗程间休息 5 日。③用艾条温和灸，每次取 3～5 穴，各灸 10～15 分钟，每日灸 1 次，15 次为 1 个疗程。④用温针灸，每次取 3～5 穴，各灸 3 壮（或 10～15 分钟），隔日治疗 1 次，15 次为 1 个疗程。

附记：临床屡用，坚持施灸，效果颇佳。又用艾卷灸百会穴，每日灸 1 次，每次灸 3 壮。

配穴方二　主穴：百会、关元、气海、提托、三阴交、子宫。配穴：脾气虚弱者，加脾俞、足三里；肾阳不足者，加照海；湿热下注者，加脾俞、阴陵泉、蠡沟；头晕耳鸣者，加肾俞。

灸法：①用艾条温和灸，根据辨证每次取 3～5 穴，每穴每次灸 20～30 分钟，每日灸 1 次，15 日为 1 个疗程；②用艾炷隔姜灸，根据辨证每次取 3～5 穴，以中、小号艾炷置于姜片上，各灸 5～7 壮，每日灸 1 次，15 次为 1 个疗程；③用艾炷隔盐灸，将适量的食盐炒后研细撒在神阙穴上，以填平脐窝为度，然后将黄豆大小的艾炷置于盐上施灸，每次灸 7～10 壮，隔日灸 1 次，10 次为 1 个疗程。

外阴瘙痒

外阴瘙痒又名阴痒，临床上以瘙痒为主症，是妇科常见多发病。

【病因】 多因湿热下注，复感风邪所致。

【症状】 阴户瘙痒难忍，并有灼热感，时作时止或伴有带下等症。或继发于其他疾病中。

【疗法】

配穴方一　主穴：中极、阴陵泉、蠡沟、三阴交。配穴：肝经湿热者，加曲泉；胸闷纳呆者，加脾俞、足三里；虫毒蚀阴者，加曲骨、次髎、少府；白带量多者，加次髎。

灸法：①用温针灸，根据辨证每次取 3～5 穴，各灸 1～2 壮后，留针 10～15 分钟，每日治疗 1 次，10 次为 1 个疗程；②用艾条温和灸，每次取 3～5 穴，各灸 15～20 分钟，每日灸 1 次，10 次为 1 个疗程。

配穴方二　第一组止痒穴（耻骨联合旁开 2cm 左右各一穴）、蠡沟、关元。第二组外曲骨、阴廉、三阴交。第三组次髎、委阳、支沟。

灸法：用针灸法，上列 3 组，可交替应用。针止痒穴选 4 寸毫针，沿皮向会阴部斜刺，轻轻捻转，不做提插，使局部有酸胀痒感为佳。针关元宜快速进针，得气后，行中等频率的提插捻转，使针感向外阴部放散。外曲骨用 2.5 寸毫针向下斜刺，使有兴奋感为度。

在针刺的同时，用艾条在局部施温和灸，使有温热感为度。针灸余穴，遇病程短，痒甚者用泻法，刺激量要大，多针少灸；病程长，反复发作，局部症状不甚者用补法，多灸少针。一般留针 30～60 分钟，10 次为 1 个疗程，1 个疗程后休息 3 日再进行下一个疗程。

配穴方三　主穴：气海俞、中膂俞、大肠俞、中极、曲骨、会阴、阴廉、血海、三阴交。配穴：肝经湿热者，加阴陵泉、蠡沟、太冲；肝肾阴虚者，加阴交、太溪。

灸法：①用艾炷隔姜灸，每次取 3～5 穴，各灸 3～5 壮，隔日灸 1 次，15 次为 1 个疗程；②用艾条温和灸，每次取 3～5 穴，或在会阴部熏灸 5～10 分钟，每日灸 1 次，15 次为 1 个疗程。

外阴白色病变

外阴白色病变又称外阴白斑，属中医学阴痒、阴蚀范畴，多见于中、老年妇女，常发生在绝经期前后。

【病因】 多因肝肾亏虚，阴器失养，或脾虚生湿，湿郁化热，湿热下注，蕴蒸阴户所致。

【症状】 外阴皮肤黏膜变白成斑或成片，阴部皮肤变薄、变脆，有时皲裂；或皮肤变粗、肥厚，或溃疡；或萎缩、伴阴痒，甚则奇痒难忍，时有灼热感。

【疗法】

配穴方一　足三里（双侧）、三阴交（双侧）、外阴局部；耳穴神门、外生殖器区、皮质下区、内分泌区。

灸法：用艾卷温和灸双侧足三里、三阴交穴，每穴灸 10 分钟，外阴局部灸 20～30 分钟，每日灸 1 次，10 次为 1 个疗程。同时针刺耳穴。隔日针 1 次，两耳交替进行，10 次为 1 个疗程。若 1 个疗程不愈，休息 5～7 日，再行第 2 个疗程。

配穴方二　白斑局部、大肠俞、中膂俞、中极、曲骨、足三里、三阴交。

灸法：①用艾炷瘢痕（化脓）灸，每次取 1～2 穴（除白斑局部），各灸 5～7 壮，每月灸 1 次，3 次为 1 个疗程。灸后发疱化脓，形成灸疮，注意保护灸疮。②用艾炷（或隔姜）灸，每次取 3～5 穴（除白斑局部），各灸 5～7 壮，隔日灸 1 次，10 次为 1 个疗程。③用艾条温和灸，每穴灸 10 分钟，白斑局部可灸 20～30 分钟，以局部有温热感为度，每日灸 1 次。④用温针灸，在肾俞穴灸 2 壮（或 10 分钟），每日治疗 1 次，10 次为 1 个疗程。

附记：艾灸治疗外阴白斑病，在止痒、止痛及白斑转化方面均有较好疗效。病变重者应配合药物治疗为宜。同时应注意保持外阴清洁干燥，切勿搔抓。

子　痫

子痫分先兆子痫和子痫发作，《医宗金鉴》云：“孕妇忽然颠仆，抽搐不省人事，须臾自醒，少顷复如好人，谓之子痫。”

【病因】 多因阴血亏虚，肝风内动；或脾虚失运，水湿积滞，致脾胃愈虚、气血化源不足，阴血愈虚，而致肝风内动。此为虚风，其证多虚。

【症状】 先兆子痫和子痫发作。

【疗法】

配穴方一　第一组：百会、三阴交、太溪、太冲。第二组：水沟、行间。

灸法：①用艾条温和灸，取第一组穴，各灸10～15分钟，以局部皮肤红润为度，每日灸1次。可于施灸前用拇指揉按足部太冲、太溪穴，令有酸胀感，再施灸，效果更稳定。②用艾炷无瘢痕灸，取第二组穴，先用指切法重按水沟（人中），然后将艾炷（如黄豆大）放置在行间穴处，点燃急吹，不醒再灸。可灸5～10壮。

主治：子痫（先兆期用方①，发作期用方②）。

配穴方二　三阴交、足三里、太溪、太冲、行间、神阙、水沟。

灸法：①用艾条温和灸，每次取3～5穴，各灸10～15分钟，灸至局部皮肤有温热感为度。每日灸1次，5次为1个疗程。此法适用于先兆子痫。②用艾炷无瘢痕灸，先用拇指重掐水沟穴（人中），再取太冲、行间穴，以黄豆大小的艾炷，着肤直接灸，不计壮数，灸至苏醒为止。不醒者再灸。此法适用于子痫发作。

附记：笔者临证治疗子痫，常以药物治疗为主，本疗法为辅，内外并治，效果尤佳。其内服方药为裘氏牡蛎龙齿汤：杜仲、石决明、牡蛎（先煎）各15～30g，龙齿（先煎）12～18g，制女贞子、茯苓、泽泻、白芍各9～12g，夏枯草、桑寄生各9～15g，水肿甚者加车前草、赤小豆、猪苓；夹痰者加半夏、制胆南星、石菖蒲、旋覆花（布包）。每日1剂，水煎服。

脏　躁

脏躁首见于《金匮要略》，是以精神抑郁，心中烦乱、无故悲伤欲哭、哭笑无常、呵欠频作为主要表现的情志病。多发生于中青年妇女，为妇科较为常见的一种疾病。

【病因】　多因饮食或思虑伤脾，脾失健运，土壅木郁；或郁怒伤肝，横逆犯脾，木郁土壅，而致肝脾失调，肝郁脾虚。或痰火内盛，上扰心神；或痰浊随肝气上逆，蒙蔽清窍，种种不同，皆因肝脾失调之病变而成。

【症状】　烦躁易怒，坐卧不安，急躁时易哭；或哭笑无常；或无故悲伤哭泣，多疑善感，失眠噩梦，心惊恐惧；或头晕头沉，记忆力减退；或体倦乏力，食欲欠佳，胸闷气短等。

【疗法】

配穴方一　主穴：膻中、合谷、太冲、劳宫、涌泉。配穴：心气虚者，加心俞、脾俞；心肾不交者，加肾俞。

灸法：①用温针灸，根据辨证，每次取3～5穴，施以常规温针灸法，用补法为佳，各灸 1～2 壮后，留针 5～10 分钟，每日治疗 1 次，10 次为 1 个疗程；②用艾炷无瘢痕灸，可取劳宫、涌泉两穴，各灸 3～5 壮，隔日灸 1 次，10 次为 1 个疗程；③用艾炷隔姜灸，每次取 3～5 穴，取适当大小的艾炷隔姜灸，各灸 5～7 壮，每日灸 1 次，10 次为 1 个疗程。

配穴方二　第一组主穴：风池、心俞、脾俞、肾俞、次髎、中脘。第二组主穴：足三里、三阴交、太溪、太冲、气海、关元。配穴：心血亏虚者，加膈俞、神门、内关；阴虚火旺者，加内关、涌泉；肝郁气滞者，加支沟、神门、百会。

灸法：上列两组，交替应用，按法施灸。①用艾条温和灸，根据辨证，每次取 3～5 穴，各灸 10～15 分钟，每日灸 1 次，10 次为 1 个疗程；②用艾炷无瘢痕灸，每次取一组穴中的 3～5 穴，各灸 3～5 壮，每日或隔日灸 1 次，10 次为 1 个疗程；③用艾炷隔姜灸，每次取一组穴中的 3～5 穴，各灸 3～5 壮，每日灸 1 次，10 次为 1 个疗程；④用温针灸，每次取 3～5 穴，各灸 2～3 壮（或 10～15 分钟），每日或隔日治疗 1 次，10 次为 1 个疗程。

上法 1 个疗程未愈，休息 3～5 日，再行第 2 个疗程。灸疗中注意：虚证用补法，实证用泻法，以平为期。

附记：耐心缓图，其效始著。应配合药物治疗和心理开导，释其心怀，方可取得满意疗效。注意营养，忌食辛辣。

其他妇科疾病

配穴方一　百会、涌泉、太溪、关元、三阴交、心俞、肝俞。

灸法：用艾条温和灸百会、涌泉 2 穴，每穴灸 10～15 分钟；关元穴行艾炷隔姜灸，连续灸 5～7 壮；其余诸穴均行艾条温和灸或艾炷无瘢痕灸，每穴 2～3 分钟或 1 壮。经前、经期每日 1 次，其他时间每周 2 次。

主治：经前紧张征。

附记：配合心理疏导疗效更佳。

配穴方二　百会、会阴、关元、子宫、次髎、太冲、三阴交、太溪、内关、心俞。

灸法：用艾炷隔姜灸关元、子宫 2 穴，每穴灸 3～5 壮；百会、会阴 2 穴行艾条温和灸，每穴灸 10～15 分钟；其他诸穴均行艾条温和灸或艾炷无瘢痕灸，每穴 2～3 分钟或 1 壮。每日 1 次，中病即止。

主治：阴道痉挛。

附记：灸治的同时配合阴道扩张训练，均获良效。

配穴方三　中脘、气海、归来、大巨、次髎、阳池、三阴交、阴陵泉。

灸法：用艾条温和灸，每穴灸 5～10 分钟，每日或隔日 1 次。

主治：子宫附件炎。

附记：上方去归来，用治子宫绞痛，效果亦佳。

配穴方四　足临泣、光明、肩井、天宗、脾俞。

灸法：用艾条温和灸，每穴灸 3～5 分钟。每日 1 次，中病即止。

主治：乳汁过多。

配穴方五　关元、肝俞、脾俞、命门、足三里。

灸法：用艾条温和灸，每穴灸 5～10 分钟，每日 1 次。提前施灸，以度过流产危险期。

主治：习惯性流产。

三、儿科病症

小儿积滞

小儿积滞又称小儿消化不良。在临床上较为常见。

【病因】 多因饮食不节或过食肥甘、不洁之食物，内伤饮食，停滞中脘，积而不消，气滞不行所致。

【症状】 小儿腹胀腹痛，泄泻或便秘，呕吐。

【疗法】

配穴方一　脾俞、胃俞、中脘、足三里。

灸法：①用艾条温和灸，每次取 2～3 穴，各灸 5～10 分钟，每日灸 1 次，5 次为 1 个疗程。若先揉按，再艾灸，则效果更好。②用艾炷隔姜灸，取中脘穴，隔姜灸 2～3 壮，每日或隔日灸 1 次，5 次为 1 个疗程。

附记：一般 1～2 个疗程即效。

配穴方二　主穴：中脘、天枢。配穴：虚甚者，加肩髃、足三里；寒泻者，加关元；身热泻者，加曲池、合谷。

灸法：用针刺加灸法，主穴每次只用 1 穴，再随证加配穴。热泻针刺用泻法，主穴加灸（温和灸）；虚证、寒泻，主穴针刺用平补平泻法，针后加灸（温和灸），配穴用温和灸。施针时多以捻转手法，不留针。每日治疗 1 次。

小儿厌食

小儿厌食属中医学纳呆、恶食范畴，是指因消化功能障碍引起的一种慢性消化性疾病，一般多见于学龄前儿童。

【病因】 多因饮食不节，饥饱失调，损伤脾胃，过饱则积食停滞，过饥则营养不充；或脾胃素虚，脾气不振；或先天不足，脾失温煦，脾虚失运，湿困脾阳，湿郁气滞，升降失调等所致。

【症状】 食欲减退或缺乏，不思饮食；或食之无味，而见食不贪，甚则拒食；或饮食停滞，脘腹胀满；或伴面色少华，形体消瘦；或呕吐，泄泻。长期厌食，可影响小儿生长发育。

【疗法】

配穴方一　脾俞、胃俞、中脘。

灸法：用艾条温和灸，在上述穴位上各灸 10～15 分钟，每日灸 1 次，以灸至食欲增进为止。

配穴方二　中脘、天枢、关元、足三里。

灸法：用艾条温和灸，每次取 3 穴，各灸 10～15 分钟，每日灸 1 次，10 次为 1 个疗程。

主治：小儿厌食或积滞。

附记：屡用多效。同时家长应配合调节患儿饮食，纠正不良的饮食习惯，如偏食、饭前吃零食等，养成有规律的生活习惯，可收到事半功倍之效。

配穴方三　天枢、四缝、中脘。

灸法：用艾条温和（或雀啄）灸，每穴灸 5～10 分钟，每日或隔日灸 1 次，10 次为 1 个疗程。

小儿疳积

疳积又名疳证，现代医学称为营养不良，是小儿常见的一种慢性消化性疾病。各年龄皆可罹患，尤以 1～5 岁小儿多见。

【病因】 多因禀赋较弱，喂养不当；或饮食不节，恣食肥甘，损伤脾胃所致；或由积滞、厌食迁延而成；或因病后失调；或因药误食发展而成。脾胃内伤，百病丛生，疳积的形成，此乃关键。

【症状】 进行性消瘦，全身虚弱，面黄发枯，食欲欠佳，嗜食异物，甚则腹部胀大如箕，青筋暴露，生长发育缓慢等。

【疗法】

配穴方一　四缝、足三里、脾俞、胃俞、内落枕（劳宫穴上 1 横指，示指与中指缝处），均取双侧。

灸法：用针刺加灸法，先令患儿仰卧或坐好（多为家长抱坐），定好穴位，常规消毒后以右手拇、示、中指持住针柄（已消毒的三棱针），迅速在四缝穴点刺，挤压出黄白黏液，然后配合毫针针刺足三里、脾俞、胃俞、内落枕，得气后出针，不留针。针后用艾条温和灸双侧足三里、脾俞、胃俞穴各 5～10 分钟。每日治疗 1 次，3～6 次为 1 个疗程。

配穴方二　主穴：脾俞、胃俞、足三里。配穴：腹大腹胀者，加公孙、四缝；便溏者，加天枢、中脘；乏力者，加气海、关元。

灸法：①用艾条温和灸，每穴灸 10 分钟，每日灸 1 次，10 次为 1 个疗程。②用艾炷隔姜灸，取枣核大的艾炷，各灸 5～7 壮，每日灸 1 次，10 次为 1 个疗程。③用艾炷隔盐灸，取大青盐适量放入脐孔中，取黄豆大的艾炷置盐上，点燃灸 5～7 壮，10 次为 1 个疗程。此法适用于脾胃虚弱型疳积。

配穴方三　脾俞、胃俞、中脘、天枢、足三里、百虫窝。

灸法：①用艾条温和灸，每次取 3～5 穴，各灸 5～10 分钟，每日灸 1 次，10 次为 1 个疗程。②用艾炷隔药饼灸，每次取 3～5 穴，用吴茱萸、丁香、紫苏叶各等份，共研细末，加冰片少许调匀，取药末适量平铺于穴位上，上盖麦粒大艾炷，各灸 3～5 壮，每日灸 1 次。虫积则取中脘、天枢、百虫窝穴，用使君子肉、槟榔、乌梅肉各等份，共研细末，如上法用之。每日灸 1 次，10 次为 1 个疗程。

附记：治疗本病常配以药物内治，比单一疗法效果为优。

百日咳

百日咳中医学称为顿咳、天哮、疫咳、痉咳和鸬鹚咳等。本病由于病程可持续 2～3 个月，故称百日咳。一年四季均可发病，一般以冬、春两季为多。本病传染性较强，各年龄小儿均可罹患，但以 5 岁以下最多见。

【病因】 现代医学认为，本病是由百日咳鲍特菌感染引起。中医学认为，多因内蕴伏痰，外感时行疫邪，侵袭肺卫，致卫气郁闭，肺气受伤，邪气与伏痰搏结，阻遏气机，肺失肃降而气上逆，遂发本病。

【症状】 一般分初、中、后三期。初起形似感冒咳嗽，病情轻；继而加重，出现阵发性、痉挛性咳嗽，咳后有特殊的鸡鸣样回声，尔后倾吐痰涎泡沫而止。多伴有颜面和眼睑水肿，甚则有鼻出血和咯血出现。此为中期（又称痉咳期）。至后期，痉咳则逐渐缓解，到恢复健康。本病尤其在中期病情重，也可出现严重的并发症（如肺炎、咳喘、惊厥、窒息等），切不可忽视。

【疗法】

配穴方一　第一组：大椎、风门、肺俞、列缺、合谷。第二组：大椎、身柱、尺泽、丰隆。第三组：肺俞、脾俞、太渊、足三里、太白。

第1组穴灸法：①用艾炷隔姜灸，在大椎、风门、肺俞穴各灸3～5壮，每日灸1次；②用温针灸，在列缺、合谷穴，采用泻法，各灸1壮（或5分钟），每日灸1次。

第2组穴灸法：①用艾炷（或隔姜）灸，每次灸1～3壮，每日灸1～2次。②用艾条温和灸，每穴灸5分钟，每日灸2～3次。③大椎、尺泽、丰隆用温针灸，针后不留针，于身柱穴施以隔姜灸，每日灸1次。

第3组穴灸法：①用艾炷无瘢痕灸，每穴灸3～5壮，灸至皮肤局部温热红润为度，灸毕用手按压穴上片刻，每日灸1次。②用艾条温和灸，每穴灸5分钟，每日灸1～2次。

主治：百日咳（初期用第一组，中期用第二组，后期用第三组）。

配穴方二　主穴：鱼际、尺泽、身柱、内关。配穴：风寒型，加风门、大椎、曲池；痰热型，加丰隆、足三里；肺脾两虚型，加肺俞、脾俞、膻中。

灸法：①用艾条温和灸，每穴灸10～20分钟，每日灸1次，7次为1个疗程；②用艾炷隔姜灸，置麦粒大的艾炷于穴上，各灸7～10壮，每日灸1次，10次为1个疗程；③用艾炷无瘢痕灸，将黄豆大的艾炷置穴上，各灸1～3壮，每日灸1次，10次为1个疗程。

主治：百日咳（顿咳）。

配穴方三　主穴：肺俞、尺泽、列缺、鱼际、少商。配穴：初期加大椎、风门；中期加定喘、天突；后期加脾俞、足三里。

灸法：①用艾条温和灸，每次取3～5穴，各灸5～15分钟，每日灸1次，10次为1个疗程。②用艾炷隔药饼灸，取杏仁15g，炙麻黄、紫苏子各6g。共研细末，每取适量药末，用荆芥10g煎水，调药末成膏状，做成薄圆药饼，分别盖在肺俞、尺泽、列缺、定喘、天突穴上，再将麦粒大艾炷置于药饼上，各灸5～7壮，每日灸1次，7次为1个疗程。此法适用于痉咳期（中期）。③用艾炷隔姜灸，每次取3～5穴，灸前用手指置穴上各揉按3～5分钟，再放置姜片于穴上，然后把麦粒大的艾炷置姜片上，各灸3～5壮，每日或隔日灸1次。

附记：屡用效佳，若配合外敷法，效果尤佳。方用自拟痉咳散（葶苈子、紫苏子、莱菔子、白芥子各15g，杏仁、法半夏、百部各10g，桔梗、麻黄各5g。共研细末，备用），每取药末适量，以蜂蜜适量调和成软膏状，分敷于肚脐、膻中和天突穴，外以纱布覆盖，胶布固定。每日换药 1 次，3 次为宜。

小儿腹泻

小儿腹泻属中医学泄泻范畴，现代医学称急性肠炎。本病一年四季均可发病，尤以夏、秋季节发病率最高，是小儿常见多发病，尤以婴幼儿发病为多。

【病因】 外感寒凉（风寒、暑湿为多）或内伤饮食、过食生冷所致。

【症状】 排便次数增多（每日 3 次以上），粪便稀薄或水样便，或夹有不消化食物，常兼有腹痛、腹胀。病有久暂，证有虚、实、寒、热之分，治当详察。

【疗法】

配穴方一　主穴：天枢、足三里、中脘。配穴：呕吐加内关；发热加合谷；积滞甚加四缝。

灸法：用针后灸法，采取快速进针法，不留针。针后用艾条雀啄灸，灸至局部皮肤稍红润为度，每日治疗 1 次，3 次为 1 个疗程。

主治：小儿泄泻。

配穴方二　止泻穴（于足外踝向足底做一垂直线，此线与足跖底皮肤相交处即为止泻穴）。

灸法：用艾条温和灸，取艾条点燃一端，灸双侧止泻穴。每日灸 1 次，重者可每日 2 次，直至腹泻控制为止。

主治：小儿肠炎（腹泻）。

小儿惊风

小儿惊风根据临床表现分急惊风与慢惊风两种。与现代医学的脑膜炎、脑炎、高热惊厥等相似，是小儿常见的危重病症之一，本病好发于 16 岁以下儿童，尤以婴幼儿发病率最高。与儿童之“肝常有余、脾常不足”的生理特点有关。

【病因】 多因外感六淫时邪疫毒；或内伤饮食，郁积化热；或因精神刺激，突受惊恐等所致；或因久病脾虚，化源不足；或由急惊风失治转化而成慢惊风。本病可单独出现，或继发于其他疾病之后。总之，原因虽多，急性多由热甚生风，而慢性多由虚风内动所引发。

【症状】 无论急性、慢性惊风，临床上多以“搐、搦、掣、反、颤、引、窜、视”八字为特征。急惊风发病突然，其症较重；慢惊风则发作缓慢、时发时止，见症较轻，且多伴有脾虚症状。

【疗法】

配穴方一　主穴：天枢、足三里、神阙、太冲。配穴：外感型，加曲池、大椎；痰热型，加丰隆、列缺；惊恐型，加印堂、涌泉、水沟。

灸法：①用艾条温和灸，每穴灸10～20分钟，每日灸1次，5次为1个疗程；②用艾炷隔盐灸，取神阙穴，将大青盐适量纳入脐孔中，将枣核大的艾炷置于盐上，灸3～5壮，每日灸1次，3次为1个疗程；③用艾炷无瘢痕灸，用于神志不清，灸涌泉、水沟，每穴灸5壮，每日灸1次，5次为1个疗程。

主治：小儿惊风（急惊风）。

配穴方二　第一组：发作时取水沟、百会、十宣、合谷、太冲。第二组：发作时取穴同第一组，间歇期加肝俞、脾俞、胃俞、肾俞、天枢、命门、气海、关元、章门、神阙、足三里、行间。

第一组穴灸法：①用艾炷无瘢痕灸，惊厥抽搐时，先用毫针刺十宣穴出血，后灸水沟、百会（或前顶、印堂）穴各灸3～5壮，若惊厥未止，加灸大椎、关元、合谷、足三里，以灸至局部温热红润痉止为度；②用灯草灸，每次取2～3穴，各灼灸一下；③用温针灸，缓解期加大椎、中脘、丰隆，每次取2～3穴，各灸1壮（或5分钟），每日灸1次。

第二组穴灸法：①用艾炷无瘢痕灸，在章门、中脘、天枢、气海、足三里、行间，每次取2～3穴，各灸3～5壮，每日灸1次；②用艾炷隔盐灸，用食盐填满脐窝，灸3～5壮，每日灸1次；③用艾条温和灸，每次取3～5穴，各灸5分钟，每日灸2次；④用温针灸，缓解期，每次取2～3穴，各灸1壮（或5分钟），每日治疗1次。

主治：小儿惊风（急惊风用第一组，慢惊风用第二组）。

附记：此法用治惊风虽有一定效果，但必须与药物等疗法配合使用。小儿施灸，为了掌握热度，术者可用左手示、中指分开按在灸治部位两旁，右手持艾条在穴位上方回旋施灸，给予适当温热刺激。

配穴方三　主穴：大椎、曲池、合谷、太冲、涌泉。配穴：高热配十宣（刺血）；晕厥配水沟（掐压）。

灸法：①用艾炷无瘢痕灸，每次取主穴3～5穴，各灸3～5壮，每日灸1～2次。配穴治法同上。②用艾条温和（或回旋）灸，每穴灸5～10分钟。若症重者可先用三棱针点刺大椎、曲池（双侧）放血，再用指各揉压3～5分钟，然后再艾灸。如此操作，则效果更佳。每日灸1次。

主治：小儿急惊风。

附记：本法仅为救急治标之用，若症情缓解后，应以药物治疗为主，本疗法为辅，配合外敷法效果尤佳。

小儿夜啼

夜啼是婴幼儿常见症，多见于6个月以内之婴幼儿。但小儿偶尔夜啼，非属病态，是一种生理活动形式的补充。

【病因】 多因心热、脾寒、伤食、惊恐或心肾亏虚所致。

【症状】 婴儿多在夜间啼哭不止，白天正常。或阵阵啼哭；或通宵达旦，哭后仍能入睡；或伴见面赤唇红；或阵发腹痛；或腹胀呕吐；或时惊恐，声音嘶哑等。

【疗法】

配穴方一　心热取通里、中冲、劳宫；脾寒取中脘、神阙、公孙；受惊取百会、劳宫、涌泉。

灸法：随证取穴，按法施灸。①用艾条温和灸，于每日临睡前对所选穴位施灸，每穴灸5分钟，每日灸1次，中病即止；②用艾炷隔姜灸，取百会穴，于每日临睡前将姜片置放在百会穴上，上置麦粒大小的艾炷，灸1～3壮，每日灸1次，中病即止。

配穴方二　劳宫、中冲、神门、神阙。

灸法：①用艾条雀啄灸，每穴灸5～10分钟，每日灸1次，中病即止。于每日临睡前施灸。②用艾炷隔姜灸，在劳宫、中冲、神门穴施以隔姜灸，各灸1～3壮，于每日临睡前施灸，每日灸1次，中病即止。③用艾炷隔盐灸，取食盐适量纳入脐窝，上置艾炷，每次灸3壮，于每日临睡前施灸，每日灸1次，中病即止。④用艾炷隔药饼灸，取吴茱萸、肉桂各等份，共研细末。每取药末适量，用水调成饼状，贴于中脘或神阙穴上，用艾条悬灸20分钟，每日灸1次，中病即止。

附记：一般灸治1～3次即可见效。

配穴方三　身柱、中脘、足三里。

灸法：用艾条温和灸，在上述穴位上各悬灸5～10分钟。每日1次，中病即止。于每日临睡前施灸。

小儿呕吐

呕吐是小儿常见病症，尤以婴幼儿为多。

【病因】 多因外邪犯胃、内伤饮食、虫积内扰、跌仆惊吓等引起胃失和降、气逆于上所致。

【症状】 呕吐。致因不同，兼症亦异，治当详察。

【疗法】

配穴方一　主穴：脾俞、胃俞、足三里、内关。配穴：吐物酸腐者，加下脘、天枢；口渴喜饮者，加中脘。

灸法：①用艾条温和灸，在上述穴位各灸5～15分钟，每日灸1次，10次为1个疗程；②用艾炷隔姜灸，每次取2～4穴，将姜片覆盖穴上，上置如枣核大艾炷，各灸5～7壮，每日灸1次，10次为1个疗程；③用艾炷隔附子饼灸，取附子一枚，研细末，拌入面粉适量，水调和制成0.3cm厚小饼置穴上，再取黄豆大艾炷置于药饼上，各灸3～5壮，每日灸1次，10次为1个疗程；④用艾炷无瘢痕灸，每次取3～4穴或全取，取黄豆大的艾炷着肤直接灸，各灸3～5壮，每日或隔日灸1次，10次为1个疗程。

配穴方二　胃俞、天枢、中脘、内关、足三里。

灸法：①用艾条温和灸，每穴灸5～10分钟，每日灸1次；②用艾炷隔姜灸，每次取3～5穴，各灸3～5壮，每日灸1次；③用艾条雀啄灸，每穴灸5～10分钟，每日灸1～2次。

附记：屡用效佳，多1～2次见效。

配穴方三　身柱、上脘、内关、足三里。

灸法：①用艾条温和灸，在所选穴位上各灸5～10分钟，每日1次，中病即止。②用艾炷隔姜灸，每次选2～3穴，各灸3壮，每日1次，中病即止。

主治：婴儿吐乳。

附记：屡用效佳，治疗多例，均1～3次吐止。

小儿遗尿

小儿遗尿俗称尿床，是指3周岁以上的小儿，睡中小便自遗，醒后方觉的一种疾病。3周岁以下的婴幼儿由于脏腑未充，智力未全，排尿习惯未养成；年长儿，因贪玩少睡，精神疲劳，偶尔发生一两次，均不属病态。

【病因】　多因先天禀赋不足，下焦虚寒，闭藏失职；或肺脾气虚，上虚不能制约其下，气化失司而致生遗尿。

【症状】　睡中遗尿。轻者每夜或隔数夜1次，重者则每夜2～3次，有些严重病人可延至10余年，甚则成年后仍有尿床。

【疗法】

配穴方一　中极、三阴交（双侧）。

灸法：用艾条隔姜熏灸，取干姜15g，加水200ml，煎至100ml，然后滤渣取液和面粉调成糊状，再摊于3cm×3cm纱布上，晒干即成姜饼。治疗时将其置于选定穴上，用艾条熏灸。每日灸2～3次，每次30分钟，3日为1个疗程。

配穴方二　主穴：关元。配穴：百会。

灸法：用针刺加灸法，嘱患者排空小便，取仰卧位，穴位局部常规消毒，用3寸毫针刺关元向下透刺中极穴，进针2.5寸。用2寸毫针斜刺百会穴，进针1.5寸，中强刺激，平补平泻手法，留针30分钟。要求有酸、沉、麻木、胀痛、热及触电样感觉放射到下腹及会阴部，针感明显者，效果显著。针刺后，以艾条温和灸。灸时将艾条对准关元穴，距离3cm左右，以温热感为度，局部穴位红润充血即可，防止烧伤皮肤。每日针灸1次，7～10次为1个疗程，中间休息3日，再进行第2个疗程。

配穴方三　主穴：关元、中极、肾俞。配穴：肺脾气虚者，加肺俞、脾俞、百会；肾气不固者，加神阙、膀胱俞、命门。

灸法：①用艾条温和灸，每穴灸10～20分钟，每日灸1次，10次为1个疗程。②用艾炷隔姜灸，取姜片置穴上，再将黄豆大的艾炷放在姜片上，各灸3～5壮，每日灸1次，5～7次为1个疗程。③用艾炷隔盐灸，取神阙穴为主，其他穴为辅，上置一层食盐，再放上黄豆大艾炷，每穴灸5～7壮，每日灸1次。④用艾炷隔药灸，取五味子5g研成细末，以食醋适量调和成糊状，贴于脐部（神阙），纱布固定，灸3～5壮，也可加用艾条悬灸10～15分钟，于每日睡前治疗1次，5次为1个疗程。

附记：一般1～2个疗程可愈。

流行性腮腺炎

流行性腮腺炎中医学称痄腮，本病好发于冬、春季节。5～9岁小儿发病居多，且多具传染性。

【病因】多因外感风温兼夹时疫之邪，壅阻少阳经脉，蕴结腮部所致。

【症状】发热、腮腺肿胀、疼痛，咀嚼时则痛剧。常见于一侧发病，1～2日内波及对侧，或两侧同时发病。

【疗法】

配穴方一　角孙（取患侧）、耳根部。

灸法：用灯草灸，任取一组穴，以灯心草1根，长6～7cm，蘸菜油少许，点燃，对准穴位，迅速灼灸一下，然后再快速离开穴位。此时可听到一声清脆的爆破声，即表示灸治成功。一般不需要处理，如有轻微感染，可涂以碘伏，若未愈者，隔3日后再如法灼灸1次。

配穴方二　耳尖穴（位于耳郭上方耳轮的顶端）。

灸法：用灯草灸，先取准穴位，将耳郭向前折叠，在耳轮最高处之尖端点以碘伏做标志，以左侧患病取左，右侧患病取右，两侧同病取治双侧耳尖穴。再右手持灯心草一根，一端蘸以菜油（油渍长度约 0.5cm），拇指与示指距蘸油的一端约 1cm，点燃后对准穴位迅速点灸，并略带按压，一触即离。灯心火随即熄灭，与此同时可发出清脆的“喳”声爆响，可作为操作成功的标志，如无爆响则应按原法重做。若灸局部起一小水疱，无须处理，数日后结痂自愈。

小儿疝气

小儿疝气是指小儿阴囊或小腹偏坠胀痛的疾病。有脐疝、腹股沟斜疝等。本病好发于小儿出生后头 6 个月或 1～2 岁。

【病因】 多因先天禀赋不足、后天营养失调、胎毒内蕴、感受寒邪等所致。

【症状】 患儿脐部或腹股沟处出现肿物，时隐时现，哭闹或用力腹压增强时容易出现，安静则消失。或伴小腹胀痛，严重者伴有呕吐、不能进食等症。

【疗法】

配穴方一　取阿是穴（患部）。

灸法：用艾炷隔姜灸，将小儿固定，下肢外展。取老姜一片放于患侧腹股沟内上方（相当于腹股沟管的腹环处），取半个蚕豆大艾炷置姜片上，点燃施灸，使热量通过姜片慢慢透入皮肤，这时小儿常有乱动和哭闹，更须注意小儿体位，同时术者要防止姜片移动和艾炷脱落，直至艾炷燃尽即可。灸后皮肤上如出现潮红或水疱，只要保护局部得法，一般不做其他处理。

主治：小儿腹股沟疝。

配穴方二　气海、关元、归来、足三里、三阴交、肝俞、脾俞、次髎、大敦。

灸法：以上诸穴均行隔姜灸，每次选 3～5 穴，每穴灸 3～5 壮。均行艾条灸或艾炷无瘢痕灸，每日或隔日灸 1 次。

配穴方三　主穴：三角（疝气、脐旁、脐环）。配穴：关元、气海、曲骨、气冲、冲门等。

灸法：用艾炷无瘢痕灸，取穴用无伸缩性绳，量患者两口角长度，延长 3 倍，折成等边三角形，以上角置脐中心，下边在脐下呈水平，下边有两角，尽处是穴。主穴每次必用，配穴轮流配用。每穴灸 5 壮，每日或 2～3 日施灸 1 次。

主治：小儿疝气（腹股沟斜疝）。

附记：此法多用于治疗10岁以下小儿不能手术者，一般施灸1～7次。此外，艾灸拇趾罗纹中间，治阴囊积液有效。

鹅口疮

鹅口疮是由白念珠菌引起的一种感染性口腔疾病，是小儿常见的病症，好发于体弱多病的婴幼儿。

【病因】 多因胎毒积于肠胃，胃热炽盛；或邪气热毒，侵袭口腔；或口腔不洁所致。

【症状】 口腔、舌上布满白屑，状如鹅口。

【疗法】

配穴方一 地仓、合谷、劳宫、足三里、三阴交、涌泉。

灸法：用艾条温和（或雀啄）灸，每次取2～3穴，各灸5～10分钟，每日灸1～2次，中病即止。

配穴方二 下关（双侧）、颊车（双侧）、合谷（双侧）、涌泉（双侧）。

灸法：用艾条温和（或雀啄）灸，每次取3～4穴，灸前先揉按3分钟，然后各灸5～10分钟，每日灸1次。

小儿脱肛

脱肛指以直肠黏膜或直肠全层脱出肛外为主要表现的疾病。此病多见于小儿，但年老体弱者亦有发生。

【病因】 因小儿气血未充，骶曲未长成，加之肾气不固，或脾虚气陷；或便秘努挣；或久泻久痢，脾虚气陷所致。

【症状】 脱肛如治疗不及时，常反复发作，病情日重。严重者脱出的直肠可发生充血、水肿、溃疡，甚至坏死，不可不慎。

【疗法】

配穴方一 百会、神阙。

灸法：①用艾炷隔姜灸，取百会穴，抱患儿正坐位，术者站在其后面，先按摩百会穴，有热感后，用生姜一片贴在百会穴上，再置艾炷，点燃灸2壮。每日灸2次，连灸3～5日。②用艾炷隔盐灸，取神阙穴，每次隔盐灸3壮，每日灸1次，10次为1个疗程。

配穴方二 长强、承山、大肠俞、次髎、百会。

灸法：用温针灸，每次取2～3穴，留针20～30分钟，温和灸20分钟，或灸百会、次髎穴。每日治疗1次，7次为1个疗程。休息3～5日再行下一个疗程。

配穴方三　主穴：百会、大肠俞、气海、足三里、承山。配穴：脾虚为主者，加脾俞；兼肾虚者，加命门、关元。

灸法：①用艾炷无瘢痕灸，在气海、足三里穴各灸7～9壮，每日灸1次。②用艾炷隔姜灸，每穴灸3～5壮，每日灸1次。③用艾炷隔酱灸，将百会穴上的头发剪去指甲大一块，敷上干面酱5g，上置艾炷施灸，每次灸5壮，隔日灸1次，7次为1个疗程。④用艾炷隔蓖麻仁灸，先将百会穴处的头发剪去，再取蓖麻仁适量，捣烂如膏状敷于百会穴上，上置艾炷施灸，每穴灸5～7壮，隔日灸1次。或用蓖麻仁适量，捣烂敷灸百会穴，包扎固定，2日后去掉，3日1次。⑤用艾条温和灸，每穴灸15～20分钟，每日灸1次，10次为1个疗程，每疗程间休息3日再行下一个疗程。⑥用太乙神针灸，在百会、命门穴，各灸10～15分钟，每灸5～7次为度，每日灸1次。

主治：脱肛，早期更佳。

四、男科病症

阳　痿

阳痿又名阴痿，属现代医学的性功能障碍，本病在临床上较为常见。

【病因】 多因肾虚、惊恐或纵欲过度，精气虚损；或少年手淫，思虑忧郁；或湿热下注，宗筋弛纵等因素所致。尤以肾阳虚和精神因素居多。

【症状】 阳事不举，或举而不坚。常伴有头晕，目眩，心悸，耳鸣，夜寐不安，纳谷不香，腰酸腿软，面色不华，气短乏力等症。

【疗法】

配穴方一　主穴：心俞、肾俞、命门、腰阳关、神阙、关元、中极、三阴交、太溪。配穴：气血两虚者，加脾俞、足三里。

灸法：①用艾炷瘢痕（化脓）灸，每次取2穴，各灸3～5壮，每月灸1次，3次为1个疗程。②用艾炷无瘢痕灸，将艾炷置于关元、中极穴着肤直接灸，各灸3壮，每周灸1次，3次为1个疗程，每疗程间休息7日。灸后小腹内温热感可持续数日，灸的次数越多越有效。③用艾炷隔附子饼（或姜）灸，在肾俞、命门、关元、三阴交穴各灸3～5壮，隔日灸1次，10次为1个疗程。④用艾炷隔盐灸，用细食盐填满脐窝（或再覆盖姜片），上置艾炷施灸，每次灸5～30壮（或用艾条熏灸10～30分钟），隔日灸1次，10次为1个疗程。⑤用艾条温和灸（或温灸盒灸），每次取4～6穴，各灸15～20分钟，每日或隔日灸1次，10次为 1 个疗程。⑥用温针灸，每次取 3～5 穴，各灸 3 壮（或 10～15 分钟），隔日灸 1 次，10 次为 1 个疗程，每疗程间休息 10 日。⑦用艾火针衬垫灸，每次取 2～4 穴，各灸 5～10 壮，每日灸 1 次，7 次为 1 个疗程。

主治：阳痿（命门火衰型）。

配穴方二　第一组：心俞、脾俞、肾俞、气海、关元、内关、足三里。第二组：膀胱俞、关元、曲泉、阴陵泉、三阴交、然谷。

第一组穴灸法：①用艾炷隔姜灸，每次取 4～6 穴，各灸 5～10 壮，隔日灸 1 次，10 次为 1 个疗程；②用艾条温和灸，每次取 4～6 穴，各灸 10～30 分钟，每日灸 1 次，10 次为 1 个疗程。

第二组穴灸法：①用艾炷无瘢痕灸，每次取 2～3 穴，各灸 3～5 壮，隔日灸 1 次，10 次为 1 个疗程；②用艾条温和灸，每次取 3～5 穴，各灸 10～15 分钟，每日灸 1 次，15 次为 1 个疗程。

主治：阳痿（心脾受损型用第一组，湿热下注型用第二组）。

附记：①疗效：艾灸治疗阳痿有较好疗效，若配合针刺，则疗效更好。②注意：既要坚持施灸，又要心理疏导，消除心结；治愈之后，应节制性生活，不能纵欲。

配穴方三　气海、关元、三阴交。

灸法：用艾条温和灸，在上述穴位，各灸 10 分钟，每日灸 1 次。

附记：阳痿多由肾气虚损，元阳不振所致。长期灸气海、关元穴，可培补肾气，温补元阳，使之肾气得充而自能作强。三阴交为脾经之要穴，灸之则令脾健。脾能散精，肾阳得复，阳痿即可自愈。

早　泄

早泄是指性交时男子勃起的阴茎尚未进入女子阴道即已射精，或刚刚性交即发生射精，随之阴茎软缩而影响正常性生活的男性病症。

【病因】　多因疏泄失常，约束无力；或肾虚封藏失职、固摄无权所致。亦可因精神紧张，害怕女方不合作而起。

【症状】　早泄（射精过早、过快）。致因不同，兼症亦异。

【疗法】

配穴方一　主穴：关元、三阴交、太溪、中极、曲骨。配穴：腰膝酸软者，加腰阳关、肾俞；小便清长，夜尿多者，加中极、膀胱俞；潮热盗汗者，加合谷、复溜；精神抑郁者，加内关、太冲；心虚胆怯者，加心俞、胆俞、大陵、丘墟。

灸法：①用艾条温和灸，每次取 5～6 穴，各灸 20 分钟，隔日灸 1 次，10 次为 1 个疗程。②用温针灸，每次取 5～6 穴，每次灸 30～40 分钟，每日灸 1 次，10 次为 1 个疗程。③用艾炷隔姜灸，每次取 3～4 穴，各灸 5～10 壮，隔日灸 1 次，10 次为 1 个疗程。此法多用于肾虚型。

附记：屡用效佳。注意：治疗期间不宜同房，以利于提高疗效。

配穴方二　第一组主穴：心俞、肾俞、志室、三阴交。第二组主穴：关元、大赫、神门、关元俞。配穴：若肾气不固者，加命门、太溪；阴虚火旺者，加内关；心脾两虚者，加中极、命门、脾俞、足三里；肝经湿热者，加中极、足三里、三阴交、膀胱俞、丰隆。

灸法：上列两组，交替使用，随证配穴，按法施灸。①用艾炷隔姜灸，每次取 3～5 穴，各灸 5～7 壮，每日或隔日灸 1 次，中病即止；②用艾条温和灸，每次取 5～6 穴，各灸 10～20 分钟，每日灸 1 次，10 次为 1 个疗程；③用温针灸，每次取 3～5 穴，各灸 3 壮（或 10～15 分钟），每日治疗 1 次，10 次为 1 个疗程。

上法灸前若先配合揉按各穴 3～5 分钟，再施灸，则效果更好、更稳定。

附记：临床屡用，多有较好的治疗效果。若能配合药物和心理治疗，则治疗效果更佳。

配穴方三　肾俞、关元俞、志室、下腹正中线。

灸法：①用艾条温和（或回旋）灸，在上述穴位上每次灸 30 分钟（下腹正中线用回旋灸）。每日灸 1 次，7 次为 1 个疗程，每疗程间休息 3 日再行下一个疗程。②用艾炷隔姜（或隔附子饼）灸，每次取 2～4 穴，各灸 5～7 壮，每日或隔日灸 1 次，10 次为 1 个疗程。③用艾火针衬垫灸，将衬垫布覆盖在穴位上，用艾条点燃按灸 3～5 次，以局部皮肤温热红润为度。每日或隔日灸 1 次，7 次为 1 个疗程，每疗程间休息 3 日。

男性不育

男性不育中医学称为无嗣，是指处于生育年龄的夫妇未采用任何避孕措施生活 1 年以上，由于男方原因造成女方不孕的疾病。临床所见，以性功能障碍和精液异常所致的男性不育症最多见。

【病因】　致因复杂，概括有三：一是先天性生殖器官发育不良；二是后天器官病变者（如外伤所致等）；三是性功能障碍和精液异常等。这里仅指后者。多因禀赋不足或精气虚冷，或精少、精液不液化或不射精等所致。

【疗法】

配穴方一　第一组主穴：太溪、三阴交、关元、肾俞、复溜。第二组主穴：照海、阴陵泉、气海、志室、地机。配穴：如伴失眠者，加百会、内关；脾胃虚弱者，加足三里；阳痿者，加次髎、命门。

灸法：用针灸法，采用提插和捻转手法，得气后留针 15～20 分钟加艾灸。针刺关元、气海穴时，一定要使针感放射到前阴部，有胀、热、阴茎勃起感为佳。

以上穴位隔日轮流交替使用，10 日为 1 个疗程，2 个疗程之间休息 1 周。

配穴方二　主穴：关元、中极、肾俞、三阴交。配穴：阴虚火旺者，加太溪、照海、神门；湿热下注者，加次髎、会阴（或曲骨）、阴陵泉、丰隆。

灸法：用针灸法，刺关元、中极、曲骨时，针尖向下斜刺 1.5～2 寸，采用捻转手法，使针感向下传导至阴茎或会阴部为止。针肾俞、三阴交时，要求局部有酸胀或麻热感；针次髎与会阴时，要求会阴部产生较强针感。出针后加用艾条温和灸各 5～15 分钟。隔日治疗 1 次，10 次为 1 个疗程。经复查尚未正常者休息 1 周后继续治疗。

主治：精液不液化。

配穴方三　①三阴交（双侧）、关元、中极、曲骨；②会阴、会阳、次髎（双侧）、肾俞（双侧）。

灸法：用电针加灸法，第 1 日用 3 寸不锈钢针刺关元、中极、曲骨穴，进针 2.5 寸，以向下传导酸麻胀感为度（曲骨应传导至阴茎，均应慎用）；然后再刺三阴交（双侧），进针 2 寸，以酸麻胀感为度，留针 20 分钟，接电疗器。第 2 日改用 2 寸不锈钢针，刺会阴穴，进针 1 寸，然后取膝胸卧位，刺会阳、次髎、肾俞等穴，进针 1 寸，接电疗器，通电留针 20 分钟。另加艾灸上述穴位。2 日为 1 个疗程，休息 1 日再行第 2 个疗程。

主治：不射精。

配穴方四　主穴：关元、中极、命门、肾俞。配穴：精子活力减弱、畸形者，加足三里、三阴交、太溪；计数减少者，加蠡沟、次髎；精液不液化者，加三阴交、气海、太溪；前列腺炎者，加会阴、次髎。

灸法：用针后加灸法，刺关元、中枢、气海时，要求针尖向下斜刺 1.5～2 寸，然后采用捻转补法，使针感向下传导至阴茎或会阴部为止；刺腰骶及其他部位诸穴，要求局部出现温热感或酸胀感，留针 30 分钟，针后加灸关元、命门、肾俞、足三里，以局部皮肤充血潮红为度。隔日治疗 1 次，20 次为 1 个疗程。

每疗程后复查精液常规等，若未转为正常，休息 1 周后继续治疗。

主治：男性不育。

配穴方五　第一组：大赫、曲骨、三阴交、关元、中极、水道（或归来）。第二组：八髎（上髎、次髎、中髎、下髎）、肾俞、命门、志室。

灸法：用针后隔姜灸，上列两组穴位隔日交替使用。先针刺，行补法，宜轻刺激，后用隔姜灸，各灸 3 壮为度。每日治疗 1 次。

主治：精子减少症。

附记：此法有温肾壮阳、益振元气之功。

睾丸炎

睾丸炎是由各种感染性或非感染性因素引起的睾丸炎症性疾病。

【病因】　多因湿热毒邪侵入睾丸而发；或由尿道炎症累及者为最多。

【症状】　睾丸肿大，疼痛，肿甚如拳，疼痛可沿精索向腹下部放散。多一侧患病，两侧均患者甚少。急性多伴有恶寒发热，头痛；慢性则痛剧，经久不消。

【疗法】

配穴方一　阳池。

灸法：用艾炷无瘢痕灸，取艾绒捻成如绿豆大的艾炷备用。先在阳池穴的表面涂凡士林，上置艾炷，点燃灸治。每次灸 3 壮，每日灸 1 次，连灸 1 周。

主治：急性睾丸炎。

附记：灸疱注意保护，防止感染。灸治时不需任何药物，高热者可以补液。

配穴方二　取足拇趾罗纹正中处。

灸法：用艾炷无瘢痕灸，凡左侧睾丸肿大者，先取左足拇趾罗纹正中处，艾灸 3 壮（仰卧位、足趾向上），后取右侧（穴位同左侧一样）。凡右侧睾丸肿大，穴取同上，唯补泻相反。凡双侧睾丸肿大，穴取同上，行补手法。每日灸 1 次。

主治：睾丸肿大（炎症性肿胀或伴鞘膜积液）。

配穴方三　小肠俞（双侧）、关元、中极、三阴交（双侧）、复溜（双侧）、大敦（双侧）。

灸法：①用艾炷隔姜灸，根据辨证每次取 3～5 穴，各灸 3～4 壮，每日灸 1 次，7 次为 1 个疗程。②用艾炷无瘢痕灸，每次取 3～5 穴，各灸 3～5 壮，隔日灸 1 次，7 次为 1 个疗程。③用艾条雀啄灸，每次取 3～5 穴，各灸 10～15 分钟，每日灸 1 次，10 次为 1 个疗程。

主治：急、慢性睾丸炎。兼治尿浊、尿赤、遗尿、尿闭等证。

其他男科疾病

配穴方一　中极、关元、气海、次髎、三阴交、阴陵泉、太溪、脾俞、肾俞、膀胱俞。

灸法：用艾炷隔姜灸中极、关元、气海3穴，每穴灸3～5壮；其余诸穴均行艾条温和灸或艾炷无瘢痕灸，每穴2～3分钟或1壮。每日或隔日1次。

主治：前列腺增生症。

附记：临床屡用，坚持施灸，均有一定效果。若能配合药物治疗，可提高疗效。同时应忌食辛辣，戒除烟酒。

配穴方二　次髎、三阴交、太冲。

灸法：以上穴位均可用艾条温和灸或艾炷无瘢痕灸，每穴3～5分钟或1壮。每日1次。必要时灸后用三棱针点刺太冲穴及会阴穴出血，挤出血液3～5滴。

主治：阴茎异常勃起（阳强）。

附记：屡用有效。灸治后对阴茎及其周围可做冷敷处理。

五、骨伤科病症

落　枕

落枕又名失枕。本病无论男女老幼皆可发生，是临床常见多发病。

【病因】 多因体质虚弱，劳累过度，睡眠时头颈部位置不当或枕头高低不适或太硬，使颈部肌肉（如胸锁乳突肌、斜方肌、肩胛提肌等）过长时间维持在过度伸展位或紧张状态，引起颈部肌肉静力性损伤或痉挛；或因起居不当，严冬受寒，夏日受凉，受风寒湿邪侵袭，使肌肉气血凝滞，经脉瘀阻；或因患者事先无准备，致使颈部突然扭转；或肩扛重物颈部肌肉扭伤或引起痉挛等所致。

【症状】 颈项强直、酸胀、转动失灵，强转则痛剧。轻者可自行痊愈，严重者可延至数周。

【疗法】

配穴方一　主穴：阿是穴、悬钟、天柱。配穴：肩痛者，加肩髃；背痛者，加大杼、肩外俞；风寒侵袭者，加大椎、合谷。

灸法：①用艾条回旋灸，每次取3～5穴（常选局部或邻近腧穴），各灸20～30分钟，每日灸1～2次，中病即止；②用艾炷隔姜灸，每次取3～4穴，各灸7～10壮，每日灸1次，中病即止；③用温灸器灸，取颈、肩部穴位（如天柱、大椎、肩髃、肩外俞），每次灸 20～30 分钟，每日灸 1～2 次，中病即止。

附记：一般 1～3 次即愈。

配穴方二　阿是穴（痛处）、大椎、肩井、落枕穴。

灸法：①用艾条温和（或回旋）灸，在上述穴位各灸 10～15 分钟，每日灸 1～2 次，中病即止；②用艾炷隔姜灸，在上述穴位各灸 3～5 壮，每日灸 1 次，中病即止；③用温灸盒灸，在阿是穴、大椎穴各灸20～30 分钟，每日灸1～2次，中病即止。

附记：上法任用一法灸治，若配合推拿手法效果更好。即先捏筋通关，再按摩患部，然后术者（以颈右歪为例）站在患者背后，面向患者，左手握住患者下颌骨，右手握头部，先轻摇晃数下，以消除患者恐惧状态，再突然两手相反用力，使头颈项猛向左转一下（不可过度），听到“咯哒”声即效。据临床观察，两法并用比单一疗法为优。

颈椎病

颈椎病又称颈椎综合征，是指颈椎骨关节、韧带或颈椎间盘的退行性变，导致颈神经根、颈部脊髓、椎动脉及交感神经受到压迫或刺激而引起的综合征。本病好发于 40 岁以上成年人，无论男女皆可发生，是临床常见多发病。

【病因】 多因身体虚弱，肾虚精亏，气血不足；或气滞、痰浊、血瘀等病理产物积累，而致经络瘀滞，风寒湿邪外袭，痹阻于太阳经脉，经隧不通，筋骨不利而发病。

【症状】 头颈、肩臂麻木疼痛，重者肢体酸软乏力，甚则大小便失禁、瘫痪。若病变累及椎动脉及交感神经时，则可出现头晕、心慌等症。

【疗法】

配穴方一　主穴：阿是穴（压痛点）、风池、肩井、天柱、大杼、膈俞、肾俞、大椎、曲池、列缺、合谷、后溪。配穴：经脉闭阻者，加颈椎夹脊穴、昆仑；气滞血瘀者，加血海、三阴交；肝肾不足者，加颈椎夹脊穴、完骨、太溪、太冲、三阴交。

灸法：①用艾条温和灸，每次取 3～5 穴（以局部及上肢穴为主），各灸 15～20 分钟，每日灸 1 次，10 次为 1 个疗程。②用温针灸，每次取 3～5 穴，各灸 3 壮（或 10～15 分钟），每日灸 1 次，10 次为 1 个疗程。③用艾炷隔活络丹灸，每次取 3～5 穴，将大活络丹切成薄片，贴在穴位上，上置艾炷施灸，各灸 5～7 壮，每日灸 1 次，10 次为 1 个疗程。

附记：多年使用，坚持治疗，多可取得较好的疗效。若配合先按摩，再艾灸，则效果更佳。灸治时和灸治结束后，配服颈椎病药酒，可提高和巩固疗效。

配穴方二　阿是穴（压痛点）、颈椎夹脊穴、大椎、肩井、风池、肩贞、合谷、足三里。

灸法：用艾炷隔姜灸，在所选穴位上各灸10～15壮，其中颈椎夹脊穴用艾条温和灸，灸至皮肤灼热潮红为度。每日或隔日1次，15次为1个疗程。

附记：坚持施灸，多可取得较好疗效。配合先按摩后艾灸，效果更佳。

配穴方三　风池、天柱、肩井、外关、大椎、肩髃、阳陵泉、天宗。

灸法：风池、天柱2穴行艾条灸，每穴灸3～5分钟，肩井、大椎2穴行隔姜灸，每穴灸3～5壮，其余诸穴行温和灸或无瘢痕灸，每穴灸2～3分钟或1壮。每日或隔日1次。

附记：临证中应配合按摩、药酒和药物治疗，可提高治疗效果。

软组织损伤

软组织损伤属中医学伤筋范畴，是指除骨骼以外的组织损伤，包括筋膜、肌腱、韧带、脂肪垫、皮下组织、肌肉、关节囊及关节软骨等部位损伤，是临床常见外伤病。

【病因】 多因碰撞、挤压、跌打、牵拉或扭曲、闪挫等所致。日久或加上风寒湿邪之侵袭而加重病情。

【症状】 局部肿胀、疼痛，关节活动障碍和损伤部位有压痛等。

【疗法】

配穴方一　取阿是穴（患部）。

灸法：用小纱布一小块将棉花（适量）包裹成球形，用普通血管钳（或一般钳子）夹紧，充分浸取乙醇，点着火（为避免烧伤皮肤，可将圆形纱布条对着地面轻甩几下，去掉多余的乙醇），然后对准所需灸烤的患部（阿是穴）快速轻轻敲打，使少许乙醇在患部燃烧，并用另一手掌快速拍打着火部位，压灭皮肤上的乙醇火焰，如此反复多次，并上下移动纱布，使患者感到熨热、舒适，局部皮肤出现红润为止。隔日治疗1次，中病即止。

主治：风寒湿邪引起的关节疼痛、肌肉酸痛、麻木、瘫软及腰背四肢关节扭伤和软组织损伤等。

附记：此法有温通气血、舒筋活络的作用，故用之多收良效。注意：①棉条浸取乙醇不宜过多。施灸时医者双手配合协调，避免烧伤患者皮肤和衣物。头面部及毛发丛生处不宜使用本疗法。②对于感觉麻痹患者，施灸不宜过量，以防烫伤。③外感热证及阴虚患者忌用。

配穴方二　随扭伤部位取穴，例如颈部取风池、天柱、后溪、悬钟；肩部取肩髎、肩髃、肩贞、臑会、条口、阳陵泉；肘部取天井、曲池、小海；腕部取外关、液门、阳溪、阳池；腰部取肾俞、腰阳关、后溪；髋部取环跳、秩边、承扶；膝部取膝阳关、膝眼、梁丘、阴陵泉、足三里；踝部取解溪、昆仑、丘墟。

灸法：①用艾炷无瘢痕灸，选扭伤局部穴位，各灸 3～5 壮，新伤重灸阿是穴，每日灸 1 次；②用艾炷隔姜灸，选扭伤局部穴位，各灸 3～5 壮，每日灸 1 或 2 次，或在姜片上再置预制的硫黄灸料，用艾炷灸至局部灼热时压灭未燃尽的艾炷，每日灸 1 次；③用艾条温和灸，选扭伤局部穴位，各灸 5～10 分钟，阿是穴灸 20～30 分钟，每日灸 1～2 次；④用雷火神针灸，闪挫肿痛，选局部穴位，各按灸 5～7 次，每日灸 1 次，中病即止。

主治：扭伤（急慢性软组织损伤）。

附记：急性扭伤，24 小时内应用冷敷以加强止血作用，24 小时后用热敷及艾灸以活血化瘀，通络止痛。若韧带断裂，则应由外科处理。

腰扭伤

腰扭伤是临床常见多发病。

【病因】　多因姿势不正确或用力过度，或突然活动扭腰，用力失衡而致肌肉损伤；或跌仆闪挫等而致气滞瘀阻，经脉失畅，不通则痛，故发生腰痛；或因职业使然，长期弯腰工作而致腰肌劳损。

【症状】　腰部剧痛，甚则倒下不能翻身。多持续疼痛，活动则加剧，静则稍减。中医学认为，痛无定处，窜痛者以气滞为主；痛有定处、刺如刀割，以气血瘀阻为主。若腰痛迁延反复，经久不愈，又可诱发他症。

【疗法】

配穴方一　取阿是穴（压痛点）。

灸法：用指针加隔姜灸。按掐痛点：先在痛区找到明显压痛点，即用右手拇指指腹按压于痛点上，拇指指腹与被压部位成 45°～90°，按时由轻渐重，达到患部感到酸胀即为得气。得气后持续 1～2 分钟，将指缓缓放松，反复 5～7 次。然后用拇指指尖施以掐法，操作渐渐施劲，由轻到重，切勿突然用力，以防损伤皮肤。得气后再持续 0.5～1 分钟，指力逐渐减轻。并配合指揉法，以缓解掐后所出现的不适感。

按掐痛点后，即用艾炷隔姜灸：取铜钱厚的生姜片一片，中心穿刺多孔，置于痛点上，再取黄豆大小的艾炷，放在姜片上点燃施灸，若姜片烤干皱缩，可更换姜片，一般灸4～6壮即可。务使温热透入皮肤，局部出现潮红为度。灸毕去掉姜片，用手掌或大小鱼际，在痛点处以缓和的手法回旋揉动片刻，患者即可下床活动。

主治：急性腰扭伤。

配穴方二　肾俞、大肠俞、志室、腰眼。

灸法：用微波针灸法，患者取俯卧位，每次选1～3个穴，直刺，行捻转提插手法，得气后将DBJ-Ⅰ型微波针灸仪输出天线套在主穴针柄上，打开开关，调节各路微波输出功率，以患者穴位局部出现温热酸胀或轻微刺痛感为宜，每次15～20分钟，治疗后穴位局部出现红斑属正常现象。每日治疗1次，10～12次为1个疗程。急性患者一般1～2次即愈。

配穴方三　一般选取1～4穴（局部取穴、痛点取穴）。

灸法：用叩刺、贴敷艾灸法，穴位经常规消毒后，先用梅花针叩刺，至轻度充血或用手按摩穴位至轻度充血止，再穴位贴敷：取丁桂散（丁香、肉桂各等份，共研细末，备用）约0.5g，放在穴位上，然后用一小块胶布贴紧，使丁桂散固定在穴位上，然后取艾条1支点燃，在贴药穴上灸2～3分钟，也可达5分钟，至有温热感止，2～3日换胶布1次。

主治：急性腰扭伤。

肱骨外上髁炎

肱骨外上髁炎又称网球肘。本病多见于网球、乒乓球运动员和钳工、木工、泥瓦工等特殊工种人员。

【病因】　多因长时间反复地屈伸腕关节和前臂旋前、旋后活动过度所致。此系筋膜劳损、血不养筋之故。

【症状】　肘关节外侧部疼痛，手臂无力，前臂与腕提举及旋转活动不利。如做提拿热水瓶、扭毛巾等动作时，均感肘部疼痛、乏力。静息时多无此症状。

【疗法】

配穴方一　主穴：曲池、肘髎、手三里、阿是穴。配穴：肘内侧疼痛者，加少海；肘尖疼痛者，加天井；气血虚弱者，加脾俞、足三里、三阴交。

灸法：①用艾条温和灸，根据辨证每次取4～5穴，以艾条悬之温和灸，各灸20分钟，以局部发热为度，每日灸1次，10次为1个疗程；②用温针灸，每次取3～5穴，施用常规温针灸法，各灸20～30分钟，每日治疗1次，10次为1个疗程；③用艾炷隔姜灸，每次取3～4穴，将姜片贴在穴位上，再取适当大小的艾炷置姜片上，点燃施灸，各灸5～7壮，每日或隔日灸1次，7次为1个疗程。

附记：注意在治疗期间尽量减少肘部活动。

配穴方二　曲池、手三里及曲池穴后上方、前下方各1寸处。

灸法：用温针灸，患者正坐伏案、屈肘，前臂内收。用28号1.5寸毫针，曲池、手三里穴直刺，曲池的后上方、前下方1寸处各下一针，向肱骨外上髁方向斜刺。进针后行捻转提插手法，得气后平补平泻，然后剪艾条1.5cm长置于曲池、手三里两穴的针柄上，每针灸2壮，留针20分钟；起针后再在肱骨外上髁、环状韧带、肱桡关节间隙部位摸准压痛点，局部涂凡士林少许，将细艾绒搓成直径1.5cm、高1.5cm的圆锥形艾炷，置于其上灸之，每次5壮，至局部皮肤潮红为度。每日治疗1次，6～7日为1个疗程，每疗程间休息3～5日。

附记：治疗一般为1～2个疗程。

足跟痛

足跟痛是指以足跟底部疼痛为主要表现的病症，以中老年人为多见。

【病因】　多因体质虚弱或年老肾虚、筋骨失养；或劳损过度，气滞血瘀；或复受风寒湿邪、痹阻经络所致。

【症状】　足跟痛，痛有轻重，轻者在走路或久站后才出现疼痛；重者足跟肿胀，不能站立或行走，不负重时亦有持续酸胀或针刺及灼热样疼痛，疼痛甚则涉及小腿后侧。

【疗法】

配穴方一　第一组主穴：阿是穴（痛点）、太溪、仆参、申脉。第二组主穴：水泉、照海、昆仑、解溪。配穴：肝肾亏虚者，加太冲、涌泉；气血亏虚者，加足三里、三阴交、复溜；寒湿凝滞者，加阴陵泉、血海。

灸法：①用艾条温和灸，每次取3～5穴，各灸10～20分钟，每日灸1次，10次为1个疗程；②用艾炷隔姜灸，每次取3～5穴，各灸3～7壮，每日灸1次，10次为1个疗程；③用温针灸，每次取3～5穴，各灸3壮（或10～15分钟），每日治疗1次，10次为1个疗程。上述两组穴位交替使用。

附记：屡用效佳，一般1～2个疗程即可见效或痊愈。若配合药物外敷患处，则效果更佳。

配穴方二　风市、阴陵泉、三阴交、太溪、昆仑。必要时配以阿是穴（压痛点）。

灸法：用针灸法，嘱患者仰卧，穴位常规消毒后，以28～30号1～2.5寸毫针直刺以上穴位，进针深度为1～1.5寸，行补法后加灸。留针20～30分钟，隔5～10分钟运针1次，每日治疗1次，2周为1个疗程。

肩关节周围炎

肩关节周围炎简称肩周炎，又名肩凝症，古称漏肩风、五十肩，是临床常见多发病，尤以50岁左右的中老年人为多。

【病因】 多因露肩贪凉，风寒湿邪乘虚侵入，郁滞关节所致；或因肩外伤，慢性劳损，使肩部气血瘀滞，复受风寒湿邪而起。

【症状】 肩关节酸痛，活动则痛剧，尤以夜间为甚，并有凉、僵感，甚则功能障碍，活动受限。

【疗法】

配穴方一 患侧肩髃、肩贞、臂臑、合谷、外关、中渚。

灸法：用针刺加隔姜灸，每次取3～4穴，先用毫针强刺激，使其得气，不留针。针刺后，取厚约0.3cm的新鲜姜片一块，用针在姜片上穿刺数孔，置艾炷于穴位上，点燃施灸。如患部灼热，可将姜片提起，稍后再灸，直至局部皮肤潮红湿润为止。一般每次每穴灸3～5壮，对病程较长、疼痛较甚者，可增加到10壮。每日治疗1次，10次为1个疗程。治疗1个疗程后休息2日继续治疗。

配穴方二 主穴：肩三针（肩髃、肩前、肩后）、天宗、肩中俞。配穴：臂臑、肩外俞、肩井、曲池、阿是穴。均在患侧取穴。

灸法：用温针灸，选主穴为主，适当加用配穴。每次取4～6穴，针刺得气后，施以平补、平泻针法，然后留针不动，将艾段套在针柄上，艾段长约2cm，直径1～2cm，在艾段下端点燃施灸，每灸一段为1壮，每穴每次灸2～3壮，每日或隔日治疗1次，10次为1个疗程。每疗程间休息3～5日再行下一个疗程。

颞下颌关节紊乱综合征

颞下颌关节功能紊乱综合征是指咀嚼肌平衡失调，颞下颌关节各组织结构运动失常而引起的疼痛、张口受限、发生弹响的综合征。本病好发于青壮年，以单侧较多见。是口腔面颊部的常见多发病。

【病因】 本病的发生与肝肾亏虚、风寒侵袭有关。肝主筋，肾主骨，肝肾不足，则筋骨弛软，而失其约束之力，复又风寒侵袭，留于经络，阻遏气血，而致筋络失养，拘急为痛，故诸症丛生。

【症状】 开口运动异常，开口与咀嚼运动关节区或关节周围肌群出现疼痛，有明显压痛，关节运动时发生弹响或杂音。

【疗法】

配穴方一　取阿是穴（患部）。

灸法：用艾条温和（或回旋）灸，取艾条1支，点燃一端，在病侧局部（即阿是穴）巡回或固定熏灸，距离以能耐受温热为度。4～5分钟即感到局部舒适，关节处疼痛缓解。每日灸1～2次，中病即止。

附记：一般1～4次见效，无效再灸治几次即效。

配穴方二　患侧颊车、下关、阿是穴（患部）。

灸法：用艾条温和（或雀啄）灸，在上述穴位先按摩，指压各3分钟，再取艾条点燃，行温和灸或雀啄灸，各灸10～15分钟。每日灸1～2次，中病即止。

配穴方三　下关、颊车、合谷、足三里、内庭。

灸法：下关、颊车2穴行隔姜灸，每穴灸3～5壮；其他诸穴均行温和灸或艾炷无瘢痕灸。每穴灸2～3分钟或1壮。每日或隔日1次。

附记：先按摩手法复位，再依法灸之，每获良效。

梨状肌综合征

梨状肌综合征是指由梨状肌的急、慢性损伤刺激和压迫周围血管神经而引起下肢疼痛的症状。

【病因】　多有下肢扭伤史。多因下肢过分外展、外旋及由蹲位直立时，动作不当会使梨状肌拉长或过牵而损伤，加之局部感受风、寒、湿之邪痹阻经络所致。

【症状】　臀部及大腿后部疼痛酸胀感，自觉患肢变短，走路跛行，重者痛如刀割，彻夜难眠。梨状肌位置上可触及条索状物，伴有压痛。

【疗法】

配穴方一　第一组：一般病例均选用秩边穴，放射症状明显者加选足三里穴。第二组：环跳、阳陵泉、患侧腰骶及下肢。

灸法：用艾炷无瘢痕灸，用肉桂、干姜、丁香、独活、细辛、白芷、苍术、雄黄、硝石、艾绒、麝香各适量，先取陈艾叶晒干，碎成灰存绒，雄黄、硝石入乳钵内研均匀，加入药末及麝香少许，混合均匀，装瓶密封备用。每次取第一组穴，一般可各灸3～5壮，以灸至局部皮肤温热而不起疱为度。每日或隔日灸1次，中病即止。同时配合取第2组穴做局部按摩和穴位弹拨。

局部按摩：患者正坐方凳上，双手俯靠在桌边。术者聚神至双手掌部以掌根及大小鱼际在患者痛侧臀部及骶部施行按摩手法，由内向外，由上到下，由轻到重约 5 分钟，使患部臀、腿得气松弛发热。

穴位弹拨：术者以拇指尖在患侧环跳穴位弹拨，小腿后外方得气有发胀、发热感觉为止。拨委中，患者屈膝 90°。术者面向患者，一手扶患者小腿，另一手从侧方环握膝上方，用中指尖在膝部委中穴位处，由内向外侧方用力横拨（左侧用右手拨动，右侧用左手拨动）。拨动时，应觉有条索状筋络从指尖滑过，患者应觉有麻酸弹跳感引至足第 2、3 趾间。弹阳陵泉，术者用中指压紧腓骨小头的后方，指尖用力向阳陵泉穴位横向弹拨，此时应有筋络从指下滑过，动作准确则患者第 5 趾趾尖有麻酸发胀感觉。

主治：梨状肌损伤。

配穴方二　环跳、秩边、足三里、次髎、风市、阳关、阳陵泉。

灸法：①用艾条温和灸，在上述穴位（均取患侧）各灸 10～30 分钟，每日灸 1 次，10 次为 1 个疗程。②用艾炷隔姜灸，每次取双侧 3～4 穴，各灸 5～7 壮，每日或隔日灸 1 次，10 次为 1 个疗程。③用艾炷瘢痕（化脓）灸，在患侧秩边、足三里穴各灸 3～5 壮，按灸疮保护。若未愈，1 个月后再灸 1 次。上法在灸治前，若先行指压、按摩等方法，有利于提高治疗效果。

六、外科病症

膝关节创伤性滑膜炎

膝关节创伤性滑膜炎中医将其归为“痹证”，是指人体正气不足，风、寒、湿、热等邪气乘虚而入，滞留筋脉、关节等部位，导致气血痹阻不通、不通则痛的一种疾病。

【病因】

外感邪气：风寒湿邪侵袭，如长期处于寒冷、潮湿的环境。风湿热邪侵袭如外感风湿热邪或风寒湿邪日久化热，均可导致风湿热痹。

跌仆损伤：气血瘀滞于关节局部，经络不通，可导致关节疼痛、肿胀，活动受限。

慢性劳损：长期过度使用膝关节使滑膜受到反复刺激和损伤，导致气血运行不畅，经络痹阻，也可引发膝关节创伤性滑膜炎。

体质因素：肥胖之人，体内湿气较重，湿气下注于关节，容易导致关节气血运行不畅。

【症状】

急性期症状：关节疼痛、关节肿胀、活动受限、部分患者可出现关节周围皮肤青紫瘀斑，浮髌试验阳性。若伴有感染，还可出现发热、恶寒等全身症状。

慢性期症状：关节肿胀、胀满不适，多为隐痛、胀痛或酸痛，时轻时重，劳累后加重，休息后减轻。

【疗法】

配穴方一　内膝眼、犊鼻、阳陵泉。

灸法：用艾条温和（或雀啄）灸，重点灸双侧膝眼各10分钟左右，灸至局部皮肤灼热潮红为度，其他穴位各灸5～10分钟，每日灸1次。

配穴方二　内膝眼（双侧）、犊鼻（双侧）、阿是穴（患部）。

灸法：①用药条雀啄灸，取川红花15g，川牛膝、苍术各9g，共研细末，与艾绒250g和匀，按法制成药物艾条，备用。每取1支药条，点燃一端，各灸15～30分钟，每日1次，病愈即止。②用艾炷隔姜灸，各灸3～5壮，每日1次，病愈即止。

腱鞘囊肿

腱鞘囊肿中医学称为腕结筋、筋聚等。临床上以腕关节背侧发病者多见。

【病因】　多因劳损或伤后，气血阻滞，血不养筋，夹痰瘀聚结而成。现代医学认为，本病是由滑液由关节囊或腱鞘内向外渗出，使腱鞘囊肿由小而大；或由关节囊或腱鞘自然向外膨出而形成的疝状物；或是结缔组织内局部胶样变性等因素所致。

【症状】　腱鞘囊肿是一种发展缓慢的小肿块，呈圆形或椭圆形，高出皮面，初起质软，触诊有轻微波动感，日久纤维化后则可变为较小而硬，按之有酸胀感或自觉无力感。发于腘窝者直膝时呈鸡蛋大，屈膝时则在深处，不易摸清楚。有部分腱鞘囊肿可自消，但时间较长。

【疗法】

配穴方一　阿是穴（囊肿处）。

灸法：用针刺加隔姜灸法，先将囊肿部位常规消毒后，继用不锈钢针呈三角形扎进囊肿内，施以强刺激手法，然后在囊肿上盖上一片生姜，再用艾炷在姜上点燃施灸，每次治疗20～30分钟，拔针后将囊肿向四周挤压，使内容物溢出囊外，最后将患处包扎，每日或隔日治疗1次。

配穴方二　阿是穴（囊肿处）。

灸法：用火针灸，术者右手持血管钳夹住三棱针，左手拇、示指挤住囊肿，将内容物推至一边，避开血管，使囊肿突起，将三棱针在酒精灯上烧红，对准囊肿迅速刺入深部，快刺快出针。两手持干棉球在针孔周围挤压，放出黏液，挤压干净。用酒精棉球擦干消毒后再用无菌棉球压迫包扎。3 日内不要沾水，3 日后取下敷料即愈。

附记：注意在治疗时，将针烧红，迅速刺入，则不感觉疼痛；若不烧红刺入，疼痛难忍。要深刺到囊肿基底部，较大的囊肿浅刺表皮，虽然挤出黏液，但可能复发。同时也不可过深，避免刺伤骨膜和血管。囊肿如在深部，不宜用火针治疗，以免刺不到囊肿，达不到治疗目的。过小的囊肿可用毫针治疗，亦可待长得稍大后再用火针治疗。

疖　肿

疖肿是一种发生在皮肤浅表的急性化脓性疾病。随处可生，一般又分有脓头者称毛囊疖，无脓头者称汗腺疖，发生于夏秋之间的又称暑疖或称热疖。反复发作、日久不愈的称多发性疖肿或因处理不当，又形成蝼蛄疖。凡此种种，概以“疖肿”称之。本病好发于头面、后项等处。无论男女老幼皆可罹患，尤以小儿多见。

【病因】 多因内郁湿火，外感风邪，蕴遏皮肤所致；或因炎热暴晒，感受暑湿热毒而起；或因痱子被抓破感染而发。

【症状】 疖肿 1 枚或数枚，红肿热痛，肿势高凸，甚或伴有表证或全身症状；或疖肿此愈彼起，缠绵不愈，反复发作。

【疗法】

配穴方一　主穴：灵台、身柱、合谷、外关、阿是穴。配穴：大热者，加大椎、曲池；便秘溲赤者，加支沟、天枢；头痛甚者，加太阳。

灸法：①用艾炷隔蒜灸，将蒜片平放于局部阿是穴（患处），上置艾炷（中、小号）点燃施灸，连灸 7～10 壮，每日灸 1～2 次，中病即止。②用艾条温和灸，根据辨证，每次取 2～3 穴及局部阿是穴（患处），各灸 10～15 分钟，每日灸 1～2 次，中病即止。

主治：疖肿。

附记：疖肿初起，局部忌挤压、针挑、拔罐。如已成脓，应予外科处理。

配穴方二　取疖肿穴（用一条线经过印堂穴量头部一圈的长度，将线对折，再以折头对准廉泉穴，两线分开绕颈后，绕尾尽处在脊椎的交点即是）。

灸法：用灯草灸，取灯心草 1 根，一端蘸上香油或菜籽油，点燃后迅速对准已标定的疖肿穴灼灸一下，当火苗接触到皮肤时，即发出清脆的“喳”的响声为灼灸成功。如无响声，可点燃再灼灸一下。灸后一般在 7 日内脓水自然流尽而愈。否则，可于原处再灸 1 次。

主治：蝼蛄疖（俗称蟮拱头）。

附记：用此法治疗，屡获良效，多数 1 次即愈，一般不超过 3 次。

配穴方三　取阿是穴（患处）。

灸法：用艾条温和灸，若疮面有脓性分泌物，先用盐水棉球清洗干净，然后根据生疮部位，将患肢平放于床上或桌上，取艾条一支点燃，对准疮面，距离约 3cm，以患部有温热感、能忍受为宜。先灸疮的正中，后逐渐向外温和灸之，以灸至不痛时、疮面干燥红润为度。每次灸后，将艾条上烧透而未脱落的艾灰敲落于干净纸上，冷却后，视疮面大小撒于疮面上，然后用消毒纱布（块）覆盖。每日灸 1 次，灸至疮面结痂为止。

主治：疖肿。

疔　疮

疔疮病发急骤，病势险恶，故前人有“朝发夕死，随发随死”之说。随处可生，但好发于头面和手足部。

【病因】 致因虽多，概之有三：食毒、脏腑积毒、邪毒。三因为患，每多兼夹；原因虽多，总以火毒蕴结为患。

【症状】 初起一粟，状如小疱，其色不一，或黄，或白，或紫。根脚（盘）硬肿，痒痛非常。初起多伴有寒热交作，甚则疔疮走黄，继则溃烂化脓。又因病发部位不同，疮色各异，故命名亦不同。

【疗法】

配穴方一　主穴：身柱、灵台、合谷、阿是穴。配穴：脏腑郁热，火毒结紧者，加足三里、阳陵泉；感受火热疫毒，结聚肌肤者，加大椎、曲池、商阳。

灸法：①用艾炷隔蒜（或隔姜）灸，将蒜片（或姜片）放在患处，上置艾炷，点燃施灸 3～10 壮，每日灸 1 次；②用艾条温和灸或香烟灸，将点燃的艾条或香烟对准初起的疔疮灸 10～15 分钟，热度以患者能耐受为度，每日灸 1 次，中病即止；③用灯草灸，颜面疔疮可在耳后肿大的淋巴结上或瘛脉穴灼灸一下，5 日重复灼灸一下；④用刺血熏灸，化脓性甲沟炎：局部清洁排脓后，无脓者先在红肿疼痛处用三棱针点刺放血，嵌甲者剪除嵌入肉内的指（趾）甲，然后取艾绒 60g 放入熏灸器内，点燃以烟对准患处熏灸，每次灸 20～30 分钟，每日灸 1

次，至愈为止。

附记：灸法有消散止痛作用。仅可作为辅助治疗，在灸治的同时，还需配合其他有效的疗法，以提高疗效。在治疗中禁服发散药物，忌食辛、辣、荤腥、发物，禁挤压。

配穴方二　取阿是穴（患处）。

灸法：用艾条熏灸，病灶部已化脓者用生理盐水清洗患处，用三棱针点刺放出脓液，并取脓液少许做细菌培养加药敏试验。嵌甲者剪去部分指（趾）甲，肉芽增生用三棱针点刺破坏肉芽组织。因致病菌引起感染者用生理盐水清洗创面后，病灶局部根据药敏试验选用敏感抗菌药物涂于病灶处，然后用艾熏灸，艾熏后以消毒敷料包扎患指（趾）。每日灸 1 次，10 次为 1 个疗程。

主治：化脓性甲沟炎。

急性淋巴管炎

急性淋巴管炎是由溶血性链球菌从破损皮肤或其他感染病灶蔓延到邻近淋巴管所致的感染。在临床上较为多见。

【病因】 常继发创伤后感染（以葡萄球菌及链球菌居多）所致。

【症状】 局部皮肤有红丝状突起，局部发热，触之硬韧而有压痛感，故又称为红丝疔。

【疗法】

配穴方一　曲池、合谷、梁丘、三阴交、局部阿是穴。

灸法：①用艾条温和灸，从红丝的头向根部缓慢移动熏灸 15～20 分钟，然后每穴再灸 5 分钟，每日灸 1 次。②用灯草灸，用灯心草蘸麻油点燃，在红丝尽头爆灼一下，可出现红丝慢慢缩短，然后再在红丝缩短处的头上爆灼一下，经过几次爆灼，红丝可缩短至根部，最后在开始爆灼处再灼灸一下。

附记：灸法有明显的消炎止痛作用。轻症单用本疗法即可治愈；重症可配合其他疗法，或以外科治疗为主，配合灸疗。

配穴方二　主穴：大椎、阿是穴（患处）。配穴：上肢炎症，加曲池、孔最、合谷；下肢炎症，加血海、阴陵泉。

灸法：①用艾条温和灸，每次取主穴各灸 15～20 分钟，其中灸患处应以红丝的头向根部缓慢移动熏灸。每日灸 1 次，中病即止。②用灯火灼灸，灸患处，灸法同上方②法。

上法灸治同时，可随证取配穴 1～2 穴用三棱针点刺放血少许。

乳腺炎

乳腺炎属中医学乳痈范畴，是一种急性化脓性疾病。根据发病期不同，又分为外吹乳痈（哺乳期）、内吹乳痈（妊娠期）和非内外吹乳痈（非哺乳期、妊娠期）三种。

【病因】 外吹乳痈多因小儿吮乳吹风或乳汁积滞不得外流所致。内吹乳痈多因胎气旺盛，胸满气逆，邪热壅滞阳明经所致。非内外吹乳痈多因干乳假吮所致；或因肝郁气滞；或饮食不节，脾虚失运，湿热蕴结；或产后血虚，外感风寒，热邪客于乳房，壅滞内郁所致。

【症状】 乳房肿胀疼痛，局部有块或无块，皮肤色白或红，甚则焮红肿痛，继则化脓、溃破、腐烂。常伴有严重的全身症状，如恶寒、发热、头痛、全身关节酸痛、腋下淋巴结肿痛等。

【疗法】

配穴方一　肩井、天池、期门、内关、行间、阿是穴。

灸法：①用艾炷隔姜灸，每次取患处或邻近经穴2～4个，各灸5～7壮，每日灸1～2次；②用艾炷隔豆豉饼灸，将豆豉饼置患处，上置艾炷，点燃施灸5～7壮，每日灸1～2次；③用艾条温和灸，每次取3～5穴，各灸5～15分钟；或选用葱白捣烂敷于患处，然后再用艾条熏灸10～20分钟，每日灸1～2次。

主治：乳痈初起（肝郁气滞型）。

附记：乳痈初起未化脓者采用灸法治疗，效果很好，治疗得当大多在3～5日消退。

配穴方二　膺窗、膻中、乳根、肩井、天宗、少泽、丰隆、下巨虚、温溜、局部阿是穴。

灸法：①用艾炷隔蒜灸，乳痈初起未化脓，在天宗、膻中穴各灸5～7壮，至局部潮红后再用右手拇指指尖做分筋、推压、拨动天宗穴，手法宜重，反复拨动多次，每日2次。②用艾炷隔附子饼灸，乳痈溃后久不收口，取附子饼置疮口上，上置艾炷施灸3～7壮，每日灸1次。③用艾条温和灸，在膺窗、乳根、肩井、天宗穴各灸5～15分钟，每日灸1～2次。另可用蒜泥敷患处，然后用艾条熏灸10～20分钟，每日灸1～2次。④用温和灸，在局部穴位每穴灸10～15分钟，每日灸1～2次。亦可先用葱白或蒜泥敷患处，再施温和灸。⑤用温针灸，每次取3～5穴，各灸3壮（或10～15分钟），每日治疗1次。

主治：乳痈重症或脓肿期（胃热壅滞型）。

附记：若已化脓则应切开排脓，并配合其他疗法，以促进疮口愈合。

配穴方三　膻中、天宗（患侧）。

灸法：用艾炷隔蒜灸，取膻中穴施以隔蒜灸 5～7 壮，灸至局部皮肤潮红为度。再用右手拇指指尖做分筋推压拨动患侧天宗穴，手法稍重，反复拨动多次。每日灸、拨各 2 次。

主治：急性乳腺炎。

乳腺增生

乳腺增生又称慢性囊性乳腺病、乳腺小叶增生，属中医学乳癖范畴。多发生于 25～40 岁，以乳外上方为多见，是妇外科常见病症之一。

【病因】 多因情志内伤，肝郁痰凝，积聚乳房、胃络所致；或因思虑伤脾，郁怒伤肝，以致冲任不调，气滞痰凝而成。

【症状】 乳房结块，皮色不变，形如鸡卵，质地坚硬，胀痛呈周期性，经前加重，经后减轻或消失；或可触及多个大小不等的结节，其质软或韧，无粘连，边界清楚，活动度大，呈圆形或椭圆形，大多无触痛和压痛。经年累月不会溃破，乳头不回缩。在怀孕期，肿块迅速增大，部分有恶变之虑。一般为 2 个或多个，多发生在一侧或两侧。

【疗法】

配穴方一　主穴：①乳根（双侧）、阳陵泉（双侧）；②膺窗（双侧）、膻中。配穴：气滞痰凝型，加丰隆或足三里；气滞血瘀型，加血海或膈俞。

灸法：用微波针灸法，治疗时将无针辐射器放于所取穴位上（两组穴位，交替使用），调整调节器幅度，至患者有温热针感为度，开始治疗每穴 20 分钟，症状减轻后每穴 15 分钟，每日 1 次（少数患者隔日 1 次）。10 次为 1 个疗程，连续治疗 2 个疗程后休息 5～7 日，再行下一个疗程。

配穴方二　第一组主穴：膺窗（双侧）、膻中、合谷（双侧）。第二组主穴：乳根（双侧）、天宗（双侧）、肝俞（双侧）。配穴：肝火者，去合谷加太冲；肝肾阴虚者，去肝俞加太溪；气血两虚者，去合谷加足三里；月经不调者，加三阴交。

灸法：上列两组穴交替使用，按法施灸。①用温针灸，先用毫针刺膺窗穴针体与皮肤呈 15° 向外平刺 1.5 寸，膻中穴向下平刺 1.5 寸，乳根针体与皮肤呈 15° 向外平刺 1.5 寸，天宗穴针体向外下 45° 刺 1 寸，其他穴位按常规刺法进行。每次留针 20～30 分钟，行针 2～3 次，同时将艾炷或艾段套在针柄上点燃施灸，各灸 3 壮（或 10～15 分钟），每日治疗 1 次。②用艾炷隔蒜（或姜）灸：每次取一组穴，各灸 3～5 壮，每日灸 1～2 次，15 次为 1 个疗程。③用艾条温和灸，每次取一组穴，各灸 5～15 分钟，每日灸 1 次，15 次为 1 个疗程。

上法每疗程间休息 5 日后再行下一个疗程。

配穴方三　乳根、天宗、膻中、期门、屋翳、丰隆、解溪、行间、太溪、太冲。均取双侧穴。

灸法：①用艾条温和灸，每次取 4～6 穴，各灸 10～15 分钟，每日灸 1～2 次，症状减轻后改为隔日 1 次；②用艾炷隔蒜（或姜）灸，每次取 3～5 穴，各灸 5～7 壮，每日或隔日灸 1 次，10 次为 1 个疗程；③用温针灸，每次取 3～5 穴，各灸 3 壮（或 10～15 分钟），每日或隔日治疗 1 次，10 次为 1 个疗程。

附记：配合灸前揉按，疏通气血，再行灸疗；灸后配合药物疗法（内外并治），可缩短疗程，提高疗效。治疗期间忌食一切刺激性食物，保持心情舒畅，有利于巩固治疗效果。

阑尾炎

阑尾炎属中医学肠痈范畴，是临床常见的急腹症之一。本病可发生于任何年龄，但以青壮年发病率最高，且男性多于女性。临床上分急性和慢性两种，急性阑尾炎不宜艾灸治疗。

【病因】　多因寒、湿、热邪夹瘀，积于肠道所致，若由湿热夹瘀所致则发病迅速，此为急性；寒湿瘀血互结，郁久化热而起，则发病缓慢，此为慢性。

【症状】　初起时中上腹或脐周围呈阵发性疼痛，数小时后，转移到右下腹（天枢穴）附近（阑尾所在部位），呈持续性隐痛或阵发性绞痛，伴轻微寒热、恶心呕吐等。如腹痛增剧、高热持续不退者多为化脓期；若下腹有明显肿块，甚则腹部膨胀，移动时可闻振水音等则为脓成期。

【疗法】

配穴方一　主穴：阑尾穴、天枢、血海、上巨虚、灵台。配穴：发热者，加大椎、曲池；便秘者，加大肠俞、支沟；呕恶者，加中脘、内关；湿热盛者，加阴陵泉、三焦俞；腹胀甚者，加气海；热甚者，加太溪、三阴交。

灸法：①用艾炷无瘢痕灸，每次取 3～5 穴，取麦粒大的艾炷着肤直接灸，各灸 3～5 壮，灸至以局部皮肤红润、不起水疱为度，每日灸 1 次。②用艾条雀啄灸，每次取 3～5 穴，各灸 15～20 分钟，每日灸 1 次，10 次为 1 个疗程。

附记：如果经过 2～3 次灸治无效，说明病情在继续恶化，应及时采取手术治疗。

配穴方二　主穴：大肠俞、天枢、阑尾穴、上巨虚、地机、局部阿是穴。配穴：气滞重呕剧者，加中脘、内关；腹胀重者，加气海、足三里；蕴热明显者，加腹结、阳陵泉。

灸法：①用艾炷无瘢痕灸，每次取 3～4 穴，各灸 3～7 壮，灸至以局部皮肤红润、不起疱为度，每日灸 1 次；②用艾炷瘢痕（化脓）灸，每次取 2 穴，各灸 3～5 壮，灸后敷贴灸疮膏，使之化脓，隔日另选 2 穴，再灸 1 次；③用艾条温和灸，每次取 3～5 穴，各灸 15～20 分钟，每日灸 1 或 2 次，中病即止。

胆囊炎、胆石症

胆囊炎、胆石症，有急、慢性之分，多属中医学胁痛、黄疸、结石等范畴，是临床常见病、多发病。

【病因】 胆附于肝，互为表里。胆汁是肝之余气溢入于胆，积聚而成。肝失疏泄，脾失健运，可导致气滞血瘀，湿热内蕴，而致胆囊肿大、发炎；又肝失疏泄，胆汁排泄不畅，日积月累，久受煎熬，聚结成石，结石阻滞“不通则痛”。

【症状】 右上腹疼痛或绞痛，放射至右肩（胆石症疼痛尤剧），伴有恶心呕吐、发热恶寒、头痛无力，或有黄疸、纳呆、口苦等症。

【疗法】

配穴方一　日月、期门、梁门、至阳、天宗、胆俞、阳纲、阳陵泉、外丘、丘墟、光明。胆石症取右侧穴，胆囊炎取双侧穴。

灸法：①用艾条温和灸，每次选 3～5 穴，各灸 10～15 分钟，每日 1 次，7 天为 1 个疗程。②艾炷隔姜灸，每次选 3～5 穴，各灸 5～8 壮，每日或隔日 1 次，7 次为 1 个疗程，1 个疗程后疗效不显，可加胆囊穴，如上法灸之。

配穴方二　胆囊穴（双侧）。

灸法：用艾炷隔姜灸，各灸 10～15 壮。急性发作时，每日灸 2 次，好转后或慢性每日灸 1 次，7 次为 1 个疗程。

主治：胆石症。

配穴方三　胆囊穴、日月、期门、内关、阳陵泉、太冲、足临泣、足三里、三阴交。

灸法：用艾炷隔姜灸日月、期门 2 穴，每穴灸 3～5 壮；其他诸穴均行艾条温和灸或艾炷无瘢痕灸，每穴灸 2～3 分钟或 1 壮。每日或隔日 1 次。急性胆囊炎，灸后加用三棱针点刺胆囊穴、太冲 2 穴，挤出血液 3～5 滴。

痔

痔又称痔疮，是肛门疾病中的常见病、多发病。根据发生的部位不同一般分为内痔、外痔和混合痔三种。

【病因】 多因饮食不节，损伤脾胃，胃肠燥热，伤津耗液，燥屎内结，下迫大肠；或因湿热下注，蕴聚肛门，气滞血瘀，经络壅遏，筋脉弛纵而致病。而肛门不洁者尤易诱发。

【症状】 肛门有肿物脱出，肿胀疼痛，时而便血。内痔生于肛门内（齿状线以上），外痔生于肛门外（齿状线以下），混合痔则生于肛门内外。若便血反复出现，可导致贫血而出现头晕、目眩、乏力等症状。痔疮日久不愈，又可形成痔核、痔漏。

【疗法】

配穴方一 主穴：长强、次髎、承山、大肠俞、足三里、二白。配穴：肛门坠胀甚者，加秩边；便秘者，加天枢；肛门肿痛者，加飞扬；脾气虚弱者，加脾俞、三阴交。

灸法：①用艾炷隔姜灸，根据辨证每次取3～5穴，取姜片置于穴位上，再取适当大小艾炷复置姜片上，点燃施灸，各灸5～7壮，每日灸1次。②用艾炷隔盐灸，取神阙穴，将适量青盐撒入脐窝，再置蚕豆大小艾炷于盐上，点燃施灸，每次灸7～10壮，每日或隔日灸1次。③用灯草灸，每次取2～3穴，各灼灸一下，有“喳”响声即操作成功，每日灸1次。

配穴方二 主穴：大肠俞、次髎、长强、承山、二白。配穴：内痔偏气虚者，加气海、足三里；痔核脱出不收者，加百会、关元、神阙；外痔炎症较重者，重灸承山；便秘者，加支沟、上巨虚；便血者，加脾俞、血海；湿热偏重者，加阴陵泉。

灸法：①用艾炷无瘢痕灸，每次取3～5穴，各灸3～5壮，灸至以局部皮肤红润，但不起疱为度，每日灸1次。②用艾炷隔姜灸，气虚下陷者，每次取3～5穴，各灸3～5壮，每日灸1次。③用艾炷隔盐灸，取神阙穴将细食盐填满脐窝，上置艾炷，点燃施灸，每次灸3～5壮，每日灸1次。④用艾炷隔葶苈饼灸，每次取3～5穴，各灸3壮，3日灸1次，3次为1个疗程。⑤用艾条熏灸，每穴灸10～15分钟，以局部皮肤潮红为度，每日或隔日灸1次，10次为1个疗程。⑥用灯火灼灸，每次取2～3穴，各灼灸一下。⑦用药桶熏灸，痔疮瘙痒取柏树锯末适量，全蝎1只（研碎），艾叶31g。共研匀，放桶内点燃生烟，令患者坐桶上熏灸。每日灸 1～2 次。

附记：灸法有镇痛、消炎、止血的功效，对痔疮坠痛、出血、发炎等疗效较好。痔疮患者平时应少吃辛辣等刺激性食物，并养成定时大便的习惯，保持大便通畅。

七、皮肤科病症

带状疱疹

带状疱疹是由水痘 - 带状疱疹病毒引起的周围神经和皮肤损害。中医学多根据发生部位而命名，如发生于腰部的，称为缠腰火丹或蛇串疮；发生于头面部或其他部位的，称为蛇丹或火丹等。本病好发于腰胁、胸部和头面部，以春、秋季节发病较多。

【病因】 多因肝胆风热或湿热内蕴，客于肌肤所致。

【症状】 皮肤局部出现绿豆或黄豆样大小水疱，如贯珠，聚集一处或数处，排列形成囊状，刺痛灼热，多局限。初起多伴有全身性症状。一般干者色红，多属肝胆风热；湿者色黄，多属肝脾湿热。

【疗法】

配穴方一　阿是穴（病变部位）。

灸法：用艾条回旋灸，将艾条燃着一端，在病变部位均匀缓慢地向左右上下回旋移动灸之。每日灸 1 次，每次灸 20～30 分钟。

配穴方二　根据患病部位取患侧穴位，颜面部取合谷；头顶部取列缺；胸胁部取内关；腹部取足三里；少腹部取三阴交；臀部取环跳；四肢取阳陵泉。

灸法：用灯草灸，以灯心草 1 根（约 10cm 长），一端蘸菜籽油，点燃后迅速将灯心草油火接触穴位皮肤，一点即起，灼灸一下，每日灸 1 次。施灸处可出现绿豆大的水疱，不必处理，可自行消退。

附记：一般 1～4 日疼痛及炎症基本消失。2～5 日水疱开始干枯、结痂。

配穴方三　阿是穴（病变部位）。

灸法：用药线灸，取当归、香附、延胡索、威灵仙根、防己、陈皮、乳香、没药、穿山甲（代）、柴胡、冰片各 20g，薄荷 15g，麻线（苎麻搓成麻线）250g。冰片另研细末备用。麻线加水 2000ml 与上药（除冰片）共煮，水干后加冰片浆搓，晾干后即成。用时取药线一端点燃，沿皮损周围由边缘向中心快速点灸 3 遍。每日灸 1 次。

湿 疹

湿疹是一种由多种因素引起的皮肤炎症性反应，是临床常见病、多发病。本病一年四季均可发生，无论男女老幼皆可罹患。一般分为急性湿疹和慢性湿疹两大类。

【病因】 多因饮食伤脾，脾虚失运；或外受湿热之邪；或素体蕴湿，郁久化热，湿热蕴遏，客于肌肤所致。慢性多由急性失治转化而成；或因血虚或脾湿所致。

【症状】 周身或胸、背、腰、腹、四肢等局部皮肤出现红色疙瘩；或皮肤潮红而有集簇或散发性粟米大小之红色丘疹或丘疹水疱，瘙痒；或皮肤溃烂，渗出液较多，常伴有便干溺赤、口渴、心烦等症。慢性多经常反复发作，缠绵不愈。且多出现鳞屑、苔藓样变等损害。皮损处有融合及渗出的倾向。

【疗法】

配穴方一　主穴：阿是穴、大椎、曲池、神门、血海、足三里、三阴交。配穴：湿热证，加陶道、肺俞、阴陵泉；血虚证，加郄门、大都。

灸法：①用艾炷无瘢痕灸，每次取3～5穴，各灸3～5壮，阿是穴可用小艾炷在皮损边缘围灸，皮损范围大者可于中心灸3～5壮，每日灸1次。②用艾炷隔蒜（或黄土）灸，每次取3～5穴，各灸5～7壮，隔日灸1次。③用艾条熏灸，在皮损局部用艾条熏灸5～7分钟，使局部皮肤出现红润为度，每日灸1～2次。④用温和灸，慢性湿疹可在皮损局部灸至皮肤发红为度，每日灸1次。⑤用蒸汽熏灸，取地肤子、蛇床子各30g，白鲜皮、苦参各15g，川椒9g，白矾3g。加水煮沸，对准患部用蒸汽熏灸，每日灸1次。⑥用药烟熏灸，慢性湿疹取大风子仁、白鲜皮各30g，五倍子15g，木香、鹤虱各12g，苍术、黄柏、苦参、防风各10g。共研细末，用棉纸卷成药捻，点燃烟熏皮损局部，每次灸15～30分钟，每日灸1～2次。⑦用热烘灸，慢性湿疹取青黛膏、皮枯膏或皮脂膏涂皮损上，然后用电吹风热烘，每次15～20分钟，每日灸1～2次，7次为1个疗程。

附记：皮损处切勿搔抓和用热水烫洗及肥皂等刺激物洗涤。

配穴方二　主穴：脾俞、阴陵泉、足三里、三阴交、百虫窝。配穴：痒甚者，加曲池、风市；发热者，加大椎；纳少、腹胀、便溏者，加中脘、天枢；腰酸肢软者，加肾俞、太溪。

灸法：①用艾炷无瘢痕灸，根据辨证每次取3～5穴，取艾炷如枣核大，置于穴上直接灸，各灸3～5壮，灸至局部皮肤红润而不起疱为度，每日灸1次。②用艾条雀啄灸，每次取3～5穴，各灸15～20分钟，每日灸1次，7次为1个疗程。③用艾炷隔蒜灸，每次取3～5穴，将蒜片或蒜泥敷于穴上，上置如蚕豆大艾炷，点燃施灸，各灸3～5壮，隔日灸1次，7次为1个疗程。

荨麻疹

荨麻疹又称风疹块，古称瘾疹，为临床常见病。

【病因】 多因内有蕴热伏湿；或血虚，复感风寒、湿热之外邪侵袭，客于肌肤所致。

【症状】 局部皮肤出现鲜红色或苍白色风团，小如麻粒，大如豆瓣，扁平隆起，时隐时现，剧痒、灼热；或如虫行皮中，搔抓后，增大增多，甚则融合成环状等各种形状。慢性可反复发作，日久不愈。

【疗法】

配穴方一 主穴：百虫窝、曲池、血海、三阴交、合谷。配穴：风热者，加大椎；风寒者，加风池、肺俞；脘腹疼痛者，加中脘、天枢；手足心热者，加内关、神门。

灸法：①用艾炷隔姜灸，根据辨证每次取3～5穴，各灸5～7壮，每日灸1次，7次为1个疗程。②用艾条温和灸，每次取4～6穴，各灸15～20分钟，每日灸1～2次，7日为1个疗程。

配穴方二 风门、身柱、膈俞、神阙、曲池、手三里、风市、血海、足三里、筑宾、百会、长强。

灸法：①用艾炷无瘢痕灸，每次取3～5穴，取麦粒大艾炷，各灸5～7壮，灸至局部皮肤红润但不起疱为度，每日灸1次。②用艾炷隔姜灸，每次取3～5穴，将姜片放在穴上，上置麦粒大艾炷，点燃施灸，各灸5～7壮，灸至局部皮肤红润为度，每日灸1次。③用艾炷隔徐长卿灸，每次取3～5穴，取徐长卿鲜根捣成糊状，置患处或穴上，上置艾炷，各灸5～10壮，每日灸1次。④用艾条温和灸，每次取3～5穴，各灸5～10分钟，灸至局部皮肤红润为度，每日灸1～2次。⑤用灯草灸，在百会、长强穴上各灼灸一下，每日灸1次。

配穴方三 第一组主穴：风门、肝俞、肩髃。第二组主穴：曲池、血海、足三里、三阴交。配穴：风寒束表者，加风池、肺俞；风热客肺者，加大椎、风池；脾胃湿热者，加脾俞、肾俞；气血两虚者，加中脘、郄门、膈俞；冲任失调者，加关元、膈俞、公孙。

灸法：上列两组穴，每取一组穴，交替使用，并随证选加配穴，按法施灸。①用艾炷隔姜灸，每次取3～5穴，各灸5～7壮，灸至以局部皮肤红润为度，每日灸1次；②用隔药饼灸，每次取3～5穴，取大风子仁、荆芥各等份，共研细末，以水调制成小圆饼，置于穴上，上置艾炷，点燃施灸，各灸5～7壮，灸至以局部皮肤红润为度，每日灸1次；③用艾条温和灸，每次取4～6穴，各灸10～20分钟，每日灸1～2次，中病即止。

附记：配合药物外治（熏洗和涂搽）效果更佳。

扁平疣

扁平疣俗名扁疣、扁瘊。本病好发于颜面、手背和前臂、肩胛等处，多见于青少年，表现为米粒至绿豆大小的扁平丘疹。

【病因】 多因外感风热之毒邪，阻于经络，与肝热搏于肌腠所致；或因肝失所养、肝气外发所致。

【症状】 初起如米粒大至黄豆大的扁平隆起，色浅褐，多呈圆形、椭圆形或多角形，零星分散；或簇集成群如串珠，数目很多，互相融合；或与寻常疣并发。本病可自愈，亦可复发。

【疗法】

配穴方一　疣表面。

灸法：用艾炷无瘢痕灸，取适当大小之艾炷置疣表面，各灸3～5壮。艾炷之圆锥底面直径比疣之表面大2～3mm为宜。如过大则损伤正常组织过多，过小则疣之根部未受烧灼，可能复发。灸时应选择原发之母疣，母疣治愈后，其继发之小疣，常可自行脱落而愈。隔日灸1次。

配穴方二　主穴：阿是穴、曲池、外关、养老、支正、中渚、鱼际、丘墟。配穴：肝气郁滞者，加肝俞、血海；偏风热者，加风池、商阳；郁火者，加行间、侠溪。

灸法：①用艾炷无瘢痕灸，在外关、养老、丘墟、外踝点穴各灸3～5壮，每日灸1～2次；或在支正及疣体上各灸7～9壮，灸至以局部皮肤温热灼痛时即将未燃尽之艾炷移去，每日灸1次，直灸至疣体全部脱落为止。灸后用敷料包扎，避免沾水，防止感染。②用艾条熏灸，每次取3～5穴，各灸3～5分钟，或在患处熏灸15分钟，每日灸1次，10次为1个疗程。③用温针灸，视疣大小在疣体局部针刺3～5针，每针灸2～3壮（或10～15分钟），隔日治疗1次。④用桑枝灸，点燃桑枝，然后灭火，直点灸疣上，至局部黄焦。

寻常疣

寻常疣又名千日疣，俗称鱼鳞痣。本病好发于手背、手指，头面部次之，多见于儿童及青年男女。

【病因】 多因风邪搏于肌肤而致；或因肝虚血燥，筋气不养所致。

【症状】 局部初起赘生物，小如粟米，大如黄豆，凸出表面，色呈灰白或污黄，表面蓬松枯槁，状如花蕊，略硬，其数不一，少则一二枚，多则数十枚。可呈群集状，挤之疼痛，伤之出血。

【疗法】

配穴方一 疣表面。

灸法：用艾炷无瘢痕灸，取艾炷置疣上，点燃即可。若疣的范围大，可在不同部位连灸数壮，于临睡前和早晨起床后各灸 1 次。治疗 1 周后，用钳子向疣的四周稍掀动一下，就可自行脱落。

配穴方二 阿是穴（疣表面）、曲池、外关、养老、丘墟。

灸法：①用艾炷无瘢痕灸，每次取 2～4 穴或阿是穴，取艾炷置穴上，点燃施灸，各灸 3～5 壮，灸至局部皮肤温热潮红而不起疱为度。灸阿是穴应在母疣上施灸 3～7 壮。每日或隔日灸 1 次。②用艾条熏灸，在上述穴位各熏灸 5～10 分钟，每日灸 1～2 次，至愈为止。③用温针灸，在阿是穴（母疣四周），各从疣体脚向疣中心进针，得气后留针 20 分钟，将艾炷套在针柄上点燃施灸，各灸 2～3 壮（或 10～15 分钟）。每日治疗 1 次。

配穴方三 取阿是穴（疣部）。

灸法：用艾炷无瘢痕灸，疣部常规消毒后，用 1% 普鲁卡因局麻 2～3 分钟后，置小艾炷于疣的顶端点（艾炷底面与疣等大），点燃施灸。待艾炷燃尽，除去艾灰，用镊子钳住疣体，稍用力钳动几次即可剥离，再以小手术刀轻刮疣的基底，将其除尽，使成一凹陷。一般灸 1 壮即可。如疣较大，必要时可灸 2 壮，创口多在 3～4 日愈合。除个别较深的损害外，愈后多无瘢痕。

附记：灸治寻常疣时应以母疣为主，母疣愈后周围继发的子疣有时能自行脱落。疣发面部者不用此法。

白癜风

白癜风又称白驳风，是因皮肤色素脱失而发生的局限性白色斑片。本病可发生于任何部位，但以暴露和摩擦损伤部位多见，病程缠绵，根治颇难。

【病因】多因七情内伤，肝气郁结，气郁不畅，复感风湿之邪，搏于肌肤，致气血失和，血不荣肤所致。

【症状】局部皮肤或黏膜突然出现色素脱失斑，以后逐渐扩大，呈现大小不等的圆形或椭圆形白斑，呈单发或多发，并伴无痒痛等自觉症状。

【疗法】

配穴方一　阿是穴（患处）。

灸法：用艾条温和灸，将艾条点燃后，对准白斑处熏灸，距离以患者能忍受为度。灸治时可由外向内一圈一圈地逐渐缩小灸治范围。开始时每次均将白斑灸到高度充血（呈粉红色），每日灸 1 次，连灸治 7～8 日；以后每次灸至白斑呈深红色，或接近患者正常肤色，每日灸 1～2 次，直至与正常肤色相同时再灸 3～5 次，以巩固疗效。

配穴方二　主穴：肺俞、曲池、阳陵泉、足三里、三阴交、白斑局部。配穴：斑在头面者，加昆仑、阳谷；斑在上肢者，加手三里、中渚；斑在下肢者，加风市；斑生阴部者，加丘墟、太冲。

灸法：①用艾炷无瘢痕灸，每次取 3～5 穴，各灸 3～5 壮，灸至局部皮肤温热潮红，但不起疱为度。每日灸 1 次，10 次为 1 个疗程。白斑范围大者，可于斑内增灸数点。②用药炷灸，取当归、桑叶、五倍子、威灵仙各 100g，石菖蒲、白芥子各 30g，全蝎 10g，共研细末，制成药炷，在患处灸 3～5 壮，隔日灸 1次，10次为1个疗程。③用艾炷隔蒜灸，在白斑上隔蒜灸3～5壮，隔日灸1次，10 次为 1 个疗程。④用艾条温和灸，每次选 3～5 穴，各灸 20 分钟，每日灸 2 次，20 次为 1 个疗程。初始施灸时应灸至白斑局部皮肤高度充血呈粉红色，灸 7～8 次后，每次灸至深红色或接近肤色为宜，一般灸 30 次后，白斑可转正常肤色或接近正常肤色。⑤用温和灸加梅花针，先用梅花针叩刺白斑至微出血后再用温和灸 15～20 分钟，每日灸 1 次，10 次为 1 个疗程。

附记：平时适当进行日光浴有助白斑减轻。

配穴方三　肺俞、曲池、足三里、三阴交、白癜风穴（位于掌侧中指末节横纹中心至中冲穴连线的中下 1/3 处）、皮损区。

灸法：①用艾炷无瘢痕灸，每次取 3～5 穴，各灸 3～5 壮，灸至局部皮肤红润，但不起疱为度。每日灸 1 次，10 次为 1 个疗程。白斑范围大者可在白斑区内增灸数点。②用艾炷隔蒜灸，在皮损区内连灸 3～5 壮，每日或隔日灸 1 次，10 次为 1 个疗程。③用艾条温和灸，每次取 3～5 穴，各灸 10～15 分钟，每日灸 1～2 次，20 次为 1 个疗程。皮损区可多灸 5～10 分钟。

附记：配合药物外治疗效更佳。

黄褐斑

黄褐斑又称肝斑，是一种色素代谢异常的疾病。本病好发于颜面部，其他部位亦有发生，多见于女性青年，儿童、男性青年亦有之，尤以妊娠期女性（妊娠斑）为多。

【病因】 多因邪毒壅滞肌肤，经脉失畅；或饮食不洁，虫积内生，以致虫毒气滞，郁于颜面肌肤所致。

【症状】 颜面凸起部位出现大小、形状不一的黄褐色斑块，颜色深浅不一，多呈对称性。无自觉症状。

【疗法】

配穴方一　四白、迎香、肝俞、脾俞、肾俞、气海、足三里、三阴交、太溪、褐斑局部。

灸法：①用艾炷无瘢痕灸，在褐斑区灸3～7壮，以局部皮肤温热舒适、皮肤红润为度。隔日灸1次，7次为1个疗程。②用艾条雀啄灸，在黄褐斑局部灸5～10分钟，灸至局部皮肤红润为度，隔日灸1次，7次为1个疗程。注意勿烫伤皮肤。③用温针灸，每次取3～5穴，各灸2壮（或5～10分钟），隔日灸1次，7次为1个疗程。

附记：平时注意精神调节和饮食调养，保持心情舒畅，避免偏嗜五味及日光暴晒，对防止黄褐斑加重有积极意义。

配穴方二　大椎与两侧肺俞穴形成的三角区、皮损区。

灸法：①用梅花针加艾条温和灸，先用梅花针在三角区、皮损区内叩刺至微出血为度，再用艾条温和灸三角区10～15分钟，灸大椎、双侧肺俞穴和皮损区15～20分钟。每日或隔日灸1次，7次为1个疗程。②用艾炷隔蒜灸，在大椎、双侧肺俞、皮损区各灸3～5壮，隔日灸1次，7次为1个疗程。

附记：上法灸后再用紫草洗方外洗皮损区，洗后涂五白散。两法并治，效果尤佳。

雀　斑

雀斑指在鼻面部形成褐色色素沉着斑，形如雀卵上的斑点，故名雀斑。

【病因】 多因肾虚而不能上荣于面；或虚火上炎，日晒热毒内郁蕴结为斑；或腠理不密，外卫不固，风邪外袭，肌肤失润所致。

【症状】 鼻面部可见针尖至米粒大小的圆形或椭圆形斑点，数目不一，散在或密集，对称分布，互不融合，无鳞屑和渗出，无自觉症状。且夏季加重，冬季则减轻。

【疗法】

配穴方一　雀斑局部、大椎、曲池、三阴交。

灸法：用艾条温和灸，每穴灸10～20分钟，以局部皮肤红润为度，每日或隔日灸1次，10次为1个疗程，症状好转后改为2周1次，坚持长期治疗。

附记：平时避免日光暴晒。

配穴方二　大椎、肺俞、阴陵泉、足三里、三阴交、皮损区。

灸法：用梅花针加艾条温和灸，每次取3～5穴及皮损区，先用梅花针轻轻叩刺各3～5分钟，再行温和灸各10～15分钟，每日或隔日灸1次，10次为1个疗程。

神经性皮炎

神经性皮炎古称癞皮风，属中医学癣病范畴，是一种慢性炎症性皮肤病。本病好发于头、眼睑、颈项、背肩、前臂外侧、腰部和阴部等处。

【病因】 多因湿热邪毒蕴于肌肤，阻滞经络，日久生风化燥，肌肤失养所致。

【症状】 局部阵发性皮肤瘙痒，皮肤增厚，皮沟加深，呈多角性丘疹或苔藓样变。

【疗法】

配穴方一　风池、大椎、曲池、合谷、足三里、血海、承扶等。

灸法：用艾灸综合法，每次选2～3穴，用中强刺激。皮下针：沿患部四周皮下横刺，不断捻针，使其胀感向四周放散，留针30分钟，每日1次。皮肤针：先用75%乙醇对患部消毒，再用皮肤针（即梅花针）重叩患部，然后拔火罐，每日1次或隔日1次。然后用艾条温和灸，每日灸2次，每次30分钟。针刺后再用艾条灸尤佳（拔火罐、艾条灸不适宜会阴部）。

配穴方二　皮损区（患部）。

灸法：用艾条回旋灸，嘱患者取适当体位，充分暴露皮损区部位，用点燃之艾条旋转熏灸：距离皮肤1.5～3cm，灸至以局部皮肤有温热感而无灼痛感，皮肤稍呈红润时，用右手掌小鱼际部压患部，由轻而重，做有节奏的旋转揉动，通过揉动所产生的力协同艾灸之热力向肌内层组织透达，等揉至皮肤表层艾灸之热力消失后，照上述方法再灸、再揉，反复数遍。至所灸揉部位皮肤发红，患者自觉热力透达肌肉深层，且感轻松舒适为度。每日灸1次，若见症状改善明显者可改为每2～3日治疗1次，10次为1个疗程。

主治：神经性皮炎，兼治股外侧皮神经炎。

银屑病

银屑病属中医学牛皮癣、白疕、松花癣等范畴，是一种慢性顽固性皮肤病。本病多缠绵，根治颇难，好发于颈项部、四肢伸侧、四肢弯处（肘弯、膝弯）、头皮、发际、骶部等处。但多数在项部，亦有多处发生。无论男女老幼皆可发病。

【病因】 多因风湿热三邪蕴阻肌肤所致；或因情志内伤，气机壅滞，郁久化火，心火亢盛，毒热伏于营血；或饮食不节，过食腥发动风食物，脾胃失和，气机不畅，郁久化热，蕴阻肌肤；或营血不足，血虚生风，生燥，肌肤失养而成。多与情绪波动有关。

【症状】 初起为米粒到黄豆大红色或灰褐色或皮色正常的丘疹或斑丘疹，干燥而结实，久之丘疹融合成片，逐渐增大，增厚，状如牛颈之皮，厚而坚。其形边界清楚，可呈地图状，其上覆盖有多层松散的银白色鳞屑，刮除之可见半透明的薄膜，再刮之有点状出血。自觉阵发性奇痒，搔之不知痛楚。或皮损潮红、糜烂、湿润和血痂。脉濡数或濡细，苔薄或薄黄。当情绪波动时，瘙痒随之加剧，且易复发。

【疗法】

配穴方一　皮损区（患处）。

灸法：用艾条熏灸，取艾条（含麝香者佳）点燃，从内到外呈环形熏灸患处，灸至以局部皮肤温热、红润为度，每次灸20～30分钟，每日灸1次。同时配合中药内服、外洗。内外并治，每获良效。

①内服方：薄荷、蝉蜕、黄连各10g，乌梢蛇、连翘、生地黄各15g，丹参30～60g，忍冬藤、土茯苓各30g，荆芥12g，甘草6g。每日1剂，水煎服，分2～3次服。②外洗方：蛇床子、苦参各60g，雄黄（后下）10g。煎水反复搓洗患部20～30分钟，每日2次。

配穴方二　第一组：曲池、支沟、风池、合谷、血海、三阴交、皮损区。第二组：血海、三阴交、足三里、曲池、大椎、皮损区。

灸法：上列两组，随证选用，按法施灸。①用艾条温和灸，每次取3～5穴及皮损区，各灸10～30分钟（皮损区重灸30分钟），每日灸1次，15次为1个疗程。②用艾条雀啄灸，每次取3～5穴及皮损区。先用梅花针叩刺至微出血，再用艾条点燃行雀啄灸，各灸10～20分钟，皮损区灸30分钟。每日灸1次，15次为1个疗程。③用艾炷隔蒜灸，每次取3～5穴及皮损区，各灸3～5壮，皮损区灸7壮，若皮损面积大，可用排柱灸。灸至局部皮肤温热、红润为度。每日或隔日灸1次，15次为1个疗程。

主治：银屑病（头面及上肢部用第一组，腰背及下肢部用第二组）。

附记：坚持灸治，多获良效。若配合药物内服、外洗，则效果更佳。

硬皮病

硬皮病属中医学皮痹、虚劳病范畴，是一种进行性皮肤肿胀、发硬、萎缩的慢性皮肤病。一般分局限性和系统性两种。

【病因】 多因脾肾阳虚，气血两虚，卫外不固，腠理不密，风、寒、湿三邪乘虚侵袭，经脉痹阻，气血运行不畅，而致气血凝滞，经脉失养所致。

【症状】 轻者皮肤不仁，捏之板硬，形成点、片、条状，色泽淡紫或似象牙之色，日久则皮肤菲薄，光滑发亮，状如羊皮纸；重者则皮肤顽硬干枯，肌肉萎缩，紧贴于骨，光滑无毛，骨节肿痛，屈伸不利，手僵足挺，形如披甲，状如干蜡。

【疗法】

配穴方一　①大椎、肾俞；②命门、脾俞；③气海、血海；④膈俞、肺俞。

灸法：用艾炷隔药饼灸，取白附子、乳香、没药、丁香、细辛、小茴香、苍术、川乌、草乌各等份，共研细末，以蜂蜜、葱水各半调匀，捏成小药饼，以丁桂散间灸为主，部分局限性患者加用刺络拔罐。每次取一组穴，4组穴交替使用。每次各灸3～5壮，灸至面部皮肤温热、红润为度。每日灸1次，或每周灸2次，每穴灸2壮。3个月为1个疗程。

配穴方二　皮损区、大椎、肺俞、膈俞、脾俞、肾俞、命门、神阙、气海、关元、血海、足三里、阴陵泉、三阴交。

灸法：①用艾炷隔姜灸，每次取3～5穴，各灸3～5壮，每日或隔日灸1次，15次为1个疗程；②用艾炷隔附子饼灸，每次取3～5穴，各灸3壮，每周灸2次，30次为1个疗程；③用艾条温和灸，每次取3～5穴，各灸10～20分钟，每日灸1次，10次为1个疗程。

主治：局限性硬皮病。

附记：艾灸具有温肾助阳、祛风散寒、活血化瘀之功。

皮肤瘙痒症

皮肤瘙痒症临床上一般分广泛性和局限性两类，是一种无原发皮损的瘙痒性皮肤病。在临床上较为常见。

【病因】 多因湿热蕴于肌肤，复感风邪，不得疏泄，营卫失和所致；或因血虚生风，化燥，肌肤失养所致。前者以青壮年人所患为多，其证多实；后者以老年人多见，其证多虚。

【症状】 皮肤阵发性瘙痒，往往以晚间为甚，难以遏止，每次持续数分钟或数小时。痒处可一处或多处，甚至遍及全身，搔之不休。皮肤可见抓痕，表皮剥落，甚至皮破血流，并伴有疼痛、皲裂、潮红、湿润、血痂，甚则皮肤增厚，呈现色素沉着、湿疹化或苔藓样变等。常常伴有夜寐不安、白天精神不振等症。

【疗法】

配穴方一　风池、足三里、血海、曲池、肺俞。

灸法：用艾条温和（或回旋）灸，在上述穴位上各灸10～15分钟，每日灸1次，中病即止。

配穴方二　大椎、肺俞、曲池、血海、足三里、三阴交。

灸法：用梅花针加艾条温和灸，每次取3～5穴，先用梅花针轻叩数遍；再取艾条点燃，做温和灸或回旋灸，每穴各灸10～20分钟，每日或隔日灸1次，15次为1个疗程。

主治：皮肤瘙痒症。

配穴方三　皮损局部、曲池、三阴交、血海、风市、膈俞、肺俞、脾俞。

灸法：皮损局部行艾条灸，由内向外螺旋式悬灸，视皮损局部大小及轻重程度而决定施灸时间；亦可以皮损边缘皮肤红润，或整个皮损区微微出汗，或皮损局部痒者灸至不痒为度；其余诸穴行艾条灸或艾炷无瘢痕灸，每穴灸2～3分钟或1壮，2～3日1次。

附记：忌食辛辣之物及浓茶、浓咖啡，少食鱼、虾等发物，多吃蔬菜、水果，戒烟酒。

脱　发

脱发一般分为局限性脱发（斑秃）和全头性脱发两种，前者中医学称为油风脱发，后者中医学称为发蛀脱发，是一种常见而无明显自觉症状的皮肤病，可发生于任何年龄，但以青年人发病为多。

【病因】 多因血热内蕴，热极生风，风动则发脱；或气血亏损，肝肾不足，风邪乘虚外袭，发失所养；或气滞瘀阻，血不养发所致。

【症状】 发病突然，头发连片或全部脱落，甚则连及眉毛、胡须、腋毛等随之脱落。

【疗法】

配穴方一　阿是穴（患部）、血海、膈俞、足三里、百会。

灸法：①用艾条温和灸，在穴位及斑秃之部位施灸，各灸 10～15 分钟，以灸至皮肤微红灼热为度，每日灸 1 次，10 次为 1 个疗程。②用鲜姜擦，用鲜姜切开，在斑秃处擦至皮肤微红为止。每日灸 1 次，或梅花针叩刺与鲜姜擦隔日交替进行治疗，或再用艾条熏灸之，直至治愈。

主治：斑秃。

配穴方二　主穴：根据经脉和皮部的分布原理，分 5 个针灸区域。即两侧头维穴之连线为一区；上星穴与百会穴之连线处为二区；两率谷穴连线处为三区；百会穴四周旁开 2～4cm 处为四区；双风池穴连线处为五区。配穴：头晕、乏力者，加肾俞、太溪、足三里；胃部不适者，加脾俞、胃俞、足三里；失眠心烦者，加内关、心俞、太冲；有瘀血证者，加大椎（刺血）。

灸法：用梅花针加生姜艾条灸，前发际与颞部脱发者取一区、二区；以头顶部为中心脱发者取四区、三区、二区；全头性脱发者取五区、四区、三区、二区；每区刺激宽度为 2cm 左右。随证加取配穴。按所选定区域和穴位常规消毒后，以梅花针叩刺。叩刺密度要均匀，力量适度，一般由轻到重，慢慢叩刺至局部点状出血为度；3～5 分钟之后，以鲜姜（或鲜蒜）切片涂搽叩击过的部位，至患者有温热感或局部潮红为佳，然后以艾条点燃熏灸，各灸 5～10 分钟。配穴或用针刺，视虚实补泻之，每日或隔日治疗 1 次，30 次为 1 个疗程。

主治：早秃、斑秃及脂溢性脱发。

腋　臭

腋臭又名狐臭，俗名臭汗。本病主要因腋窝处顶泌汗腺分泌物被细菌分解，从而导致异味，多见于青年男女。

【病因】 多因湿热内郁或因遗传所致。

【症状】 汗液带有特殊臭气。轻症无汗出则无臭气，甚则在乳晕、脐、腹股沟、阴部等处均闻到臭秽之气。

【疗法】

配穴方　极泉穴及其周围处。

灸法：用艾条熏灸法，先将腋毛剃掉，取密陀僧细末扑之，揉搓 5 分钟，再以艾条点燃对准上述穴位熏灸10～20分钟，灸后取除臭散少许揉擦之，每日治疗1次，10次为1个疗程。

痤　疮

痤疮又名粉刺、青春痘，是一种累及毛囊皮脂腺的慢性炎症性皮肤病。本病多发生于男女青春期，尤以颜面部为多，亦可见于胸背上部及肩胛部。

【病因】 多因肺热或血热郁滞肌肤所致。或过食膏粱厚味，脾胃积热上蕴皮肤；或因腠理不密，外涂化妆品刺激等因素所致。

【症状】 初起为疙瘩，形如粟米，多呈分散与毛孔一致的小丘疹或黑头丘疹，周围色赤肿痛，用手挤压，有米粒样白色粉汁，有的顶部发生小脓疱，有的可形成结节、囊肿或瘢痕，病程缠绵，此愈彼起。一般在28～30岁自然消失，化妆品等引起的停用3个月可渐渐消失。

【疗法】

配穴方一　主穴：曲池、合谷、血海、足三里、三阴交。配穴：风热者，加大椎、肺俞；湿热者，加内庭；痰湿者，加丰隆、脾俞；便秘者，加支沟、天枢等。

灸法：①用艾条雀啄灸，根据辨证每次取3～5穴，各灸10～15分钟，每日灸1次，7次为1个疗程；②用艾炷无瘢痕灸，每次取2～3穴，取如枣核或蚕豆大小之艾炷，着肤直接灸，各灸3～5壮，隔日灸1次，5次为1个疗程；③用艾炷隔姜灸，每次取3～5穴，各灸3～5壮，每日灸1次，7次为1个疗程。

附记：治疗期间，禁食辛辣、油腻之物，多食水果，保持大便通畅。

配穴方二　肺俞、肾俞、曲池、合谷、血海、足三里、丰隆、三阴交。

灸法：①用梅花针艾条灸，每次取3～5穴，先用梅花针叩刺至点状出血为度，再用艾条点燃悬灸或雀啄灸，各灸10～15分钟，每日或隔日灸1次，7次为1个疗程。②用艾炷隔姜灸，每次取3～5穴，先各按揉3～5分钟，再用艾炷隔姜灸，各灸3～5壮。每日或隔日灸1次，7次为1个疗程。

阴囊湿疹

阴囊湿疹古称绣球风或肾囊风，亦属湿疹范畴，在临床上较为常见。

【病因】 多因久坐潮湿之地，被湿气所侵，湿郁化热；或下焦湿热，风邪外袭，而致风、湿、热邪客于阴囊所致。

【症状】 肾囊瘙痒，抓破后流黄水、结痂，久而皮肤变厚，皮上生结节，甚至感染化脓。

【疗法】

配穴方一　主穴：血海、足三里。配穴：犊鼻（不宜灸）、曲池、三阴交。

灸法：用针后加艾灸法，根据所取穴位，依次用毫针刺入，用泻法，针后加灸 5～10 分钟，每日治疗 1 次，10 次为 1 个疗程。

配穴方二　取阴囊下（即会阴穴略前一些）。

灸法：用艾条雀啄灸（或熏灸），先将患部用温开水洗净，用消毒纱布拭干。令患者坐在床沿或凳子上，将艾条点燃熏灸会阴前部，每次灸 10～15 分钟，于临睡前灸效果尤佳。每日灸 1 次。

冻　疮

冻疮多发生在严冬寒冷季节，好发于手、足末梢掌侧和足跟、耳郭等处，且容易复发。

【病因】 多因严冬季节静坐少动，严寒侵袭，致气血运行不畅，寒凝瘀滞，阻遏肌肤所致。

【症状】 初起患处冰凉苍白，继而红肿痒痛；或麻木，如钱币硬结斑块，边缘焮红，中央青紫，灼痛，甚则呈大小不等水疱，由暗红变紫，变黄，至天气转暖方渐渐而愈。

【疗法】

配穴方一　阿是穴（患处）。

灸法：用艾炷隔药灸，取苍术、白芷、没药、乳香、威灵仙、生川乌、生草乌、丁香、透骨草、干姜各 50g，防风 25g，二甲亚砜（或丙二醇）1000ml。将上药共研细末，入二甲亚砜调和做成药饼状多块，备用。将药饼置于施灸部位上，上置艾炷，点燃施灸数壮，每日灸 1～2 次。

主治：冻疮、软组织损伤及各类痛症和骨质增生症。

配穴方二　主穴：阿是穴（患部）。配穴：病发手上加合谷、后溪、中渚、曲池。病发足上加行间、内庭、足临泣、足三里。

灸法：用艾炷隔附子饼灸，取主穴灸 5～7 壮，同时随病位在配穴上用艾条雀啄灸，各灸 15～20 分钟，每日灸 1 次，中病即止。

主治：冻疮（未溃者）。

附记：一般 3～7 次可愈，配用中药煎水浸泡效果更佳。

鸡　眼

鸡眼又名肉刺，大多生于足底前端和足趾间。

【病因】 多因穿紧窄的鞋子或足骨畸形，使足部受到长时间的间歇性挤压、摩擦而引起。

【症状】 鸡眼数目不一，通常是1～2个，大小似豌豆，初起受压处皮肤增厚，表面黄白色，疼痛较轻，继则根陷肉里，顶起硬结，受压则痛，步履不便。

【疗法】

配穴方一　阿是穴（患处）。

灸法：用艾炷无瘢痕灸，先用温水（40℃左右）浸泡患处30～45分钟，使皮肤软化，然后用75%乙醇棉球消毒皮肤，再用刀片削去老皮，但不要削痛、出血。然后将艾炷直接放在鸡眼上（艾炷按鸡眼大小而定），点着艾炷尖端，使之自行燃烧，待局部有灼痛时，用镊子夹掉，再放1壮，连续灸5～7壮，每日治疗1次。

附记：治愈标准是局部皮肤柔软，色正如常，无压痛。

配穴方二　阿是穴（患部及周围根脚处）。

灸法：用刺血艾灸法，先用温水浸泡患处，使鸡眼老皮软化，并用刀片削掉，再用三棱针（或毫针）在鸡眼根脚处环绕点刺一圈，每距0.3～0.5cm点刺一下，针尖斜向鸡眼中心刺入并使之出血少许，然后再用艾炷直接放在鸡眼上，点燃施灸，每次灸5～7壮，隔日治疗1次。

附记：灸后盖敷料包扎，定期换药。通常1～2次即愈。

八、眼科病症

腺缘炎

睑腺炎俗名“麦粒肿”“针眼”，是一种眼睑边缘或眼睑内的急性化脓性炎症性眼病。

【病因】 多因葡萄球菌感染所致；或由风热毒邪外侵胞睑；或过食辛辣之物，热毒蕴积脾胃，以致气血凝滞，风邪热毒上攻，壅阻眼睑皮肤经络之间而发病。

【症状】 眼睑边缘有局限性硬结之初起形如麦粒，微痒微肿，继之焮红肿痛。轻者数日内自行消散，重者经过3～5日后于眼睑缘的毛根或睑内出现黄白色的脓点，自破而愈。若发生睑内脓点，久不破溃，遗留肿核者，则称胞生痰核，需按痰核处理。

【疗法】

配穴方一　在患者胸椎两旁及肩胛附近寻找皮肤异点（即反应点），其形如粟粒，色红或棕褐色，如果未找到皮肤反应点，则取相当于膏肓穴部位。

灸法：用灯草灸，嘱病人坐在靠椅上，暴露背，选好部位，常规消毒后，取灯心草一段（约 10cm），蘸以香油或其他植物油，点燃后，对准穴位迅速爆灸，此时常可听到啪的一声响，叫作一燋。灸处有小块灼伤应保持清洁，防止感染。一般于 5 日左右灸处结痂开始脱落。每穴只灸 1 燋，间隔 4～5 日灸 1 次。

配穴方二　阿是穴（患处）。

灸法：用艾炷隔核桃皮壳灸。灸器制作与施灸方法：以圆形核桃壳作为施灸隔物，另将铁丝弯成眼镜框形，再用胶布缠绕以便隔热；并在鼻托处固定一艾条铁丝架，向前水平伸出，弯至双眼正中位置。施灸前先将核桃壳放入开水浸泡的菊花液中 10～20 分钟，取出后将核桃壳半圆球面朝外，套在患侧眼镜圈内给患者戴上。患侧灸架上插 3cm 长艾条，点燃施灸，每日灸 1 次，每次灸 2 段，以患处有温热感为宜；过烫可调节眼镜框与眼的距离，注意防止艾灰落于面部。

附记：无硬结形成的早期，一般施灸 1～3 次可愈；已形成明显硬结的吸收较慢，病程稍长，少数病变进入化脓期者，经灸治破溃出脓后可愈。施灸多次的核桃壳，不如新的疗效好。

配穴方三　主穴：合谷、曲池、太阳、外关、内庭。配穴：外感风热者，加风池；脾胃积热者，加足三里；有发热者，加大椎。

灸法：①用艾条温和（或雀啄）灸，根据辨证每次取 3～4 穴，各灸 20 分钟，每日灸 1～2 次，直至治愈。②用艾炷无瘢痕灸，取双侧二间穴，以米粒大小的艾炷置穴上，着肤直接灸，各灸 3～5 壮，灸时使每炷艾火自然熄灭，不可用手按灭。一般睑腺炎未成脓者施灸 1～2 次即可消肿止痛；肿大成脓者施灸 1～2 次脓即溃出而获痊愈。③用灯火灼灸，灸治方法，取方同配穴方一。④用艾炷隔蒜灸，每次取 3～4 穴，将蒜片置穴上，上置黄豆大艾炷，各灸 5～8 壮，每日灸 1 次，7 次为 1 个疗程。

结膜炎

结膜炎属中医学天行赤热、天行赤眼、暴风客热、暴发火眼和目赤、金疳等范畴，是一种常见多发眼病，且多具有传染性。

【病因】　流行性结膜炎多因肺经郁热加之感染时气邪毒所致或由传染而起。急性结膜炎，多因细菌感染引起或风热外袭所致；慢性结膜炎多因急性未能彻底治愈，或感受湿邪郁困，脉络受阻所致；或由烟尘刺激、视力疲劳、屈光不正、饮酒过度、睡眠不足等原因所诱发。疱性结膜炎多由肺经燥热或肝经实火，复受风邪，风热搏结于目所致。亦有脾胃虚寒运化失调，寒邪上注于目所致。

【症状】 流行性结膜炎多见白睛忽然红赤，疼痛羞明流泪，生眵；急性结膜炎多见白睛突然红赤，流泪刺痒，羞明涩痛，甚则白睛肿胀，胞睑水肿，眼痛剧烈；慢性结膜炎，多自觉眼痒，刺痛而有异物感、热感，眼易疲劳，常夜间加重；疱性结膜炎初起仅有异物感，羞明，流泪，稍有疼痛等症。

【疗法】

配穴方一　患侧耳背上三角窝处，对光反射可见一条明显的小血管向耳背部分叉，在血管上部和分叉处各取一点，并做一记号。

灸法：用灯草灸，在所取部位上用 75% 乙醇消毒后，取灯心草 1 根，蘸上植物油，点燃后，迅速对准记号，每点各灼灸一下。

主治：急性结膜炎。

附记：①一般灼灸 1 次，最多 2 次即愈，效佳。②灯心草一端蘸油时，一般只蘸 0.5cm 左右，过长或过短都不宜。每点灼 1 次，可闻及一声清脆的啪声；若无啪声，应重灼一下，但不宜超过 3 次，以免灼伤皮肤。应保持灼处皮肤清洁，当日内不宜洗澡，灼处有水疱，如不慎擦破，可涂搽碘伏。一般灼后当日取效，若无效时，第 2 日可重灸 1 次。

配穴方二　主穴：合谷、太阳、外关、风池、内庭。配穴：若头目痛甚者，加太冲；目赤、痛甚者，加液门；兼有腹胀、便秘、胁痛者，加支沟、天枢。

灸法：①用艾条温和（或雀啄）灸，根据辨证，每次取 2～3 穴，各灸 20 分钟，每日灸 1 次；②用艾炷隔蒜灸，每次取 2～3 穴，取蒜片放在穴上，上置枣核大艾炷，点燃施灸，各灸 5～10 壮，每日灸 1 次。

配穴方三　取耳尖穴（双）、足窍阴（双）。

灸法：用灯草灸，每次交叉各取 1 穴，病重者全取，用灯心草 1 根（约 10cm），一端蘸油，对准穴位，各迅速灼灸一下。每日灸 1 次，中病即止。

主治：结膜炎。屡用效佳，一般 1～2 次即愈。

角膜炎

角膜炎一般分为树枝状角膜炎和浅层点状角膜炎（或称病毒性角膜炎）两种。前者常继发于热病之后；后者常发生在春秋季节，且具有传染性。在临床上均是较为常见的一种眼病。前者与中医学的风轮下陷翳相类似，后者与聚星障颇相类似。

【病因】 树枝状角膜炎常为单纯病毒感染引起，多发生于上呼吸道感染、疟疾等热病之后。多因肺阴不足，津液缺少，风邪侵目；或肝火内炽，外受风邪，风热相搏，上攻于目；或脾胃虚寒，运化失职，寒邪凝滞，阳气下陷；或脾胃失调，风邪易侵，邪火上乘于目所致。浅层点状角膜炎，多因肝胆内热，风邪外侵，与热相搏，上攻于目；或肾阴亏损，寒邪上注于目；或阴虚肺热，虚火上乘所致。

【症状】 自觉头痛，羞明，流泪，眼痛。初起风轮生翳下陷，始为一白色弯曲细线条状，继则生枝，如树枝状，枝为窄沟，顶端为点状溃疡，白睛红赤。病程缓慢，且易复发为树枝状角膜炎。浅层点状角膜炎初起羞明流泪，结膜红赤，角膜中央部有细颗星翳，色灰白（即灰白星点），或散或紧。星点不破溃，不作脓，日久不退。点的形状多数呈椭圆形或纺锤形，其数可有一两个到数十个之多。

【疗法】

配穴方一　太阳、合谷、阳溪、足三里、光明、肝俞。

灸法：①用温针灸，根据辨证每次取2～3穴（常选太阳、合谷、足三里），各灸3壮（或10～15分钟），每日灸1次，7～10次为1个疗程，疗程间隔3～5日。②用艾炷隔蒜灸，每次取1～2穴（常选阳溪穴），将蒜片放在穴上，上置黄豆大小之艾炷，点燃施灸。左眼痛灸右侧穴，右眼痛灸左侧穴，双眼痛灸双侧穴，每次灸4～6壮，每日灸1～2次，7次为1个疗程，疗程间隔3～5日。

配穴方二　太阳、四白、合谷、阳谷、阳溪、至阴、百会、太冲、肝俞、足三里。

灸法：①用艾条雀啄灸，每次取3～5穴，各灸10～15分钟，每日灸1～2次，7次为1个疗程。②用艾炷隔蒜灸，每次取2～4穴，各灸3～5壮，每日或隔日灸1次，7次为1个疗程。③用灯草灸，可在患侧阳谷、阳溪、至阴穴各灼灸一下。隔日灸1次，病瘉即止。

迎风流泪

迎风流泪是一种不由自主地经常有眼泪流出的眼病，风吹后更加厉害，年老患者较多。

【病因】 多因肝肾阴虚，肾气不纳，外受冷风刺激所引起。

【症状】 眼睛不红不肿，一遇风吹，眼泪直流，且泪水清稀不黏稠，入冬流泪加重，脉沉而无力，尺脉尤弱或沉弦细。

【疗法】

配穴方一　主穴：肝俞、肾俞、脾俞、中极、足三里。配穴：腰酸者，加中膂俞；膝软者，加膝眼；纳差者，加建里；视物不清者，加行间、翳风。

灸法：①用艾条雀啄灸，每次取4～5穴，各灸5～10分钟，每日灸1次，10次为1个疗程；②用艾炷隔姜灸，每次取3～5穴，各灸3～5壮，每日灸1次，10次为1个疗程。

主治：迎风流泪（冷泪症）。

配穴方二　主穴：脾俞、肾俞、膏肓。配穴：耳鸣、耳聋甚者，加太溪；目视不明者，加养老；阳气不足、畏寒肢冷者，加三阴交、脾俞、足三里。

灸法：①用温灸器灸，每次取主穴（背部腧穴），各灸20～30分钟，每日灸1～2次，7日为1个疗程；②用艾条温和灸，每次取3～5穴，各灸15～20分钟，每日灸1～2次，7日为1个疗程；③用艾炷隔附片灸，每次取3～5穴（常选背部穴位），将附片放在穴上，上置适当大小艾炷，点燃施灸，各灸5～7壮，每日灸1次，10次为1个疗程；④用温针灸，每次取3～5穴，各灸1～2壮后，留针10～15分钟，隔日灸1次，7次为1个疗程。

眼睑下垂

眼睑下垂中医学称为睑废。就是指上眼皮下垂而不能上提，也就是眼睑不起作用。

【病因】 多因脾虚气弱，脉络失和，肌腠疏开，邪风客于胞睑所致，亦有因外伤而致者。

【症状】 上睑下垂（有发于单侧的，亦有发于双侧的），轻者半掩瞳孔，重者上睑无力展开，遮盖整个角膜，上睑麻木、弛缓，开张失去自主。一般精神疲乏，食欲缺乏，每有仰头视物的姿态。

【疗法】

配穴方一　主穴：阳白、中脘、关元、足三里、三阴交。配穴：外风侵袭者，加风池、合谷；脾气虚弱者，加脾俞；先天不足者，加命门、太溪；眩晕者，加百会、气海。

灸法：①用温针灸，每次取3～5穴，各灸1～2壮后，留针10～15分钟，隔日治疗1次，7次为1个疗程；②用艾炷无瘢痕灸，取阳白穴，取艾炷如麦粒大小，着肤直接灸，每次灸3～5壮，灸至局部皮肤温热红润而不起疱为度，隔日灸1次，7次为1个疗程；③用艾条温和灸，每次取3～5穴，各灸15～20分钟，每日灸1次，7次为1个疗程。

配穴方二　脾俞、中脘、气海、足三里、阳白、太阳。

灸法：用刮痧加灸法，先用补法刮前四穴至出现潮红为止，刮后予以艾条温灸之，各灸 10～15 分钟，再用梅花针叩刺阳白、太阳穴，各 10～30 下，然后用艾条雀啄灸之，各灸 10～15 分钟。每日治疗 1 次，7 次为 1 个疗程。

眼睑痉挛

眼睑痉挛中医学称为眼睑瞤动，俗称眼跳。

【病因】 多因眼神经反射所致。或因素体虚弱，情志不舒，复受风邪刺激所致；或因血虚生风而起。

【症状】 眼睑跳动不止。轻者于眼睑上贴一纸，稍后即止。

【疗法】

配穴方一　主穴：膈俞、肝俞、脾俞、肾俞、百会、内关。配穴：上睑跳者，加阳白、丝竹空；下睑跳者，加四白、下关、翳风。

灸法：①用温针灸，根据辨证每次取 3～5 穴，各灸 1 壮（或 5 分钟），每日灸 1 次，5 次为 1 个疗程；②用艾条温和灸，每次取 3～5 穴，以艾条悬之温和灸，各灸 20 分钟，每日灸 1～2 次，5 日为 1 个疗程；③用温灸器灸，可在膈俞、肝俞、脾俞、肾俞等背部穴位施以温灸器灸，每次灸 30 分钟，每日灸 1～2 次，5 日为 1 个疗程。

主治：胞轮振跳（眼睑痉挛）。

配穴方二　脾俞、肝俞、阳白、太阳、四白、巨髎（均取患侧）。

灸法：①用梅花针加灸法，在上述穴位先用梅花针各轻轻叩刺 2～3 分钟，再以艾条温和灸之，各灸 10～15 分钟，每日或隔日治疗 1 次，5 次为 1 个疗程；②用艾条雀啄灸，每次取 3～4 穴，各灸 20 分钟，每日灸 1 次，5 次为 1 个疗程。

青光眼

青光眼是由于眼内压调节功能障碍造成眼压异常升高而引起的视功能障碍，属中医学绿风内障、青风内障范畴。本病根治颇难，危害甚大。

【病因】 本病有原发性、继发性和先天性之分，致因亦异。继发性青光眼是因其他眼病累及所致；先天性青光眼则因房角发育不全所致；原发性青光眼又可分充血性和非充血性两种。充血性青光眼多因情志过度刺激，精神紧张或思虑过度；或肝胆之火干扰，外感风热诱发内风等而导致气血不和，脉络受阻，以致房水瘀滞，眼压增高，瞳孔散大所致。非充血性青光眼多因劳神过度，其阴暗耗，肝肾亏虚；或七情内伤，肝经郁热，脉络受阻，目失滋养所致。

【症状】 轻者可无自觉症状或仅有一时性视物不清，头眼胀痛，可有虹视，休息后可缓解。重者视力急剧下降，甚至仅存光感，伴有剧烈头痛、眼痛、恶心呕吐及眼压增高（一般>22mmHg，甚至可达80mmHg，一般多在清晨或夜间），睫状充血，瞳孔散大等。晚间可见视盘凹陷或萎缩，口干或不干。

【疗法】

配穴方一　太阳、风池、印堂、鱼腰。

灸法：用冷灸法，先确诊，再查眼底、眼压、视力，并停用其他各种治疗方法。采用半导体冷灸治疗仪进行治疗。每次取2穴，每日1次，10次为1个疗程。连用3个疗程，每个疗程复查1次。从第2个疗程起，除局部取穴外，肝火盛者加光明或太冲；心火盛者加内关；肾虚者加肾俞。第1个疗程冷灸温度为15～20℃，每次20分钟；第2个及第3个疗程冷灸温度为5～10℃，每次30分钟。

附记：本疗法对青光眼绝对期（视神经萎缩）及术后患者疗效不高。

配穴方二　主穴：合谷、光明、心俞、膈俞、肝俞、脾俞、肾俞、足三里。配穴：肝郁气滞者，加期门、太冲；肝肾阴虚者，加太溪；兼有胸满、腹胀者，加内关；失眠者，加神门、三阴交。

灸法：①用温和灸，每次取4～6穴，各灸10分钟，每日灸1次，10次为1个疗程。②用温灸器灸，常选心俞、膈俞、肝俞、脾俞、肾俞等背部穴位，施以常规温灸器灸，每次20～30分钟，每日灸1～2次，10天为1个疗程。此法适用于肝肾阴虚、气血不足者。③用艾炷隔姜灸，每次取脾俞、足三里、肝俞、肾俞、太溪穴。取麦粒大艾炷，置姜片上，点燃施灸，各灸5壮，每日灸1次，10次为1个疗程。④用艾条回旋灸，在眼周穴（攒竹、四白、瞳子髎、阳白）施以回旋灸，每次5～10分钟，每日灸1次，10次为1个疗程。

配穴方三　大椎、身柱、风池、心俞、肝俞、合谷、光明、三阴交。

灸法：①用梅花针加灸法，每次取4～6穴，先用梅花针用平补平泻手法，叩刺至局部皮肤微出血，即以消毒棉球拭净血迹，再以艾条点燃悬之温和灸，各灸10～15分钟，每日治疗1次，15次为1个疗程；②用艾条回旋灸，每次取3～5穴，各灸10～15分钟，每日灸1次，15次为1个疗程；③用艾炷隔杞菊地黄丸灸，每次取3～5穴，取杞菊地黄丸（大丸）切片，放在穴上，上置中、小号艾炷，各灸5～7壮，每日或隔日灸1次，15次为1个疗程。

假性近视

假性近视是临床常见的眼病，尤以儿童及青少年居多。

【病因】　多是后天形成的。多因学龄儿童及青少年时在光线不足处学习（看书）或工作，或阅读体位不正，或病后目力未复和用眼过度所致。

【疗法】

配穴方一　睛明、承泣、攒竹、心俞、神门、肾俞、关元、肝俞、光明、足三里、三阴交。

灸法：①用温针灸，除眼周穴位外，余穴根据辨证每次取3～5穴，各灸2～3壮（或10～15分钟），隔日治疗1次，7次为1个疗程，每疗程间休息7～10日；②用艾条温和灸，每次取3～5穴，以艾条悬之温和灸，各灸20～30分钟，每日灸1次，10日为1个疗程，每疗程间休息5～7日。

附记：睛明、承泣、攒竹等眼区穴用常规针法，不宜灸。

配穴方二　翳明、太阳、鱼腰、崇骨。

灸法：用艾条雀啄灸，在上述穴位行以雀啄灸，各灸3～5分钟，灸至以局部皮肤红润为度，每日或隔日灸1次，10次为1个疗程。

附记：配合自我眼部保健操，以巩固治疗效果。

九、耳鼻喉科、口腔科病症

耳　鸣

耳鸣是在无外界声音刺激的情况下，主观听到持续声响的症状。

【病因】 肾开窍于耳，心亦寄窍于耳。心主血脉，心气不足，则气血运行受阻，气滞则血行迟缓，耳脉经气失充；或气血瘀滞，耳脉闭塞，经气无以充养耳窍所致；或因肝胆风火上逆，以致少阳经气闭阻；或因震伤；或因肾精亏虚，髓海不足；或由其他疾病所引起。

【症状】 猝然耳鸣，或听力减退、耳鸣并见。耳鸣如潮涌，或如雷鸣，或如蝉鸣，夜间为甚；听力减退多伴有低音调耳鸣，轻度或暂时性眩晕。证有虚实，治当详察。

【疗法】

配穴方一　主穴：太冲、侠溪、丘墟、中渚、听宫、听会、翳风。配穴：实证加丰隆、偏历；虚证加肾俞、关元、太溪、足三里、神阙。

灸法：①用艾条温和灸，根据辨证每次取4～6穴，各灸5～10分钟，每日灸1次，10次为1个疗程；②用艾炷隔姜灸，每次取3～5穴，将姜片放在穴上，上置如麦粒大艾炷，点燃施灸，各灸5～7壮，隔日灸1次，10次为1个疗程；③用艾炷隔盐灸，取大青盐适量，研细末，纳脐中，上置如枣核大艾炷，每次灸3～5壮，每日灸1次，10次为1个疗程。

配穴方二　百会、太阳、听会、听宫。

灸法：①用艾条雀啄灸，在上述穴位各灸10～15分钟，每日灸1次，7次为1个疗程；②用艾炷隔姜灸，在上述穴位各灸3～5壮，每日或隔日灸1次，7次为1个疗程。

化脓性中耳炎

化脓性中耳炎古称脓耳，临床以耳内反复流脓为特征。本病病程缠绵，且常反复发作，尤以儿童为多见。

【病因】　多因泪水、奶水、呕吐物、洗澡水或游泳使水殃及中耳，以及上呼吸道感染时的酸性分泌物沿咽鼓管进入中耳道等因素，以致耳鼓室发炎。

【症状】　急性则耳内呈搏动性跳痛，体温升高，听力减退，一旦鼓膜穿破，使脓液从外耳道流出则疼痛减轻；慢性则多由急性失治迁延而来，患耳反复流脓，听力减退，每遇外感则耳痛加剧，或伴有全身性症状。

【疗法】

配穴方一　主穴：翳风、外关、合谷、风池、听宫、天容、耳门、手三里。配穴：实证可加中渚、曲池、阳陵泉、太阳等；虚证可加中脘、脾俞、肾俞、足三里等。

灸法：①用艾条温和（或雀啄）灸，先清除外耳道脓液，用蘸有过氧化氢溶液的消毒棉签清洗外耳道，洗净后再用消毒棉签将外耳道拭净。根据辨证每次取3～5穴，各灸5～7分钟。耳周围腧穴施灸时间适当缩短，四肢腧穴施灸时间可适当延长，灸至局部皮肤红润、有灼热感为度。每日灸1次，10次为1个疗程。②用药线点灸，可在天容、耳门、手三里、合谷穴，用拇、示指持药线，露出线头2～3cm，点燃后吹灭火焰，将有火星之线端对准穴位，迅速准确地点按于穴位上，每穴灸1壮（即点按一下）。每日灸1次，10次为1个疗程，每个疗程间休息3～5日。

配穴方二　以患侧耳区附近穴为主——耳门、听宫、听会、上关、翳风、头窍阴、浮白、角孙、口禾髎等，以及风池、外关、合谷、中渚、肾俞、太溪等。

灸法：用艾条温和（或雀啄）灸，每次取3～5穴，各灸5～10分钟，灸至局部皮肤红润、灼热为度。每日或隔日灸1次，10次为1个疗程。

梅尼埃病

梅尼埃病又称内耳眩晕症，是由于膜迷路积水而引起的内耳疾病，属中医学眩晕范畴。在临床上较为常见。

【病因】 多因脾气虚弱，导致气血亏虚；或脾失健运，水湿分布失司，聚湿成痰，成饮，痰浊上扰，蒙蔽清窍；或久病及肾虚，肾阳不足，寒水上攻；或肾阴亏虚，水不涵木，致肝阳上亢，化火生风，风火上扰；或肝风夹痰上扰；或肾精亏损，均可引发本病。本病多本虚标实，尤以脾肾之虚，肝阳上亢所致者为多。

【症状】 发作性眩晕（自觉周围物体旋转，眼花缭乱，因体位变动而加重，且持续时间较短），波动型听力减退（或耳聋），或耳鸣。常伴有胸闷、纳呆、恶心呕吐、心悸、畏寒、肢冷、口苦、咽干、遗精滑泄或经闭不行等症状。

【疗法】

配穴方一　百会。

灸法：用艾炷无瘢痕灸，取准穴位，剪去局部头发，涂抹少许凡士林，令患者端坐低矮板凳上，术者置高凳坐于患者身侧，将搓成如黄豆大小的艾炷，置于百会穴上，用燃着的线香点燃，任其缓缓燃烧，患者诉痛时称为一报，若患者耐痛较差，术者可用手指呈叩诊姿势，在百会穴周围轻轻叩击，缓解疼痛，延长灸灼时间，待患者有三报之后，用竹质压舌板将燃烧之艾炷压灭，除去余烬，换上新艾炷再灸，反复进行，一般需灸 50～70 壮，约需 1 小时。

附记：灸壮数多少应根据病情而定，以患者感觉视物不旋转、恶心呕吐消失、胸部无紧压感、身上微微出汗为宜。灸后 1 周内不洗头，防止感染。高血压患者慎用，血压过高者不可灸，40 岁以上的患者灸后宜针泻足三里穴，以引灸火下行。

配穴方二　主穴：百会、内关、行间、足三里、三阴交、太溪。配穴：痰浊阻窍者，加脾俞、中脘、丰隆；肝阳上扰者，加肝俞。

灸法：①用艾条温和灸，取百会穴。每次灸 10～15 分钟，每日灸 1 次，10 次为 1 个疗程。此法对气血不足及髓海不足者效佳。②用艾炷隔姜灸，每次取 3～5 穴，取适当大小的艾炷隔姜灸，各灸 7～10 壮，隔日灸 1 次，5 次为 1 个疗程。③用艾炷隔盐灸，取大青盐适量，研细末纳脐中，每次灸 10 壮，每日灸 1 次，10 次为 1 个疗程。④用艾条雀啄灸，每次取 3～5 穴，各灸 15 分钟，每日灸 1 次，10 次为 1 个疗程。

上法每疗程间休息 3～5 日，未愈者再行下一个疗程。

鼻出血

鼻出血即鼻中出血，在临床上较为常见。

【病因】 多因肺有伏热，复感风热；或饮酒过度，多食辛辣之品；或阴虚火动；或气逆于肝；肝火偏旺，木火刑金，均可导致热灼肺络，血随鼻腔溢出所致。虽证有虚实之分，皆因热灼血络所致；或因外伤鼻腔所致。

【症状】 或偶尔出血，或时作时止，反复发作。甚则鼻出血如注。

【疗法】

配穴方一　少商、身柱。

灸法：用火柴灼灸，用火柴一根，在摩擦片上划燃后对准少商穴迅速点灸，手法轻，瞬时离穴，听到啪的响声即可。灸后局部皮肤出现米粒大瘢痕（一般不需处理）。再以相同的方法点燃身柱穴，每日灸 1 次。

配穴方二　主穴：迎香、风池、合谷。配穴：肺经热盛者，加少商、孔最；胃火炽盛者，加内庭、巨髎、天枢；阴虚火旺者，加太溪、三阴交等。

灸法：①用艾条温和灸，根据辨证每次取 2～3 穴，各灸 15～20 分钟，每日灸 1～2 次，中病即止；②用艾炷无瘢痕灸，根据辨证每次取 2～3 穴，取如黄豆大小的艾炷，着肤（穴上）直接灸，各灸 3～5 壮，灸至局部温热、红润但不起疱为度，隔日灸 1 次，中病即止；③艾炷隔蒜灸，根据辨证每次取 3～4 穴，将蒜片放在穴上，上置如枣核大艾炷，点燃施灸，各灸 7～10 壮，每日治疗 1 次，中病即止。

配穴方三　第一组：大椎、迎香、合谷。第二组：少商、太冲。

灸法：用艾灸加刺血法，先取第一组穴用艾条雀啄灸，各灸 10～15 分钟；再取第二组穴用三棱针点刺，各放血少许。每日治疗 1 次，中病即止。

附记：一般 1～3 次，最多 5 次即可见效或痊愈。

鼻　炎

鼻炎一般分为单纯性急慢性鼻炎、肥厚性鼻炎、干燥性鼻炎等，属中医学鼻窒范畴，是临床常见病、多发病。

【病因】 多因肺络受阻，壅滞鼻窍；或脾肺虚弱，肺气失宣，脾失健运，气血瘀滞，客于鼻窍所致。若迁延失治，又可转成慢性。

【症状】 鼻窍阻塞、干燥或分泌物增多，嗅觉障碍，急性者多伴有发热、头痛、头晕、疲乏、打喷嚏等症；慢性者则反复发作，而无表证。

【疗法】

配穴方一　迎香、合谷、印堂、足三里、大椎。

灸法：①用艾条温和灸，上述穴位每次取 3～4 穴，各灸 10～15 分钟，每日灸 1 次，5 次为 1 个疗程；②用温针灸，每次取 3～5 穴，各灸 2～3 壮（或

10～15 分钟），用泻法，或针后加灸，各灸 5～10 分钟，每日治疗 1 次，中病即止。

主治：急性鼻炎。

配穴方二　迎香、印堂、足三里、肺俞、内关、合谷。

灸法：①用艾条温和灸，每次取 3～5 穴或全取，各灸 10～15 分钟，每日灸 1 次，7 次为 1 个疗程。②用艾炷隔姜灸，每次取 3～5 穴，各灸 3～5 壮，每日灸 1 次，7 次为 1 个疗程。

主治：慢性鼻炎。

过敏性鼻炎

过敏性鼻炎又称变态反应性鼻炎，属中医学鼻鼽范畴，且多反复发作，经久不愈，根治颇难。

【病因】　多因外感风寒或风热之邪而致营卫失和，腠理郁闭，上客鼻窍；或受到某些过敏原而诱发。久之邪积鼻窍，则鼻息肉兼作也。

【症状】　鼻常流清涕，鼻塞，妨碍呼吸，鼻痒，喷嚏频作，咳嗽或伴寒热，类似伤风感冒之状。

【疗法】

配穴方一　第一组：印堂、上迎香（双侧）。第二组：百会。

灸法：用针刺加艾灸法，先取第一组穴针刺：用 30 号 1 寸毫针，右手持针对准上迎香穴，刺入 0.2 寸左右，针尖向上朝向印堂穴沿皮下斜透刺，针感鼻腔发胀为宜。针刺印堂穴用提捏进针法，即左手拇、示二指将患者印堂的皮肤捏起，右手持针对印堂穴，刺入 0.2 寸，得气后针尖向下沿皮下慢慢刺入约 1 寸，用捻转、提插、补法，使针感内及鼻腔，留针 20 分钟。再取第二组穴，艾灸百会穴：采用雀啄灸，艾条燃着一端，对准百会穴像鸡啄食一样，一上一下地移动。一般施灸 15～20 分钟为 1 次，每日可灸 2 次。针刺每日 1 次，针刺和艾灸 10 日为 1 个疗程。

配穴方二　主穴：肺俞、迎香、曲池、合谷、足三里、三阴交。配穴：风寒外袭者，加风池、大椎；脾气虚弱者，加脾俞；肾气不足者，加肾俞、太溪等。

灸法：①用艾条温和灸，根据辨证每次取 3～5 穴，各灸 20～30 分钟，每日灸 1～2 次，7 日为 1 个疗程；②用艾炷隔姜灸，每次取主穴 2 个，配穴 1 个，将姜片放在穴上，上置适当大小的艾炷，点燃施灸，各灸 5～7 壮，每日灸 1 次，7 日为 1 个疗程。

萎缩性鼻炎

萎缩性鼻炎属中医学鼻槁范畴。

【病因】 多因肺卫受邪，日久化燥伤津，鼻窍失荣所致。

【症状】 鼻腔干燥，嗅觉失灵，亦不知痛痒，且多伴有咳嗽、咽痛、大便燥结等症。病为慢性，其证多虚。

【疗法】

配穴方一　主穴：百会、迎香、足三里、肺俞。配穴：脾气虚弱者，加脾俞、阴陵泉、三阴交；肾气不足者，加肾俞、关元、命门。

灸法：①用艾条温和灸，根据辨证每次取 3～5 穴，各灸 20～30 分钟，灸至局部灼热、红润为度，每日灸 1 次，7 次为 1 个疗程。②用艾炷无瘢痕灸，常取百会穴（先用碘伏标出穴位，剃去四周头发），取锥形艾炷如黄豆大小或枣核大小，置于穴上直接无瘢痕灸，每次灸 3～5 壮，每日或隔日灸 1 次，5 次为 1 个疗程。但以灸后不起疱为宜。

配穴方二　迎香、尺泽、列缺、阴陵泉、足三里。

灸法：①用艾条温和灸，每次取 3～5 穴，各灸 5～15 分钟，每日灸 1 次，7 次为 1 个疗程。②用艾炷隔药饼灸，每次取 3～5 穴，取苍耳子、辛夷花各 9g，香白芷 15g，丝瓜藤 50g。共研细末，备用。每次取药粉适量，以水、蜂蜜各半调和成稠膏状，做成小圆饼若干，将药饼置穴上，上置艾炷，点燃施灸，各灸 3～5 壮，每日或隔日灸 1 次，7 次为 1 个疗程。

附记：可配合塞鼻方，即灸后取桃树嫩尖叶适量，捣烂如绒搓成一棉球状，塞入患鼻中。用药 10～20 分钟后，清涕量增多，待不能忍受时即可弃药。每药球可连用 4 次，每日换药 1～2 次，连续用药 1 周。

鼻窦炎

鼻窦炎中医称鼻渊，是临床常见、多发病。

【病因】 多因风邪外袭，郁闭腠理，肺气不宣，邪客鼻窍；或肺脾虚损，湿热邪毒久滞鼻窍；或胆热移于脑，或风寒、风热上扰，郁滞鼻窍所致。

【症状】 鼻中常流浊涕，或清或黄，有腥味或清稀不臭，嗅觉减退；或鼻痒，喷嚏，经年累月不止，时轻时重，易感冒，伴头痛。感冒后鼻塞，流涕，头痛加重。临床所见鼻涕黄稠而臭多属热；涕清稀不臭多属虚寒或风寒。

【疗法】

配穴方一　主穴：百会、风池、迎香、印堂、手三里、合谷。配穴：肺经郁热型，加肺俞、列缺、大椎；胆腑郁热型，加肝俞、阳陵泉、太冲；脾经湿热型，加脾俞、阴陵泉、丰隆；肺经虚寒型，加肺俞、太渊、太溪；脾气虚弱型，加脾俞、足三里、三阴交。

灸法：①用艾条温和灸，根据辨证每次取 3～5 穴，各灸 20～30 分钟，每日灸 1 次，10 次为 1 个疗程。②用艾炷隔姜灸，每次取 3～5 穴，各灸 3～5 壮，每日灸 1 次，10 次为 1 个疗程。③用艾炷无瘢痕灸，每次取 2～3 穴，将如枣核大艾炷放在穴上着肤直接灸，各灸 3～7 壮，灸至以局部皮肤灼热焮红但不起疱为度。每日或隔日灸 1 次，10 次为 1 个疗程。④用温针灸，每次取 3～5 穴，各灸 3 壮（或 10～15 分钟），用泻法；或针后加艾灸，各灸 10～15 分钟，每日治疗 1 次，10 次为 1 个疗程。

配穴方二　第一组：印堂、囟会、上星、百会、迎香。第二组：肺俞、脾俞、肾俞、上星、百会、迎香。

灸法：①用艾条温和灸，每次取第二组穴中 3～4 穴，各灸 20～30 分钟，每日灸 1～2 次，7 次为 1 个疗程。此法适用于肺气虚弱型。②用艾炷无瘢痕灸，每次取第一组穴，将麦粒大艾炷放在穴上着肤直接灸，各灸 3～5 壮，灸至局部皮肤灼热、红润但不起疱为度。每日灸 1 次，7 次为 1 个疗程。

酒渣鼻

酒渣鼻俗称红鼻子或称鼻赤。

【病因】　多因饮酒过度，嗜食辛辣，肠胃积热，热气上蒸，客于鼻窍，复被风寒外袭，血热瘀阻；或肺受风热，邪热熏蒸肺窍，伏留不散，上客鼻窍，均可导致热瘀凝于内，鼻赤见于外也。

【症状】　鼻赤多见于鼻准及鼻两旁，甚则红紫。

【疗法】

配穴方一　迎香、上迎香、天府、侠白。

灸法：用艾炷无瘢痕灸，每次取 2～3 穴，各灸 5～7 壮，灸至以局部皮肤灼热、红润但不起疱为度，每日或隔日灸 1 次，15 次为 1 个疗程。每疗程间休息 5 日，再行下一个疗程。

附记：平时应避免精神紧张和冷热刺激，饮食宜清淡，忌烟酒及过食辛辣刺激性食物，保持排便通畅，有助于减轻症状。

配穴方二　阿是穴（患部及其周围）。

灸法：①用梅花针加艾灸法，先用梅花针在上述部位叩刺至微出血为止，用消毒干棉球拭净血迹后，再用艾条悬之温灸5～10分钟，隔日治疗1次，10次为1个疗程；②用艾条回旋灸，用艾条在阿是穴上下回旋灸之，每次灸20～30分钟，每日灸1次，10次为1个疗程。

配穴方三　第一组：大椎、肺俞、膈俞、胃俞、印堂、迎香、合谷。第二组：少商、患部。

灸法：①用艾条温和灸，每次取第一组穴中3～5穴，各灸10～15分钟，每日灸1次，10次为1个疗程。②用艾灸刺血法，先取第一组穴中之3～5穴，用雀啄灸法，各灸10～15分钟，再取第二组穴，用三棱针点刺少商穴（双侧）各放血少许；再用梅花针叩刺患部至微出血为止。每日治疗1次，10日为1个疗程。

附记：一般3～5个疗程即可见效或痊愈。如果每日按摩患部10分钟，则效果更佳。忌食辛辣、鸡鱼，忌酒戒烟，有利于巩固治疗效果。

扁桃体炎

扁桃体炎属中医学乳蛾范畴，是临床常见病、多发病。

【病因】　多因内有积热，复感风热之邪，风热相搏，上蒸咽喉所致；或因痰郁生热，木火刑金，灼津生痰，痰热相搏，壅滞咽喉而起。慢性多由急性迁延失治转化而成；或由素体虚弱，虚火上炎；或由邻近器官组织炎症蔓延所引起。若复感外邪，又可引起急性发作。

【症状】　喉核（扁桃体）一侧或两侧红肿疼痛，吞咽困难，伴有发热恶寒，头痛，咳嗽，脉浮，多为急性或慢性急性发作。慢性则见喉核微红、微肿；或仅感咽喉不适，干燥，自觉有灼热感；或吞咽不适。一般无表证或全身症状。

【疗法】

配穴方一　主穴：大椎、肺俞、合谷、少商。配穴：发热者，加曲池；阴虚者，加太溪。

灸法：①用艾条温和灸，根据辨证每次取3～5穴，各灸5～15分钟。急性者灸后，可在大椎、少商（双）、曲池（双）穴用三棱针点刺放血少许。每日灸1次，5次为1个疗程。②用刺后加灸法，每次取3～5穴，先用梅花针叩刺后（实证用泻法，虚证用补法），再采用雀啄灸，各灸10～15分钟，每日治疗1次，5次为1个疗程。

配穴方二　大椎、大杼、风池、风府、天容、合谷、内庭、少商、曲泽、商阳、翳风。

灸法：①用艾条温和灸，每次取 3～5 穴，各灸 10～15 分钟。急性者可用三棱针在少商（双侧）、商阳（双侧）穴点刺放血少许。每日灸 1～2 次，5 日为 1 个疗程。②用艾炷无瘢痕灸，可在大椎、风池、翳风、曲泽等穴，以黄豆或麦粒大的艾炷放在穴上着肤直接灸，各灸 3～5 壮，灸至以局部皮肤灼热、红润但不起疱为度，每日或隔日灸 1 次，5 次为 1 个疗程。

咽喉炎

咽喉炎一般多属中医学喉痹范畴。

【病因】 致因虽多，总属火毒为患。然火有虚实，临床所见，急性多属实火为患，慢性多由虚火而起。

【症状】 咽喉部一侧或两侧红肿疼痛，或微红微肿微痛，痒痛不舒，且伴有吞咽困难、声音嘶哑等症。

【疗法】

配穴方一　曲池、合谷、尺泽、风池、内庭。

灸法：用灯草灸，用灯心草 1 根，以香油浸之，用棉纸揩去灯心草上浮油，点燃一端，对准穴位淬爆，每穴淬灸 1～2 下，每日灸 1 次，3 次为 1 个疗程。

主治：咽喉炎（咽喉肿痛）。

配穴方二　主穴：大椎、肺俞、天容、少商、商阳。配穴：兼表证者，加风池、曲池；咳嗽者，加天突；头痛者，加太阳。

灸法：①用艾条温和（或雀啄）灸，根据辨证每次取 3～5 穴，各灸 10～15 分钟，急性证重者，灸后用三棱针在少商（双）、商阳（双）穴点刺各放血少许，每日灸 1 次，5 次为 1 个疗程。②用灯草灸，每次取 3～5 穴，用灯心草 1 根（约 3cm 长），蘸香油点燃，迅速对准穴位各灼灸一下，听到清脆的啪声即告成功。每日灸 1 次，5 次为 1 个疗程。

主治：急慢性咽喉炎。

配穴方三　肺俞、曲池、合谷（均取双侧）。

灸法：①用艾条雀啄灸，在上述穴位各灸 5～10 分钟，每日灸 1～2 次，5 日为 1 个疗程。②用针后加艾灸法，在上述穴位，用毫针行常规针刺，用泻法，不留针。出针后，用艾条悬之温灸，各灸 5～10 分钟，每日治疗 1 次，5 次为 1 个疗程。③用艾炷隔药饼灸，每次取 2～4 穴，用板蓝根、金银花、山豆根各等份，共研细末，备用。每次取药末适量，用清水适量调和成软膏状，做成小圆药饼（直径应大于艾炷底径），置于穴上，上置中小号艾炷，点燃施灸，各灸 3～5

壮，每日灸 1 次，5 次为 1 个疗程。

主治：急性咽喉炎。

喉　炎

喉炎属中医学喉痹范畴，在临床上较为常见。病有急性和慢性之分，证有寒热虚实之辨，治当详察。

【病因】 喉为气道，归肺所主。多因肺有伏热，复感风热，风热相搏，上客咽喉；或肝火偏旺，木火刑金，上攻咽喉所致；或肝肾阴虚；或肺阴不足；或热灼阴津，虚火上冲，客于咽喉所致。急性失治迁延可转化成慢性，慢性复感风热又可诱发急性发作。总之，急性多因实火为患，慢性多因虚火而致。

【症状】 喉部一侧或两侧红肿疼痛，或微红微肿微痛，痒痛不适，声音嘶哑。急性多伴有表证或头痛等。

【疗法】

配穴方一　第一组：鱼际、太渊、尺泽；第二组：少商、商阳、关冲。

灸法：①用艾条雀啄灸，每次取第一组穴各灸 5～15 分钟，急性者加取第二组穴，用三棱针点刺各放血少许。每日灸 1～2 次，5 日为 1 个疗程。②用温针灸，每次取第一组穴，各灸 2～3 壮（或 10～15 分钟，每日治疗 1 次，5 次为 1 个疗程）。③用灯草灸，每次取第二组穴，用灯心草 1 根，一端蘸香油，拭净浮油后点燃，迅速对准穴位各灼灸一下，当听到清脆的啪声即可。每日或隔日灸 1 次，3 次为 1 个疗程。

主治：急、慢性喉炎及咽炎、扁桃体炎。

配穴方二　大椎、肺俞、二间、合谷、尺泽。

灸法：①用艾炷无瘢痕灸，每次取 3～5 穴，取麦粒大或黄豆大艾炷置于穴上，着肤直接灸，各灸 3～5 壮，灸至局部皮肤灼热、红润但不起疱为度。每日或隔日灸 1 次，5 次为 1 个疗程。或先按摩 10 分钟，再艾灸之，则效果更好。②用艾条温和灸，每次取 3～5 穴，各灸 5～15 分钟，每日灸 1～2 次，3 日为 1 个疗程。

主治：喉炎、咽喉炎。

咽　炎

咽炎属中医学喉痹范畴，在临床上较为常见。病有急性和慢性之分，证有寒热虚实之辨，治当详察。

【病因】 多因嗜食辛热，过度饮酒，热毒蕴积脾胃，上蒸咽喉，且以上攻咽部为多。若急性失治，迁延日久或热伤阴津，又可转化成慢性，形成阴虚火旺之证。总之实证多属实火为患，虚证多由虚火而起。

【症状】 咽部红肿疼痛，吞咽困难，或微红、微肿、微痛或痒痛不适。

【疗法】

配穴方一　第一组：肺俞、胃俞、大椎、曲池。第二组：少商（双）、十宣。

灸法：①用艾条雀啄灸，每次取第一组穴中之3～5穴，各灸10～15分钟，急性者加取第二组穴，用三棱针点刺，各放血少许。每日灸1～2次，5日为1个疗程。②用针后加灸法，每次取第一组穴先用梅花针各叩刺3～5分钟（急性用泻法，慢性用平补平泻法），针后用艾条悬灸，各灸5～10分钟。每日治疗1次，5次为1个疗程。③用艾炷隔药饼灸，每次取第一组穴，用板蓝根50g、黄芩15g、射干9g，共研细末，备用。每次取适量，以清水调和成软膏状，做成小圆药饼若干（药饼直径应大于艾炷底径），将药饼放在穴上，上置中小号艾炷，点燃施灸，各灸5～7壮，灸至局部皮肤灼热、红润为度。每日或隔日灸1次，5次为1个疗程。

主治：急慢性咽炎及扁桃体炎。

配穴方二　大椎、膻中、肺俞、大杼、肾俞、合谷、尺泽。

灸法：①用艾条温和灸，每次取3～5穴，各灸10～20分钟，每日或隔日灸1次，5次为1个疗程。②用温针灸，每次取3～5穴，各灸3壮（或10～15分钟），或针后加灸亦可。每日治疗1次，7次为1个疗程。

主治：慢性咽炎。

口　疮

口疮又称口疳，是指口腔黏膜上发生表浅如豆大的溃疡，故又称口腔溃疡。现代医学称为口腔炎，是临床常见病、多发病。

【病因】 一般分实证和虚证两类。实证多因过食辛辣、厚味或嗜饮醇酒，以致心脾积热，复感风、火、燥邪，热郁化火，循经上行，客于口腔而发；或因口腔不洁，或损伤、毒邪乘机侵袭，使口腔黏膜腐败而致病。虚证多因素体阴虚，加上病后或劳累过度；亏耗真阴，伤及心肾，虚火上炎于口腔而发病；或由急性失治，转化而成；或阳虚、津液停滞，寒湿困于口腔而致。

【症状】 唇、颊、齿龈、舌面等处黏膜出现黄豆或豌豆大小、圆形或椭圆形的黄白色溃疡点，中央凹陷，周边潮红，兼有发热、口渴、口臭。虚证则此愈彼起，缠绵不愈，口不渴饮，不发热。

【疗法】

配穴方一　神阙。

灸法：用艾条温和灸，用艾绒或加入其他药物（如丁香、吴茱萸、附子、细辛等，以加强作用）做成艾条，点燃对准脐部进行熏烤（悬灸），直到病人感觉温热舒适，即将艾条燃端固定在一定高度（一般距离 2cm 左右）。连续熏烤 5～10 分钟，至局部皮肤发红为止。也可配合雀啄灸。每日灸 1 次，重者加灸 1 次。

主治：口腔溃疡。

附记：在灸治中，注意防止烧伤，孕妇勿灸。

配穴方二　玉枕（患侧或双侧）。

灸法：用针灸法，让患者端坐，医者立于患者背后，两手拇指按玉枕穴，向内上方用力按揉，病人有压痛感，医者拇指可触及卵圆形或条索状阳性反应物。口疮生于左侧者，左玉枕穴压痛明显；生于右侧者，右玉枕穴压痛明显；左右均有者，双侧玉枕穴均压痛明显。根据临床辨证，分 3 型论治。

脾胃积热型：经常规消毒后，用左手捏住玉枕穴的阳性反应物，右手持针刺入后出针，轻挤针孔，出血 1 滴，将血擦净即可。

阴虚火旺型：经常规消毒后，用左手示指切住玉枕穴，右手持 1～1.8 寸毫针，针尖斜向内上方呈 30°，用泻法，留针 10～15 分钟，行针 2～3 次。

中气不足型：方法同上，针后加灸 20～30 分钟，均用先泻后补法，也可单用灸法，每日 1～2 次。

主治：口腔溃疡。

牙　痛

牙痛无论男女老少皆可发病，是临床常见多发病。无论牙齿或牙周、牙龈的疾病都可引起牙痛，痛甚者可影响饮食、工作及休息。

【病因】　多因口腔不洁，不刷牙；或过食辛热之物，胃热炽盛；或肝火上冲；或肝肾阴虚，虚火上炎；或风热火毒上攻；或肾阳亏虚，浮阳上越所致。

【症状】　牙痛或伴牙龈红肿，大便秘结。根据临床表现及伴随症状不同，又可分为：风热（火）牙痛、胃火牙痛、虚火牙痛、肾虚牙痛及虫牙痛。

【疗法】

配穴方一　风热牙痛取颊车、外关、风池、合谷；胃火牙痛取内庭、合谷、下关；虚火牙痛取太溪、行间、颊车、下关。

灸法：①用艾炷隔蒜灸，随证取穴，将蒜片贴在穴位上，上置如枣核大艾炷，点燃施灸，各灸 5～7 壮，每日灸 1 或 2 次，中病即止；②用艾条雀啄灸，随证取穴，各灸15～30分钟，每日灸1或2次，中病即止；③用艾炷隔盐灸，随证取穴，将食盐研细，每穴铺一层薄盐，上置如枣核大艾炷，点燃施灸，各灸5～7壮，每日灸1～2次。一般1～2次即可止痛。

配穴方二　主穴：合谷、风池、下关、颊车。配穴：风火牙痛加腋门、外关；实火牙痛加内庭、二间；虚火牙痛加太溪、行间等。

灸法：①用艾炷无瘢痕灸，根据辨证，每次取2～3穴，取艾炷如麦粒大小置穴上着肤直接灸，各灸3～5壮，灸至局部皮肤灼热、红润，但不起疱为度，每日灸1次，中病即止；②用艾炷隔蒜灸，根据辨证，每次取2～3穴，将蒜片贴放在穴上，上置如麦粒或黄豆大小之艾炷，点燃施灸，各灸5～8壮，每日灸1次，中病即止；③用艾炷隔盐灸，灸治壮数及时间同隔蒜灸；④用灯草灸，根据辨证，每次取3或4穴，取灯心草1根，一端蘸香油，点燃后，对准穴位，迅速灼灸一下，即可听到清脆的啪声即可，各灼灸一下，每日灸1次，中病即止。一般1～3次即愈。

配穴方三　主穴：颊车、合谷、曲池。配穴：伴发热、牙龈肿痛者，加外关、风池；伴口臭、便秘者，加内庭、二间；伴牙齿浮动、腰酸、神疲者，加太溪、行间；龋齿痛者，加二间、阳谷。

灸法：①用艾炷无瘢痕灸，每次取3～4穴，取麦粒大或黄豆大艾炷放在穴位上着肤直接灸，各灸3～5壮，灸至局部皮肤灼热、红润但不起疱为度，每日灸1次，痛止停灸。②用艾炷隔蒜灸，每次取2～4穴，将蒜片贴放在穴位上，上置如麦粒大或黄豆大艾炷，点燃施灸，各灸5～7壮，每日灸1次，中病即止。③用艾条雀啄灸，每次取3～4穴，各灸10～20分钟，每日灸1～2次。或先用梅花针叩刺（实证重叩，用泻法，虚证轻叩，用补法），针后再以艾条温灸之，则效果更好。④用灯草灸，每次取2～4穴，取灯心草1根（约3cm长），一端蘸香油，点燃后迅速对准穴位灼灸一下，听到清脆的啪声即可。每日灸1～2次，中病即止。

附记：一般1～2次即痛止，若牙痛未完全停止，可再指压健侧颊车或合谷穴5分钟。

十、灸疗保健十八穴

（一）概述

1. 保健灸的起源和发展

保健灸的历史悠久，我国古代劳动人民很早就采用艾灸保健强身，防治疾病。文献中记载之“逆灸”就是现代的保健灸。古人非常重视艾灸保健，在《黄帝内经》中就有“大风汗出，灸譩譆”“灸则强食生肉”的记载，并把掌握针灸保健技术的医生称为“上工”。唐代医家孙思邈提出了用灸法预防疾病，把灸足三里称为“长寿灸”，可以防病抗衰老。宋代《针灸资生经》提出了脐灸有壮元阳的功效，能强壮身体，延年益寿；灸百会可以预防小儿惊风。《扁鹊心书》说：“人于无病时，常灸关元、气海、命门、中脘……虽未得长生，亦可保百余年寿矣。”明代《针灸大成》在运用灸法预防中风时，主张“便宜急灸三里、绝骨四处，各灸三壮”“如春交夏时，夏交秋时，俱宜灸，常令二足有灸疮为妙”。《医学入门》说：“凡一年四季各熏一次，元气坚固，百病不生。”清代医家张璐在夏月三伏用药敷灸肺俞、膏肓、颈百劳等穴，可预防冬季哮喘发病。当代保健灸在继承古代经验的基础上，发明了很多新的灸疗方法和器械，药物穴位敷灸防治慢性气管炎、心绞痛等疾病，取得了显著的效果。运用灸法减肥防皱，使艾灸疗法进入美容延缓衰老的领域。通过大量临床和实验研究，逐渐阐明保健灸的作用原理。保健灸可以调整脏腑功能，促进机体新陈代谢，增加红、白细胞的数量和吞噬细胞的吞噬功能，调整和提高机体的免疫功能，增强机体的抗病能力，从而可达防病健身、延年益寿的目的。

2. 保健灸对世界医学的影响

保健灸随着中医药学很早就流传到世界各国，对世界医学产生了一定影响，特别是深受日本、朝鲜及东南亚各国医家和人民的重视。在日本，保健灸很盛行，三里灸广为流行，《养生一言草》载有“灸治确为养生诀，年逾四十灸三里。施灸不为寒暑限，疲劳施灸为上策。小儿患病应施灸，胜似服药有神效”。日本很多医家都非常重视长寿灸，提倡婴儿时期灸身柱，以促进婴儿生长发育；17岁左右灸风门，以预防呼吸系统疾病；24岁左右灸三阴交，以避免生殖泌尿系统疾病；30岁灸足三里，以增强脾胃功能，预防疾病；老年人加灸曲池，以降低血压，预防中风，使眼睛明亮。在朝鲜，《东医宝鉴》称脐灸有“养丹田，助两肾；添精补髓，返老还童，防病延寿”之功。

3. 保健灸的特点

（1）适用范围广，不仅能防病强身，延年益寿，而且可预防传染病，对临床各科疾病均有明显效果。

（2）保健灸方法多样，有艾灸、脐灸、隔药灸、药物敷灸等。

（3）疗效确切，安全可靠，操作简便，可以自己操作，不良反应少，既适宜在医疗单位开展，也可在家庭操作。

（二）保健十八穴位置取穴及适用范围

取穴顺序与作用：先下后上再四肢，先阳后阴背腹分；有病治病，无病强身，双向作用很重要。人的体质有不同，保健用穴要侧重；年龄地域都有别，贵在坚持建奇功。

根据古今医家保健灸术经验，并结合家传师授和笔者五十余年临床体会，总结出保健灸养生十八穴，特介绍如下。

1. 灸足三里

足三里是足阳明胃经之合穴，为五输穴之一，为全身最重要的强壮穴，素为历代医家所重视，故有“长寿穴”之称。

足三里在小腿外侧之前上部，胫腓两骨间。让病人正坐自然屈膝，以足掌放平为度，用本人之手虎口围住膝盖，示指放于膝下胫骨前缘，四指并拢，当中指尖着处是穴位。

足三里“合治六腑”，凡六腑之病皆可用之，具有健脾胃、助消化、调气血、扶正气、壮元阳、祛风邪及强身壮体、延年益寿的作用。常灸之能调整胃肠、心肺功能，使呼吸代谢功能显著增强，调节血压、血糖，提高免疫功能。主治一切胃肠病症，虚损劳疾。无病灸之有防病健身、增强机体抵抗力、延缓衰老的作用。

古人多采用化脓灸，每次灸3～5壮，灸后发疱化脓形成灸疮，20～40日结痂，灸痂脱落痊愈后遗留瘢痕，可每月灸1次。现在多采用艾炷无瘢痕灸，或艾炷隔药灸，即当艾炷点燃灸至局部有灼热感时即用镊子夹去艾炷，再换新炷施灸，连灸3～5壮。亦可采用艾条温和灸，每次灸10～15分钟，灸至局部有温热感，皮肤出现红润为度。每日或隔日灸1次，每月灸10次。

但胃酸过多、空腹时及胃灼热者，不宜灸足三里，灸其邻近处阳陵泉有良效。

2. 灸阳陵泉

阳陵泉为足少阳胆经之合穴，又为八会穴之一，亦属五输穴之一。现代研究发现常灸阳陵泉亦有良好的保健作用，值得重视。

阳陵泉在腓骨小头之前下部凹陷处。使病人正坐屈膝，将足自然放平，从膝外侧关节之下，按取腓骨小头和胫骨粗隆两点向下呈等边三角形，其下尖端是穴位。恰在足三里外上的一横指处。

阳陵泉属胆经，胆附于肝，共为气机调节之枢，合治内腑，古称“中正之官”，参与运化食物之功能。

每次可用艾炷灸5～7壮或艾条温和灸10～15分钟。治疗用每日或隔日灸1次；用于保健，每月灸10次。

3. 灸三阴交

三阴交属足太阴脾经穴，为足三阴经之交会穴，所以有主治肝、脾、肾三脏疾病的作用，亦是常用保健灸穴位之一。

三阴交穴在内踝直上约 3 寸处，胫骨后缘。从内踝至阴陵泉折作 13 寸，当内踝正中直上 3 寸之处取穴。

三阴交具有健脾和胃、调补肝肾、调理经血，主生殖、化湿浊之功效。

可选用艾炷无瘢痕灸，每次灸 3～5 壮，3 日灸 1 次，每月灸 5～10 次；或艾条温和灸，每次灸 10～20 分钟，每日 1 次，每月灸 5 次。

4. 灸涌泉

涌泉穴属足少阴肾经穴，为老年保健要穴，有强壮保健益寿之功，且为灸疗保健术之常用穴之一。

涌泉穴在足心前凹陷中，为肾经起始穴，卷足时足前部凹陷中，当第二、三趾缝段头端与足跟连线的前 1/3 与后 2/3 交点上。

可选用艾炷无瘢痕灸或隔姜（隔药）灸，每次灸 5～10 壮，灸至局部感觉灼痛时即用镊子夹去未燃尽的艾炷，更换新炷再灸，或用艾条熏灸，每次 10～15 分钟。每日或隔日 1 次，每月灸 5～10 次。

5. 灸曲池

曲池穴为手阳明大肠经合穴，亦为五输穴之一，为上肢主要穴位之一，有调节全身的功能，亦为灸疗保健养生的常用穴位，应当加以重视。

曲池穴位于上肢肘关节横纹处，在肱骨外上髁与桡骨小头之关节间，当肘窝横纹之端。屈肘略成直角，手心向里，在肘窝横纹头下陷中是穴位。

曲池穴有祛风解表、清热利湿、调和营卫、强壮明目、调理肠胃、行气活血、疏筋利节、主泄逆气之功效。

可选用艾炷无瘢痕灸或隔姜灸，灸 3～5 壮，或用艾条温和灸 5～10 分钟。每日或隔日灸 1 次，每月灸 5～10 次。

6. 灸郄门

郄门为手厥阴心包经之郄穴。郄穴有急救作用，多用于顽固性疾病和急性病。心包是心脏的外围，有传达心主命令和意志的职责，可以代心行事、代心受邪，所以郄门穴可以抗御外犯、畅行君命，故为灸疗保健养生的重要穴位。

郄门穴在上肢前臂内侧面，掌横纹直上 5 寸，当桡侧腕屈肌和掌长肌之间。使人屈肘或伸肘仰掌，从掌后横纹至肘横纹折作 12 寸，由掌后横纹向上 5 寸处是穴位。

郄门具有宁心安神，理气宽膈、解痉镇痛、调理气血之功效。

可采用艾炷无瘢痕灸，或隔药饼灸，每次灸 3～5 壮，或用艾条温和灸 10～15 分钟。每日或隔日灸 1 次，每月灸 5～10 次。

7. 灸太冲

太冲穴属足厥阴肝经穴，亦是原穴，属“五输穴”之一。为肝经要穴，应用范围广泛。太冲穴是防治诸疾的一个要冲，也是灸疗养生保健的重要穴位。

太冲穴位于足背，在足踇趾、二趾趾缝纹头后凹陷中的行间穴后1.5寸骨缝中为是穴。

可采用艾炷无瘢痕灸，或隔药灸，每次灸3～5壮，或用艾条温和灸5～10分钟。每日或隔日灸1次。每月灸10次。

8. 灸劳宫

劳宫穴属手厥阴心包经之荥穴，属“五输穴”之一。穴位在掌心中，与神阙、涌泉二穴同为药疗要穴，亦是灸疗养生保健之重要穴位。

劳宫穴在第2、3掌骨间偏于第3掌骨，握拳屈指时中指尖处。

劳宫具有活血开窍、清热散邪的功效。

可采用艾炷灸3～5壮，或用艾条温和灸10～15分钟。每日或隔日灸1次，每月灸5～10次。

9. 灸大椎

大椎穴属督脉经穴，为手足三阳、督脉之会，又称“阳脉之海”，有总督诸阳之作用，能主宰全身，故为保健要穴。

大椎穴在第7颈椎棘突下凹陷处，使病人正坐平肩，略低头，在第7颈椎下、第1胸椎上陷凹处取穴。当低头时颈后与肩平处出现一个高突，即第7颈椎，其下即大椎穴。

大椎在项下背上正中，属督脉经，手足六条阳经皆会于此。它具有通阳解表、清热解毒、疏风散寒、清脑宁神、肃肺调气、扶正祛邪的功效。

灸大椎穴，还有强壮全身、解毒及退热作用。

可采用艾炷灸3～7壮，或用艾条温和灸5～15分钟。每日或隔日灸1次，每月灸10次。

10. 灸身柱

身柱穴属督脉经穴，居第3胸椎棘突下，接近肺脏，属督脉经，通于脑髓，含有“全身之柱”之意。小儿常灸可强身健体，促进发育，为小儿保健灸要穴。

身柱穴在第3、4胸椎棘突之间。取穴时，使病人自然正坐平肩，略向前低头，在第3胸椎下陷中取之。

身柱穴具有通阳理气、祛风退热、强筋健骨、清心宁神、降逆止咳、理肺解毒、补虚扶正的功效。常灸身柱穴可防止疲劳和促进疲劳的恢复，防治神经衰弱、不眠症、头痛等。对脑出血、精神病、癔症、癫痫、舞蹈病也有一定疗效。

对于成年人，可采用艾炷无瘢痕灸3～5壮，或用艾条温和灸10～15分钟，每日或隔日灸1次，每月灸10次。对于小儿，可将艾绒搓成铅笔尖或更细一些，在身柱穴灸3壮；或用艾条悬灸5～10分钟即可，每月灸5～10次为宜。

11. 灸风门

风门穴属足太阳膀胱经，为足太阳与督脉交会穴。所谓风门，即风邪出入之门户。又名热府，是热气聚集之意。也是灸疗保健养生之要穴。

风门穴在第2、3胸椎之间正中线旁开1.5寸处是穴。

风门能泻诸阳经热气，亦泻胸中之热，所以不论内伤外感，一切风证皆主之。它具有宣通肺气、疏散风邪、调整气机、清热解表的功效。灸之能调整肺功能，增加肺通气量。

灸风门穴能预防中风。脑出血昏倒时，可在风门穴放血。一般头痛，只灸风门、身柱即可痊愈。灸风门有预防痈疽的作用。

可采用艾炷灸，每次3～5壮，或用艾条温和灸10～15分钟。每日或隔日灸1次，每月灸5～10次。

12. 灸膏肓

膏肓穴属足太阳膀胱经之背部腧穴，是补虚扶正的要穴，对于虚弱、虚劳的病人，常灸此穴，有补益气血的作用，故为养生保健之要穴。

膏肓位于背部第4胸椎棘突下旁开3寸处是穴。

膏肓具有调整肺气、养阴清肺、补虚益损的功效。

可采用艾炷灸5～7壮，或用艾条温和灸5～10分钟，或悬灸15～20分钟，每日或隔日灸1次，每月灸10次。

13. 灸脾俞

脾俞穴属足太阳膀胱经之背俞穴之一，内应于脾。脾胃为后天之本、气血生化之源。脾胃气旺则脏腑旺盛，百病不生。故常灸脾俞穴是养生保健之首务。

脾俞穴，位于背部在第11、12胸椎之间旁开1.5寸。使病人正坐或伏卧，按第11胸椎下脊中穴旁开1.5寸处取穴。简便取法，可先摸到肩胛骨下角平为第7胸椎下，到髂嵴连线平为第16椎即第4腰椎，再找脾俞就容易了。

脾俞具有调理脾气运化水谷、渗利除湿、和营统血、补益气血的功效。

可采用艾炷无瘢痕灸或隔姜灸，每次灸3～5壮，或用艾条温和灸10～15分钟，每日或隔日灸1次，每月灸10次。

14. 灸肾俞

肾俞穴属足太阳膀胱经的背俞穴之一，内应于肾，肾为先天之本，总司一身之阴阳。灸之既能治病，又能防病，为保健养生之要穴，老少皆宜。

肾俞穴位于背腰部，在第2、3腰椎棘突之间，旁开1.5寸。使病人正坐或伏卧，从第2腰椎之下命门穴，旁开1.5寸取之，简便取法，使病人正坐直腰，由医者两手中指按其脐心，左右平行移向背后，两指会合之处为命门穴（此穴正对脐中)，由此旁开 1.5 寸处取之。但此法对于胖人腹下垂者不甚准确。

肾俞穴内归肾脏所属，而肾脏受五脏六腑之精而藏之，又主宰一身之元气。如果肾气足，则人体精力充沛，强劲有力，生殖力强，脑功能也精巧灵敏，消化旺盛。

肾俞具有调理肾气，强健脑脊，聪耳明目，壮骨健身，补肾益精，温阳散寒，壮元阳，纳肾气的功效。

可采用艾炷无瘢痕灸或艾炷隔姜（或附子饼）灸，每次灸 5～10 壮，或用艾条温和灸 10～20 分钟。每日或隔日灸 1 次，每月灸 10 次。

15. 灸中脘

中脘穴属任脉之经穴，又名太仓，为胃之募穴，六腑之会，与小肠、三焦、胃、肺、肝、任脉六经皆有关系，故有中脘为上纪之说，凡腑病皆治之。主治暴亡诸阳欲脱之疾，又为治脾胃诸疾之要穴，灸之可健运脾胃、增进饮食，为培补后天之本的保健灸要穴。

中脘穴，在上腹部之中央，腹白线正中线上，肚脐中心上 4 寸处。使病人仰面平卧，自胸歧骨（胸骨体、剑突联合处）至脐中心 1/2 处取穴。

中脘穴适在胃上，“胃为水谷之海，主腐熟水谷”，具有调胃和中、补虚益气、纳谷化湿、降逆止呕、调理肠胃、行气活血、清热化滞的功效。

可采用艾炷无瘢痕灸或艾炷隔姜灸，每次灸 5～7 壮，或用艾条温和灸（悬灸）10～15 分钟。每日或隔日灸 1 次，每月灸 10 次。

16. 灸神阙

神阙穴属任脉经穴，为保健灸要穴，一向受养生家重视。

神阙穴在肚脐中心处，一看便知，便于取穴，素为灸疗、药疗、拔罐所常用。它具有培元固本的功效，灸之能回阳固脱、温补元阳、健运脾胃、延年益寿。又因肚脐内通脏腑，外连全身，故可使灸疗之良性刺激直达病所，既有祛疾之功，又有保健之能。

可选用艾炷隔盐（或姜、或附子饼、或药饼）灸，每次灸 5～7 壮，或用艾条温和灸或悬灸 10～15 分钟。灸至腹内有温暖舒适感，局部皮肤红润、发热为度。每日或隔日灸 1 次，每月灸 10 次，本穴不宜采用化脓灸。孕妇慎用。

17. 灸关元

关元穴属任脉经穴，别名丹田。为手太阳小肠之募穴，又是冲脉、督脉、任脉所起之所，此三脉者同发于胞中，称为一源三歧，能治诸虚百损，壮一身之气，故为强壮养生、保健灸要穴。

关元穴在下腹部正中线上，在脐下 3 寸处是穴。使病人仰卧，由脐中至骨联合上缘折作 5 寸，在脐下 3 寸是穴。

关元穴为一身元气之所在，在脐下胞宫之上，为生化之源，当人体上下四旁之中，名为“大中极”，为男子藏精、女子蓄血之处。它具有培元固本、调气回阳、温肾固精、理气和血、清热利湿、通调冲任的功效，常灸之，可强身健体，益寿延年，为中老年人养生保健灸之要穴。

可采用艾炷无瘢痕灸或艾炷隔姜（或附子饼）灸，每次灸5～7壮，或用艾条温和灸15～20分钟。每日或隔日灸1次。每月灸10次。孕妇忌用。

18. 灸气海

气海穴属任脉之经穴，又名下肓、丹田，为古今养生保健强壮要穴。气海保健灸，对于男子，尤其是中年以后男子养生保健尤为适宜。

气海穴，位于脐下1.5寸处。在关元穴直上1.5寸是穴。

气海具有培补元气、益肾固精、调理冲任、益气和血的功效，有强身壮体、养生保健、延年益寿作用。

可采用艾炷无瘢痕灸或艾炷隔姜（或附子饼）灸，每次灸5～7壮。或用艾条温和灸10～15分钟。每日或隔日灸1次，每月灸10次。孕妇忌用。

（三）十八穴保健灸应用

有病治病，无病先防。保健灸可预防的疾病甚多，特举例如下。

（1）预防感冒　可取大椎、足三里；预防流行性感冒，加风门；或取大椎、风池、合谷穴，各以艾炷灸3～5壮，或艾条温和灸20分钟，每日灸1次，连灸3～5日即效。也可用避瘟散0.2g，以绢包塞鼻孔敷灸，每日2次，左右鼻孔交替使用。

在感冒流行季节，每日施灸1次，可连灸7～10次。

（2）预防心律失常　经常艾灸少海、手三里穴可预防心悸；艾灸心俞、通里穴可预防心律失常；艾灸郄门、内关穴可预防心动过速或过缓。

（3）预防高血压　可用艾条温和灸或温盒灸风门穴，每次灸10～30分钟，每日灸1次，每月灸10次。或配合灸曲池、太冲穴。

（4）预防低血压可经常在内关穴施灸。

（5）预防失眠　可经常在神门、三阴交、申脉、太溪穴施艾炷隔姜灸，或艾条温和灸。

（6）预防中风（脑血管意外）　可用艾条温和灸双侧足三里穴，每日或隔日灸1次，每次灸10～20分钟，7日为1个疗程。每疗程间休3日。连用3～5个疗程。有中风先兆者，加灸双侧涌泉、悬钟穴。

（7）预防面瘫　可经常在颧髎、地仓、下关、颊车、翳风穴上用艾条温和灸，可预防面瘫引起的口眼㖞斜或面肌痉挛。

（8）预防慢性肠炎　经常在大肠俞、神阙、阴陵泉穴用艾炷或艾条温和灸。

（9）预防便秘　防治习惯性便秘，可在天枢、气海、上巨虚穴采用艾炷或艾条温和灸；防治老年性便秘，可在气海、支沟、上巨虚穴采用艾炷或艾条温和灸。

（10）预防阳痿　经常在肾俞、命门、志室、腰阳关、归来、中极、然谷穴，施以艾炷灸，或艾条温和灸，有预防阳痿、遗精的作用。

（11）预防遗精　经常在关元、足三里、三阴交穴施以艾炷灸或艾条温和灸，有预防遗精的作用。

（12）预防脱肛　经常在百会、长强穴上施以艾炷灸或艾条熏灸。

（13）预防白细胞减少症　可在大椎、脾俞、足三里、三阴交穴上施以艾炷灸或艾条温和灸。

（14）预防月经不调　经常在肾俞、中极、合谷、三阴交穴，或再加血海穴，采用艾炷灸或艾条温和灸。可防治月经不调。

（15）预防功能性子宫出血（崩漏）　平时在血海、三阴交、隐白穴施以艾炷灸或艾条温和灸。经常施灸，有预防作用，特别是艾灸隐白穴，有灸到血止之功。

（16）预防白带过多　平时经常艾灸带脉、次髎或加脾俞穴，有较好的防治作用。

（17）预防小产　可取神阙穴，用艾炷隔盐灸 3～5 壮，有一定安胎效果。

（18）预防小儿发育迟缓　可取身柱或加关元、足三里穴，用艾炷直接灸。要坚持经常灸，能改变儿童体质，促进发育。

（19）预防痔疮　经常在长强、承山穴施以艾炷灸或艾条温和灸，可防治痔疮。

（20）增强体质　可在大椎、中脘、关元、足三里穴施以艾炷灸或艾条温和灸，坚持常灸，可帮助身体虚弱者增强体质。

（21）脾胃虚弱　可在关元、气海、梁门、中脘、足三里、脾俞穴施以艾炷灸或艾条温和灸（悬灸）。坚持常灸可增强脾胃功能。

（22）预防腰酸背痛　现在年轻人每天面对电脑，不注意活动颈背，一回到家就觉腰酸背痛，脖子酸酸的。常灸风门穴，同时活动颈背，可使症状及时得到缓解。

（23）预防小腹发凉　老年人，特别是小腹经常发凉者，常灸关元穴，即可由凉转暖，改善小腹不适，同时还可防治遗尿和夜尿频。每日或隔日艾灸关元穴 10 分钟即可。

（24）伏天灸　取白芥子、半夏（或延胡索）各21g，甘遂、细辛各12g，共研细末，加麝香少许调匀，用生姜汁调制成18个小饼，于每年三伏（头、中、末）时分别敷灸肺俞、心俞、膈俞（或百劳、定喘、膏肓）穴，用胶布固定，每次灸4～6小时或更长时间，每伏1次，每年共敷灸3次，连续3年，可预防哮喘冬季发病。